Der Wille zum Sinn

Der Wille zum Sinn

Viktor E. Frankl

Viktor E. Frankl

Der Wille zum Sinn

7., unveränderte Auflage

hogrefe

Bibliografische Information der Deutschen Nationalbibliothek
Die Deutsche Nationalbibliothek verzeichnet diese Publikation in der Deutschen Nationalbibliografie; detaillierte bibliografische Daten sind im Internet über http://dnb.d-nb.de abrufbar.

Anregungen und Zuschriften bitte an:
Hogrefe AG
Lektorat Psychologie
Länggass-Strasse 76
3012 Bern, Schweiz
Tel. +41 31 300 45 00
info@hogrefe.ch
www.hogrefe.ch

Lektorat: Dr. Susanne Lauri
Herstellung: Daniel Berger
Druckvorstufe: Claudia Wild, Konstanz
Umschlagbild: IMAGNO/Viktor Frankl Archiv
Umschlaggestaltung: Claude Borer, Basel
Druck und buchbinderische Verarbeitung: Köselbuch, Krugzell
Printed in Germany

1. Nachdruck 2021 der 7. Auflage 2016

(E-Book-ISBN_PDF 978-3-456-95601-5)
ISBN 978-3-456-85601-8

Inhaltsverzeichnis

Aus dem Vorwort zur 1. Auflage 9

Vorwort zur 3. Auflage 10

Der Wille zum Sinn 11

Zeit und Verantwortung 33
Die Frage nach dem Sinn des Daseins 35
Die Vergänglichkeit des Daseins 41
Ist Existenz analysefähig? 48
Existenzanalyse des Homo religiosus 53
Ärztliche und priesterliche Seelsorge 62

Logos und Existenz 67
Vorwort 69
Die Existenzanalyse und die Probleme der Zeit 71
Zehn Thesen über die Person 87
Über Psychotherapie 95

Der Pluralismus der Wissenschaften und die Einheit des Menschen 109

Determinismus und Humanismus 121

Über Logotherapie 137
Versuch einer Ortsbestimmung 139
Die logotherapeutische Technik der paradoxen Intention 147
Die paradoxe Intention in der Praxis 154
Patientin U 154
Patientin M. 157
Patient P 159

Auszüge aus den Aufzeichnungen über die logotherapeutische Behandlung eines psychoanalytischen Kollegen 163

Kritik der reinen Begegnung
Wie humanistisch ist die Humanistische Psychologie? 171

Anhang zur 2. Auflage
Das Leiden am sinnlosen Leben 185

Anhang zur 3. Auflage
«Psychotherapy on Its Way to Rehumanization» 193

Anmerkungen zur 3. Auflage 209

Anhang zur 4. Auflage
Der Alpinismus und die Pathologie des Zeitgeistes 217

Zur Validierung der Logotherapie 225
Von Elisabeth S. Lukas

Autorenverzeichnis 255

Sachverzeichnis 259

Für Katja

Aus dem Vorwort zur 1. Auflage

Gern bin ich dem Wunsch des Verlages nachgekommen, zum Zwecke einer Veröffentlichung in Buchform ihm Vorträge von mir zur Verfügung zu stellen. In den letzten Jahren waren nämlich von mir keine Bücher mehr in deutscher Sprache herausgekommen, vielmehr waren meine neuesten, von amerikanischen Verlagen herausgebrachten Bücher nicht nur in englischer Sprache erschienen, sondern auch in Englisch geschrieben worden.

Nun waren Vorträge, die ich bereits in den ersten Jahren nach dem Zweiten Weltkrieg gehalten hatte, zwar in Buchform veröffentlicht worden, aber auch schon längst wieder vergriffen. Ihren Wiederabdruck in das vorliegende Buch aufzunehmen war daher naheliegend. Ich spreche da von dem Vortrag «Die Existenzanalyse und die Probleme der Zeit», der 1946 gehalten und 1947 in Buchform veröffentlicht wurde, von dem Vortrag «Der seelisch kranke Mensch vor der Frage nach dem Sinn des Lebens», der als Buch unter dem Titel «Zeit und Verantwortung» erschien, sowie von den Vorträgen «Zehn Thesen über die Person» und «Über Psychotherapie», die gemeinsam mit dem (inzwischen vergriffen gewesenen) Vortrag «Die Existenzanalyse und die Probleme der Zeit» in dem Buch «Logos und Existenz» vereinigt wurden.

Da jeder Vortrag mehr oder weniger in sich geschlossen ist, lassen sich Überschneidungen nicht vermeiden. Didaktisch jedoch sind Wiederholungen unter Umständen wertvoll und wünschenswert, denn sie erleichtern das Verständnis für die Materie, und nur um so leichter prägt sie sich dem Gedächtnis ein.

Im Hinblick auf die Tatsache, daß der erste Vortrag 1946 und der letzte 1971 gehalten wurde, versteht sich von selbst, daß hie und da einmal Diskrepanzen auftauchen, die über bloße Akzentverschiebungen hinausgehen. An Stellen, an denen sich die Diskrepanzen zu eklatanten und flagranten Widersprüchen ausgewachsen hätten, wurde der Text dieses Mal anders formuliert, als er das erste Mal publiziert worden war. So oder so: Wie die Wiederholungen zur Didaktik der Form beitragen, so spiegeln die Widersprüche die Dialektik des Inhalts wider.

Alles in allem sind die einzelnen Vorträge Variationen über ein Thema, und das Thema lautet: Der Mensch ist ein Wesen auf der Suche nach einem Sinn, nach dem

Logos, und dem Menschen Beistand zu leisten in der Sinnfindung ist *eine* Aufgabe der *Psycho*therapie – ist *die* Aufgabe einer *Logo*therapie.

San Diego, Kalifornien,
im Januar 1972

Viktor E. Frankl

Vorwort zur 3. Auflage

Gegenüber der 2. Auflage wurde der Text nur an wenigen Stellen verändert. Die Ergänzungen aber wurden in den «Anmerkungen zur 3. Auflage» zusammengefaßt.

Darüber hinaus wurde in Form des «Anhangs zur 3. Auflage» ein Vortrag wiederabgedruckt, zu dem mich Professor Joseph Wolpe eingeladen hatte. Und zwar wurde der Vortrag – in Englisch – auf dem Symposion «Four Viewpoints of Psychotherapy» gehalten, das im März 1980 in Philadelphia (Pennsylvania, USA) stattfand und auf dem neben mir als Repräsentanten der Logotherapie auch noch Professor Peter E. Sifneos von der Harvard University als Repräsentant der Psychoanalyse, Albert Ellis als Repräsentant der Rational-Emotive Therapy und Wolpe selbst als Repräsentant der Behavior Therapy sprachen. Der Wiederabdruck erfolgt im Einvernehmen mit den Herausgebern des «International Forum for Logotherapy» (Institute of Logotherapy, One Lawson Road, Berkeley, California 94707, USA) und der «Analecta Frankliana: The Proceedings of the First International World Congress of Logotherapy» (Strawberry Hill Press, New York 1981), in deren Rahmen der Vortrag bereits erschienen war.

Wien, im Oktober 1981

Viktor E. Frankl

Der Wille zum Sinn[1]

«Ich will nicht so wie die meisten Menschen
für nichts gelebt haben.»

Anne Frank

1 Deutsche Übersetzung eines Vortrags, der am 6. Januar 1970 an der Loyola University von Chicago anläßlich der Verleihung des Ehrendoktorats gehalten wurde. Die englische Originalfassung des Vortragsmanuskripts erschien im «American Journal of Psychoanalysis», XXXII, No. 1 (1972), 85–89.

Der Titel meines Vortrags, «Meaninglessness: A Challenge to Psychiatry» («Sinnlosigkeit: Eine Herausforderung an die Psychiatrie»), sollte eigentlich lauten: «The Feeling of Meaninglessness» («Das Sinnlosigkeitsgefühl»). Tatsächlich wird der Psychiater heute mehr denn je mit Kranken – oder soll ich sagen «Nicht-Kranken»? – konfrontiert, die über ein Gefühl der Sinnlosigkeit klagen. Vor mir liegt ein Brief, aus dem ich die folgende Stelle zitieren möchte: «Ich bin 22 Jahre alt, besitze einen akademischen Grad, einen luxuriösen Wagen, ich bin finanziell gesichert, und es steht mir mehr ‹sex› und Macht zur Verfügung, als ich verkraften kann. Nur daß ich mich fragen muß, was für einen Sinn das alles haben soll.» Unsere Patienten klagen aber nicht nur über ein Sinnlosigkeitsgefühl, sondern auch über ein Leeregefühl, wie ich es als «existentielles Vakuum» bezeichnet und beschrieben habe [1, 2].

Anscheinend breitet sich das existentielle Vakuum immer mehr aus. Um nur ein einziges Beispiel herauszugreifen, haben Untersuchungen bei 500 Lehrlingen ergeben, daß «das existentielle Vakuum innerhalb der letzten 2 bis 3 Jahre von 30 bis 40 % auf 70 bis 80 % gestiegen ist» (Alois Habinger). Selbst in Afrika ist es im Zunehmen begriffen, und zwar namentlich unter der akademischen Jugend [3]. Und die Anhänger von Freud geben die Präsenz des existentiellen Vakuums ebenso zu wie die Anhänger von Marx. Die ersteren stellten auf einem internationalen Kongreß fest, daß sich Fälle häufen, in denen die Patienten weniger an klinisch greifbaren Symptomen leiden als vielmehr an dem Mangel an einem Lebensinhalt, und es wurde sogar behauptet, daß dieser Umstand nicht wenig an den jahrelang dauernden Analysen die Schuld trage; denn in den betreffenden Fällen avanciere die analytische Behandlung selber und ihrerseits zum einzigen Lebensinhalt. Und was die Marxisten anlangt, konnte Christa Kohler, der die Leitung der Abteilung für Psychotherapie und Neurosenforschung der Psychiatrischen Klinik an der Karl-Marx-Universität Leipzig obliegt, «das existentielle Vakuum in eigenen Untersuchungen häufig feststellen» [4]. Es überschreitet eben, wie Osvald Vymetal, der Vorstand der Psychiatrischen Universitätsklinik Olmütz, richtig bemerkt, «die Grenzen der kapitalistischen und der sozialistischen Gesellschaftsordnung ‹ohne Bewilligung›» [5].

Wann immer ich gefragt werde, wie ich mir das Zustandekommen des existentiellen Vakuums erkläre, pflege ich auf folgenden Tatbestand zu verweisen: Im Gegensatz zum Tier sagen dem Menschen keine Instinkte, was er muß; und dem Menschen von heute sagen keine Traditionen mehr, was er soll; und oft scheint er nicht mehr zu wissen, was er eigentlich will. Nur um so mehr ist er darauf aus, entweder nur das zu wollen, was die anderen tun, oder nur das zu tun, was die anderen wollen. Im ersteren Falle haben wir es mit Konformismus, im letzteren mit Totalitarismus zu tun. (Anmerkung 1 auf Seite 209.)

Neben Konformismus und Totalitarismus tritt aber, als dritte Folge des existentiellen Vakuums, ein spezifischer Neurotizismus. Es kommt zum Auftreten einer neuartigen Neurose, nämlich der von mir als solche bezeichneten «noogenen Neurose» [1, 1a, 6], die sich von der gewöhnlichen Neurose (die ex definitione eine psychogene ist) sehr wohl diagnostisch abgrenzen läßt. Nicht zuletzt verdanken wir diese Möglichkeit dem von Crumbaugh, dem Research Director eines psychologischen Laboratoriums in Mississippi, entwickelten PIL-Test, den er an 1151 Versuchspersonen verifizieren und validieren konnte [7, 8]. (Anm. 2 auf S. 209.) Wie statistische Untersuchungen in Europa und Amerika übereinstimmend ergaben, ist anzunehmen, daß 20 % der Neurosen noogen sind. Mit demselben Prozentsatz konnte Elisabeth S. Lukas aufwarten [9]. (Anm. 3 auf S. 210.)

An und für sich ist das Sinnlosigkeitsgefühl jedoch keine Neurose, zumindest nicht eine Neurose im streng klinischen Sinne. Wenn es überhaupt als eine Neurose aufzufassen wäre, dann noch am ehesten als eine soziogene Neurose. (Anm. 4 auf S. 210.) Wie immer dem aber auch sein mag, es besteht ein Gefälle, was die Verbreitung des Sinnlosigkeitsgefühls einerseits unter amerikanischen und andererseits unter europäischen Studenten anlangt, so zwar, daß eine statistische Stichprobe ergab, daß unter den österreichischen, deutschen und Schweizer Hörern meiner Vorlesungen an der Universität Wien 25 % das Sinnlosigkeitsgefühl aus ihrem eigenen Erleben kannten; unter den Hörern, die aus den USA nach Wien gekommen waren, kannten es 60 %.

Worauf mag dieses Gefälle zurückzuführen sein? Auf den Reduktionismus, der in den angelsächsischen Ländern das Geistesleben beherrscht. Selbstverständlich kennen wir ihn auch hierzulande – und nicht erst heute. Ich erinnere mich noch sehr genau daran, wie mein Mittelschulprofessor dozierte, das Leben sei «letzten Endes nichts als ein Verbrennungsprozeß, ein Oxydationsprozeß», woraufhin ich – ich war damals 13 Jahre alt – aufsprang und ihm die Frage ins Gesicht schleuderte: «Wenn dem so ist – was für einen Sinn hat dann das Leben?» Freilich müßte man in diesem Falle, eher als von Reduktionismus, von – Oxydationismus sprechen ... (Anm. 5 auf S. 210.)

Der Reduktionismus ist der Nihilismus von heute. Ich sage dies im Gegensatz zu der weit verbreiteten Meinung, es sei der Existentialismus, der diesen Platz einnehme. Mag der Titel des Hauptwerks von Jean-Paul Sartre auch lauten «Das Sein und das Nichts», so ist doch das Wahre am Existentialismus nicht die Nichtigkeit (nothingness), sondern die Nicht-Dinghaftigkeit (no-thingness) des Menschen. Der Mensch ist nicht ein Ding unter anderen Dingen.

Während sich der Nihilismus von gestern durch das Gerede vom Nichts verriet, tut es der Nihilismus von heute durch die Redewendung «nichts als». Sei es, daß Elternliebe als «nichts weiter als Narzißmus» hingestellt wird, sei es, daß in Freundschaft «nichts anderes als die Sublimation homosexueller Strebungen» gesehen wird [10]. Freud selbst war weise genug, um einmal zu bemerken, eine Zigarre könne zur Abwechslung einmal auch eine Zigarre bedeuten und müsse nicht jedesmal als etwas anderes gedeutet werden. Freuds Epigonen sind weniger vorsichtig. Einer der prominentesten Psychoanalytiker ist der Verfasser eines zweibändigen Werkes über Goethe, und aus einer Buchbesprechung dieses Buches möchte ich folgendes zitieren: «Auf den 1538 Seiten porträtiert uns der Autor ein Genie mit den Kennzeichen manisch-depressiver, paranoider und epileptoider Störung, Homosexualität, Inzest, Voyeurismus, Exhibitionismus, Fetischismus, Impotenz, Narzißmus, Zwangsneurose, Hysterie, Größenwahn usw. Der Autor scheint sich fast ausschließlich auf die dem Kunstwerk zugrundeliegende Triebdynamik zu beschränken. Er will uns glauben machen, Goethes Werk sei nichts als das Resultat prägenitaler Fixierungen. Sein Kampf gelte nicht etwa einem Ideal, der Schönheit, irgendwelchen Werten, sondern in Wirklichkeit der Überwindung vorzeitigen Samenergusses. Die beiden Bände beweisen uns wieder einmal», meint der Rezensent schließlich, «daß sich die Einstellung der Psychoanalyse (zu künstlerischen, überhaupt zu menschlichen Phänomenen) eigentlich noch immer nicht geändert hat» [11].

Der erschreckende Einfluß, den eine Indoktrination im Sinne des Reduktionismus auf die junge Generation hat, darf nicht unterschätzt werden. Ich beschränke mich diesbezüglich auf ein Zitat, das ich einer Arbeit von R. N. Gray [12] entnehme. An Hand von 64 Ärzten, unter denen sich 11 Psychiater befanden, konnte nachgewiesen werden, daß im Laufe ihres Medizinstudiums die menschliche Einstellung zum Leben immer mehr einer zynischen Haltung gewichen war. Erst später habe sich dieser Trend umgekehrt, aber leider nicht in allen Fällen. Auf dieses Zitat beruft sich paradoxerweise eine andere Arbeit, in deren Rahmen der Mensch als «an adaptive control system» und Werte als «homeostatic restraints in a stimulus-response process» definiert werden [13]. Eine nicht weniger reduktionistische Definition der Werte besagt, daß es sich um nichts als Reaktionsbildungen und Abwehrmechanismen handelt. Auf diese Interpretation habe ich selbst einmal «reagiert», indem ich sagte, ich wäre nie und nimmer bereit, für meine Reaktionsbildungen zu leben oder gar für meine Abwehrmechanismen zu sterben. Bedenken wir jedoch, in welchem Ausmaß solche Hypothesen geeignet sind, den Enthusiasmus für Sinn und Werte zu unterminieren. Ich kenne den Fall eines jungen amerikanischen Ehepaars, das soeben aus Afrika zurückgekehrt war, wo die beiden im Rahmen des Peace Corps gedient hatten. Zurückgekommen waren sie enttäuscht und verbittert. Es stellte sich heraus, daß sie Monate hindurch an den Sitzungen einer Gruppe hatten teilnehmen müssen, die von einem Psychologen arrangiert worden waren. Einleitend hatte anscheinend eine Art Inquisition stattgefunden. Der Psychologe: «Warum sind Sie dem Peace Corps beigetreten?» Das Ehepaar:

«Wir wollten Leuten helfen, die es weniger gut haben als wir.» Er: «Das heißt, daß Sie ihnen überlegen sein müssen.» Sie: «Irgendwie.» Er: «Und das heißt, daß Sie es nötig haben, Ihre Überlegenheit unter Beweis zu stellen. Ihr wirkliches Motiv ist also das unbewußte Bedürfnis, sich selbst und den anderen zu beweisen, wie überlegen Sie ihnen sind.» Sie: «Wir haben es niemals von dieser Warte aus gesehen, aber Sie sind immerhin ein Psychologe, Sie müssen es also besser wissen.» Und auf diese Tour wurden die Gruppensitzungen fortgesetzt. Die Mitglieder der Gruppe lernten es, ihren Enthusiasmus für das Peace Corps, ihre opferbereite, mit Verzichten und Entbehrungen erkaufte Hingabe an eine Aufgabe, als einen bloßen Komplex zu verstehen und als bloßes «hang-up» zu deuten. Das Schlimmste aber war, wie unser Gewährsmann versicherte, daß die jungen Leute, die einer solchen Indoktrination ausgesetzt und ausgeliefert waren, es lernten, ihre «wirklichen» Motive auch einander vorzuhalten, um nicht zu sagen, an den Kopf zu werfen. Ein gegenseitiges Psychoanalysespielen setzte ein. Ich möchte sagen, wir haben es mit einem typischen Fall von «Hyper-Interpretation» zu tun. Motive werden von vornherein nicht ernst genommen, nichts wird für echt gehalten, alles wird als Ergebnis und Ausdruck unbewußter Psychodynamik interpretiert. Die sogenannte Tiefenpsychologie wird gerne auch als entlarvende Psychologie bezeichnet. Und das Entlarven ist durchaus legitim. Aber es muß innehalten, wo der «entlarvende Psychologe» auf etwas Echtes, auf das echt Menschliche im Menschen stößt, das sich eben nicht entlarven läßt, also dort, wo es nichts mehr zu entlarven gibt. Hält er auch dort nicht inne, dann entlarvt er nur noch eines, nämlich sein eigenes unbewußtes Motiv, das ihm selbst unbewußte Bedürfnis, das Menschliche im Menschen herabzusetzen und abzuwerten.

Statistische Untersuchungen, die Edith Weißkopf-Joelson und ihre Mitarbeiter [14] anstellten, führten zu dem Ergebnis, daß von amerikanischen Studenten der Selbst-Interpretation der höchste Wert zugesprochen wird. Das kulturelle Klima, wie es in den USA vorherrschend ist, ist also bereits von Haus aus geeignet, nicht nur in einzelnen Fällen wie dem der Peace-Corps-Mitarbeiter die Selbst-Interpretation sich zu einer Art Zwangsvorstellung auswachsen zu lassen, sondern auch eine kollektive Zwangsneurose heraufzubeschwören, aus der heraus alle einander und vor allem jeder sich selbst belauert und beobachtet.

Der übertriebene Hang zur Selbst-Interpretation läßt sich selbst interpretieren als eine Reaktion auf das Sinnlosigkeitsgefühl. Wie der Bumerang zum Jäger, der ihn wirft, nur dann zurückkehrt, wenn er das Ziel, die Beute, verfehlt, so wendet sich der Mensch erst dann sich selbst zu, ist er erst dann so sehr mit der Interpretation seiner selbst befaßt und beschäftigt, wenn sein ursprüngliches Anliegen gescheitert ist, wenn er auf der Suche nach einem Sinn frustriert ist. Wieder fällt uns ein, was die Anhänger von Freud auf einem internationalen Kongreß feststellten, nämlich, daß in Fällen, in denen die Patienten am Mangel an einem Lebensinhalt leiden, die analytische Behandlung selber und ihrerseits zum einzigen Lebensinhalt avanciere.

Nächst der Selbst-Interpretation ist es die Selbst-Verwirklichung, die unter den von Weißkopf-Joelson untersuchten Studenten, was eine Wertrangordnung anlangt, an der Spitze steht. Allein, wer sich solcherart die Selbst-Verwirklichung zum Ziel setzt, übersieht und vergißt, daß der Mensch letzten Endes nur in dem Maße sich verwirklichen kann, in dem er einen Sinn erfüllt – draußen in der Welt, aber nicht in sich selbst. Mit anderen Worten, die Selbst-Verwirklichung entzieht sich insofern der Zielsetzung, als sie sich im Sinne einer Nebenwirkung dessen einstellt, was ich die «Selbst-Transzendenz» der menschlichen Existenz nenne [15]. Darunter verstehe ich den grundlegenden Tatbestand, daß Menschsein über sich selbst hinaus auf etwas verweist, das nicht wieder es selbst ist, – auf etwas oder auf jemanden: auf einen Sinn, den zu erfüllen es gilt, oder auf mitmenschliches Sein, dem es begegnet. Der Imperativ von Pindar, dem zufolge der Mensch werden soll, was er immer schon ist, gilt nach wie vor; aber eigentlich gilt er nur dann, wenn wir ihn durch ein Wort von Karl Jaspers ergänzen, das da lautet: «Was der Mensch ist, das ist er durch die Sache, die er zur seinen macht.» Abraham H. Maslow, der repräsentative Exponent der Selbst-Verwirklichung, bekennt sich zur gleichen Ansicht: «My experience agrees with Frankl's that people who seek self-actualization directly, dichotomized away from mission in life, don't, in fact, achieve it» [16]. (Anmerkung auf Seite 32.)

Den einen Aspekt der Selbst-Transzendenz, den grundlegenden Tatbestand, daß der Mensch über sich selbst hinaus nach einem Sinn langt, den zu erfüllen – und zunächst einmal überhaupt zu entdecken – es gilt, pflege ich mit dem motivationstheoretischen Konzept eines «Willens zum Sinn» zu umreißen [17]. Inzwischen wurde dieses Konzept empirisch von James C. Crumbaugh und Leonard T. Maholick [18] bestätigt.[2] Aber auch Rolf H. von Eckartsberg von der Duquesne University, der ebenfalls durchaus empirisch orientiert ist, kam zu folgendem

2 Vgl. hierzu: James C. Crumbaugh, The Validation of Logotherapy, in: Direct Psychotherapy, herausgegeben von R. M. Jurjevich: «Frankl's will to meaning can be comprehended in terms of the *Gestalt* psychologists' laws of perceptual organization, and, indeed, Frankl relates it to perception – the will to perceive, to read meaning into the environment, to interpret, to organize stimulus elements into meaningful wholes. The *Gestalt* psychologists hold this organizational tendency to be an innate property of the mind. It has survival value, for the greater the range of stimuli which can be comprehended and interrelated, the greater the chance of adaptive manipulation. By the will to meaning, however, Frankl implies a particular kind of perception: Man not only strives to perceive his environment as a meaningful totality, but he strives to find an interpretation which will reveal him as an individual with a purpose to fulfill in order to complete this total *Gestalt* – he strives to find an *apologia pro vita sua,* a justification for his existence. This is why the scientist loves research: there is a potential new ele-

Ergebnis: «A basic ‹will to meaning› has to be assumed as an important motive-value. Individuals aspire toward the fulfillment of values, the achievement of a meaningful life» [19]. Maslow unterstreicht und betont, daß er den Willen zum Sinn als das ursprüngliche Anliegen des Menschen ansieht: «I agree entirely with Frankl that man's primary concern is his will to meaning» [16]. Aber nicht nur Psychologen, sondern auch Biologen äußern sich übereinstimmend. Um nur einen zu nennen, ist der Biologe der Universität Edinburgh, C. H. Waddington, der Meinung, «daß echtes Verlangen nach Sinn einen wesentlichen Aspekt der menschlichen Natur darstellt» [20]. Der Zufall will es, daß der Psychiater derselben Universität, J. R. Smythies, «Frankls Feststellung, daß immer mehr Patienten ein Gefühl der Sinnleere erleben, nur bestätigen kann» [20]. Und in der Tschechoslowakei konnten S. Kratochvil und I. Planova von der Universität Brünn auf Grund von Tests und Statistiken folgendes nachweisen: «The will to meaning is really a specific need not reducible to other needs, and is in greater or smaller degree present in all human beings. The relevance of the frustration of this need was documented also by case material, concerning neurotic and depressive patients. In some cases the existential vacuum had a relevant role as an etiological factor in the origin of the neurosis or of the suicidal attempt» [21]. Im gleichen Sinne sprechen die mittels eines Computers verarbeiteten Daten, die Lukas [9] gewinnen konnte, nachdem sie 1340 Versuchspersonen befragt hatte. (Anm. 6 auf S. 210.)

In dieselbe Kerbe wie die Psychologen und die Biologen schlagen neuerdings Soziologen: Die Soziologen von der Johns Hopkins University haben an Hand von 7948 amerikanischen Studenten eine statistische Untersuchung angestellt und in

---

ment to be understood and integrated into his apperceptive storehouse, the storehouse from which he constructs his ultimate comprehension of all that is, and within which he centers his own existence. The *Gestalt* laws of organization, subsumed under the law of *Prägnanz* or filledness, represent an unlearned striving to construct meaningful, unified *Gestalten* from all elements of experience. Frankl's will to meaning can be considered another way of looking at the same concept, though there is an advantage in his thinking, for it is a particularly human idea, pointing up man's distinctive ability to perceive or find meaning not merely in what is, but in what can be. This is the ability which Max Scheler has called the capacity for free contemplation of the possible, and which he considers the factor that separates man from the lower animals. Evidence favorable to Frankl's postulated drive would be found in the accumulated evidence of the Gestalt leaders, principally Koffka and Köhler, for the *Gestalt* laws of organization. The will to meaning is primarily a perceptual phenomenon. It follows that if innate tendencies toward perceptual organization exist, it may be claimed that they manifest a striving toward organization of experience into ontologically significant patterns. It would seem that the will to meaning harmonizes adequately with the basic facts of human motivation which are handled by most personality theories. It allows for all of the varieties of behavior which these theories consider, and, logotherapists feel, puts motives together in a more consistent and unified pattern – centered around this primary human need.»

deren Rahmen herausgefunden, daß nicht weniger als 78 % unter diesen Studenten für das Wichtigste hielten, in ihrem Leben einen Sinn zu finden («finding a purpose and meaning to my life»), und 67 % waren zu ihrer Berufswahl von dem Wunsch bewogen worden, für andere, für die Gesellschaft, nützlich zu sein, während nicht mehr als 16 % es als das Ziel ihres Strebens ansahen, möglichst viel Geld zu verdienen («making a lot of money») («Study Reports Student Views as Moderate», Los Angeles Times vom 12. 2. 1971).

Gemeinsam mit Sister Mary Raphael und Raymond R. Shrader entwickelte und verwandte Crumbaugh [22] einen Test, um die Ausprägung des Willens zum Sinn zu messen. Am deutlichsten ausgeprägt war er in Fällen, in denen die Versuchspersonen in ihrem Beruf aufgingen und erfolgreich waren. Womit eine Hypothese von Theodore A. Kotchen [23] bestätigt wurde, die besagt, daß der Wille zum Sinn ein verläßlicher Gradmesser für die psychische Normalität ist. Umgekehrt sieht Lukas [9] in der Frustration des Willens zum Sinn insofern den Hinweis auf eine psychische Abnormität, als die «existentielle Frustration» [24] mit Aggression, Regression, Ablenkungstendenz und Fluchtreaktion gekoppelt ist. Im Zusammenhang mit den von Lukas erhobenen Befunden mag nicht uninteressant sein, daß Annemarie von Forstmeyer [25] in 90 Prozent der Fälle von schwerem Alkoholismus ein abgründiges Sinnlosigkeitsgefühl feststellen konnte.

Der Wille zur Macht und der «Wille zur Lust» [26], das Lustprinzip, treten nun eigentlich erst dann in Erscheinung, wenn der Wille zum Sinn frustriert ist. Wen braucht es zu wundern, daß Freud und Adler, die es doch mit frustrierten Patienten zu tun hatten, ihre Befunde verallgemeinerten und Motivationstheorien aufstellen, in deren Rahmen dem Lust- und Geltungsstreben die Hauptrolle zufällt?

Demgegenüber wurde unsere eigene Hypothese, der zufolge der frustrierte Wille zum Sinn je nachdem durch den Willen zur Macht oder durch den Willen zur Lust kompensiert wird, empirisch bestätigt. Lukas [9] konnte herausfinden, daß die Besucher des Wiener Vergnügungsparks existentiell überdurchschnittlich frustriert sind. Und die durchschnittliche existentielle Frustration ist über die Grenzen der Kontinente hinaus erstaunlich konstant [27].

Der Wille zur Lust steht aber nicht nur in Widerspruch zur Selbst-Transzendenz, sondern auch sich selbst im Wege. Je mehr es dem Menschen um Lust geht, um so mehr vergeht sie ihm auch schon. Je mehr er nach Glück jagt, um so mehr verjagt er es auch schon. Um dies zu verstehen, brauchen wir nur das Vorurteil zu überwinden, daß der Mensch im Grunde darauf aus sei, glücklich zu sein; was er in Wirklichkeit will, ist nämlich, einen *Grund* dazu zu haben. Und hat er einmal einen Grund dazu, dann stellt sich das Glücksgefühl von selbst ein. In dem Maße hingegen, in dem er das Glücksgefühl *direkt* anpeilt, verliert er den Grund, den er dazu haben mag, aus den Augen, und das Glücksgefühl selbst sackt in sich zusammen. Mit anderen Worten, Glück muß erfolgen und kann nicht erzielt werden (im englischen

Originaltext, und zwar im Zusammenhang mit dem Schlagwort «pursuit of happiness»: «happiness cannot be pursued. It must ensue»). Uns Klinikern sind die Fälle nur allzu geläufig, in denen der Versuch, die sexuelle Erlebnisfähigkeit auf seiten der Frau beziehungsweise die sexuelle Leistungsfähigkeit auf seiten des Mannes nicht als eine Folge der sexuellen Hingabefähigkeit spontan erstehen zu lassen, sondern sich zum Ziel zu setzen, zu Störungen von Potenz und Orgasmus führt. Anstatt daß die Lust das bleibt, was sie sein muß, wenn sie überhaupt zustande kommen soll, nämlich eine Wirkung (die Nebenwirkung der Selbst-Transzendenz, die Nebenwirkung erfüllten Sinns und begegnenden Seins), wird sie nunmehr zum Ziel einer «Hyperintention» [2]. Mit der Hyperintention einher geht aber auch eine «Hyperreflexion» [2]. Die Lust wird zum alleinigen Inhalt und Gegenstand der Aufmerksamkeit.

Beides läßt sich auch im kollektiven Ausmaß beobachten. Was die Hyperreflexion anlangt, brauchen wir nur an die kollektive Zwangsneurose anzuknüpfen, die den gebildeten Amerikaner veranlaßt, unablässig hinter dem bewußten Verhalten stehende unbewußte Beweggründe zu vermuten. Und was die Hyperintention anlangt, geht von der sexuellen Aufklärungsindustrie ein sexueller Konsumationszwang aus, der zu einer erhöhten Anfälligkeit für Störungen der Potenz und andere Formen sexuellen Versagens führt. Die meisten Fälle von Potenzstörung und Frigidität sind gerade darauf zurückzuführen, daß der Patient sich zur sexuellen Leistungsfähigkeit und zur sexuellen Genußfähigkeit verpflichtet fühlt. Der Versuch aber, bei einer technischen Vervollkommnung des Sexualakts seine Zuflucht zu suchen, verschlimmert nur die Situation, indem sie einem den Rest von Unmittelbarkeit und Unbefangenheit raubt, die eine Bedingung normaler Sexualität sind.

In das existentielle Vakuum, in diese Sinnleere wuchert die sexuelle Libido hinein. Dies läßt auch die sexuelle Inflation verstehen. Wie die Inflation auf dem Geldmarkt, so geht nun auch die sexuelle Inflation mit einer Entwertung einher. Und zwar beruht diese Entwertung auf einer Entmenschlichung. Denn wirklich menschliche Sexualität ist immer auch schon mehr als bloße Sexualität[3], und zwar insofern, als sie Ausdruck eines Liebesstrebens ist. Ist sie es aber nicht, dann kommt es auch nicht zu einem vollen Sexualgenuß. Maslow bemerkt einmal: «The people who can't love don't get the same kind of thrill out of sex as the people who

---

3 Mitunter ist Sexualität allerdings nicht nur mehr, sondern auch weniger als Sexualität. William Simon und John Henry Gagnon meinen, Freud habe die kindliche Sexualität mit erwachsenen Augen gesehen: «It is dangerous to assume that because some childhood behavior appears sexual to adults, it must be sexual.» Vielmehr meinen Simon und Gagnon, daß Eltern, die ein Kleinkind beim Spiel mit dem Genitale ertappen, dieses Verhalten im Sinne eines masturbatorischen Aktes fehlinterpretieren, während es sich in Wirklichkeit um etwas anderes handeln mag: «a nonsexual experience of bodily discovery» (Time magazine, March 28, 1969).

can love» [28]. Selbst wenn nicht andere Gründe dafür sprächen, so hätten wir also schon im Interesse eines höchstmöglichen Genusses dafür einzutreten, daß das menschliche Potential ausgeschöpft werde, das der Sexualität innewohnt, nämlich die Möglichkeit, die Liebe, die intimste und persönlichste Beziehung zwischen Menschen, zu inkarnieren.

Wie recht Maslow hat, wenn er sich sogar aus hedonistischen Gründen für die Liebe einsetzt, geht aus der Zusammenfassung von 20 000 Antworten auf 101 Fragen hervor, die von der höchstangesehenen und weitverbreiteten Zeitschrift «Psychology Today» gestellt wurden. Es stellte sich heraus, daß unter den Faktoren, die zu einer maximalen Steigerung von Potenz und Orgasmus beitragen, der allerwichtigste – «romanticism» war (was auf Verliebtheit bis Liebe hinausläuft).

Die Sexualität kann selbstverständlich nicht von vornherein menschlich sein. Ist sie doch etwas, das der Mensch mit anderen Lebewesen teilt. Eher ließe sich sagen, menschliche Sexualität sei jeweils mehr oder weniger menschlich *geworden,* sie sei jeweils mehr oder weniger vermenschlicht. Tatsächlich schreitet die sexuelle Entwicklung und Reifung entlang einer Stufenfolge fort, aus der sich 3 Stadien herauskristallisieren.

Bekanntlich hat Freud die Unterscheidung zwischen Triebziel und Triebobjekt eingeführt. Auf der unreifen Stufe menschlicher Sexualität wird nun vom Trieb eigentlich nur das Ziel verfolgt, und das ist die Entladung von Erregung und Spannung ungeachtet des Weges, auf dem er sie erreicht. Masturbation tut es auch. Wenn wir uns aber an Freud halten, dann ist die reife Stufe erreicht, wenn der Geschlechtsverkehr zum Triebziel wird, womit auch schon das Triebobjekt einbezogen ist. Demgegenüber halten wir dafür, daß der Mensch, der einen Mitmenschen wirklich nur zum Zwecke der Abfuhr von Erregung und Spannung gebraucht, den Geschlechtsverkehr in Wirklichkeit in einen masturbatorischen Akt umfunktioniert. Unsere Patienten pflegen da von einer «Onanie am Weibe» zu sprechen. Und unseres Erachtens ist die reife Stufe erst dann erklommen, wenn sich der eine auf den anderen nicht mehr wie auf ein Mittel zum Zweck bezieht, nicht mehr wie auf ein Objekt, vielmehr wie auf ein Subjekt. Auf der reifen Stufe ist die Beziehung auf die menschliche Ebene angehoben, wird aus der Beziehung eine Begegnung, in deren Rahmen der eine Partner vom anderen in seiner Menschlichkeit erfaßt wird. Wird er aber von ihm nicht nur in seiner Menschlichkeit, sondern auch in seiner Einmaligkeit und Einzigartigkeit erfahren, so schlägt die Begegnung in eine Liebesbeziehung um.

Wer nicht an die reife Stufe menschlicher Sexualität herankommt, sondern an die unreife Stufe fixiert ist, ist außerstande, im Partner ein einmaliges und einzigartiges Subjekt zu sehen, mit einem Wort, eine Person. Vielmehr handelt es sich jeweils um eine Objektwahl «ohne Ansehen der Person». Der Geschlechtsverkehr ist insofern wahllos, als das jeweilige Objekt nicht einmalig und einzigartig sein muß, sondern austauschbar und auswechselbar sein kann. Es muß zum Geschlechtsverkehr taugen.

Nach alledem erweist sich Promiskuität als das Ergebnis einer Regression. In Fällen, in denen die Regression weiter geht und jemand auf einer Stufe stehen bleibt, auf der es nicht einmal zur Objektwahl kommt, ist ihm nicht mit Promiskuität, sondern nur mit Pornographie gedient. Typus 1 stellt den Konsumenten der Prostitution. Auf Typus 2 warten die Produzenten der Pornographie, und der Tanz ums Goldene Schwein setzt ein. Ich beziehe mich auf eine sexuelle Aufklärungsindustrie, der es in Wirklichkeit nicht um Aufklärung zu tun ist, sondern um Ausbeutung, nämlich um die finanzielle Ausbeutung der sexuellen Inflation von heute. Niemand möge glauben, daß ich gegen sexuelle Aufklärung bin. Ich habe schon in den Jahren 1923 bis 1930 Hunderte von Vorträgen über Sexualfragen vor der Sozialistischen Arbeiterjugend in Wien gehalten. Und in sieben Städten habe ich Jugendberatungsstellen gegründet. Ich bin also keineswegs für Heuchelei auf sexuellem Gebiet. Aber ich bin gegen *jede* Art von Heuchelei und darum auch gegen die Heuchelei derjenigen, die nach der Freiheit schreien, aber nur die Freiheit meinen, mit dem Sex Geschäfte zu machen und Geld zu verdienen. Freiheit, wozu? Aufklärung, für wen? Das österreichische Fernsehen hat vor einiger Zeit einen Wiener Kinobesitzer interviewt, der ausschließlich Sexfilme in seinem Kino zeigt. Der Reporter fragte ihn nach dem Alter der Besucher, die in sein Kino gingen, um sich aufklären zu lassen. Antwort: 50 bis 80! Da lobe ich mir eine Prostituierte, die offen zugibt, daß sie durch Befriedigung des Sexualtriebes ihrer Kunden Geld verdienen möchte.

So oder so ist es verfehlt, womöglich noch durch die Massenmedien hindurch defiziente Modalitäten der Sexualität wie Promiskuität und Pornographie zu bagatellisieren. Wer regressives Verhalten glorifiziert, stellt noch lange nicht unter Beweis, daß er selbst progressiv ist. Irenäus Eibl-Eibesfeldt, ein Schüler von Konrad Lorenz, hat darauf hingewiesen, daß «sehr vieles, was Freud und seine Schüler als sexuell deuten (Streicheln, Küssen u. dgl.), primär nicht sexuell, sondern vom Brutpflegeverhalten abgeleitet ist. Einem Sohn, der seine Mutter umarmt und küßt, sexuelle Begierde zu unterstellen, ist einfach falsch. Bei allen anerkannten Verdiensten der Psychoanalyse muß man jedoch einigen Vertretern den Vorwurf unwissenschaftlichen Vorgehens machen. Eine plausible Deutung wird allzu leicht als kausale Erklärung hingenommen, und man baut auf Ödipuskomplex, Kastrationsfurcht und den Penisneid der Mädchen, als wären das alles erwiesene Tatsachen. Nichts dergleichen ist erwiesen.» «Sigmund Freud leitete alle Sozialbeziehungen des Menschen von Sexualbeziehungen ab», was sicher nicht zutreffe. Es sei jedoch richtig, daß gerade beim Menschen die Bindung der Geschlechter über das sexuelle Verhalten eine außerordentliche, im Tierreiche einzig dastehende Rolle spiele. «Die Tatsache, daß die Sexualität jedoch im Dienste der Partnerbindung steht, beinhaltet als Voraussetzung ein partnerschaftliches Verhältnis, also Liebe als individualisierte Bindung. Liebe ist individualisierte Partnerbeziehung, und ein ständiger Partnerwechsel widerspricht dem. Wir sind in diesem Sinne für Dauerpartnerschaften ehelicher Art angeborenermaßen disponiert» [29].

Die von uns aufgestellte Theorie, der zufolge menschliche Sexualität immer auch schon mehr ist als bloße Sexualität, wird demnach auch von der Verhaltensforschung bestätigt. Was aber die Praxis anlangt, sei auf die Bedeutung der «Pille» verwiesen. Erst sie erlaubt und gestattet dem Menschen, die Sexualität vollends in den Dienst der Liebe zu stellen. Die Sexualität ist dann insofern emanzipiert, als sie nicht mehr automatisch mit der Fortpflanzung verknüpft ist.

Zur Genüge hätten wir das Sinnlosigkeitsgefühl im Sinne einer Pathologie des Zeitgeistes besprochen, ohne auf Fragen der Therapie einzugehen. Wie vordringlich die Therapie wäre, möge aus einer Arbeit von Z. J. Lipowski hervorgehen, der ich die folgenden Worte entnehme: «Fairbairn und Guntrip haben die Ubiquität eines Gefühls der Sinnlosigkeit hervorgehoben. Die betreffenden Patienten klagen über Leere und Langeweile. Sie wissen oft nicht, wer sie sind oder was sie tun sollen. Die psychodynamische Theorie und die entsprechende Therapie lassen uns insofern im Stich, als sie Modelle sind, mit denen wir nicht die junge Generation verstehen, geschweige denn an sie herankommen. Was not tut, ist vielmehr, daß der Therapeut seinen Patienten zur Wahl von Werten und Zielen verhilft» [30]. Oder sollte es genügen, wenn sich der Psychiater auf ein Verhalten beschränkt, das eine Patientin von mir folgendermaßen wiedergibt: «I have had recurrent depressive states until two days ago a psychiatrist at Harvard University (where I am a student) told me bluntly that ‹your life is meaningless, you have nothing to look forward to, I am surprised that you havn't committed suicide.›» Andererseits sind wir doch davon ausgegangen, daß dem existentiellen Vakuum im Sinne einer Teilursache ein Traditionsverlust zugrundeliegt – muß nicht mit den Traditionen auch der Sinn dahinschwinden, den sie vermitteln? Aus dem einfachen Grunde nicht, weil das Dahinschwinden der Traditionen keineswegs den Sinn, sondern nur die Werte affiziert. Der Sinn bleibt vom Zusammenbrechen der Traditionen verschont. Der Sinn ist nämlich jeweils etwas Einmaliges und Einzigartiges, jeweils erst zu Entdeckendes, während die Werte Sinn-Universalien sind, wie sie nicht einmalig-einzigartigen Situationen, sondern typischen, sich wiederholenden Situationen innewohnen, also die menschliche Kondition auszeichnen. Jedenfalls kann das Leben auch dann sinnvoll bleiben, wenn alle Traditionen der Welt dahinschwänden und kein einziger allgemeiner Wert übrig bliebe.

Im Leben geht es aber nicht um Sinngebung, sondern um Sinnfindung. Einer Rorschach-Tafel wird ein Sinn gegeben – eine Sinngebung, auf Grund deren Subjektivität sich das Subjekt des (projektiven) Rorschach-Tests ja «entlarvt»; aber das Leben ist kein Rorschach-Test, sondern ein Vexierbild. Mit anderen Worten, Sinn ist etwas Objektives, und dies ist nicht nur der Ausdruck meiner privaten und persönlichen Weltanschauung, sondern auch das Ergebnis experimentell-psychologischer Forschung. Hat doch Max Wertheimer, einer der Begründer der Gestaltpsychologie, ausdrücklich darauf hingewiesen, daß jeder einzelnen Situation ein Forderungscharakter innewohnt, eben der Sinn, den die mit dieser Situation konfrontierte Person zu erfüllen hat, und daß «the demands of the situation» als «objective qualities» anzusprechen sind [31]. Was ich den Willen zum Sinn nenne, läuft anscheinend auf ein Gestalterfassen hinaus. James C. Crumbaugh und Leonard T. Maholick bezeichnen den Willen zum Sinn als die eigentlich menschliche Fähigkeit, Sinngestalten nicht nur im Wirklichen, sondern auch im Möglichen zu entdecken [18].

Die jungen Menschen sind in ihrem ursprünglichen Willen zum Sinn frustriert. Nun nehmen sie LSD, und mit einem Mal gewinnt die sinnlos erscheinende Welt für sie eine ungeheure Sinnfülle. Aber das ist kein Sinn, sondern das sind Sinn*gefühle*. Und die jungen Menschen begnügen sich mit bloßen Sinngefühlen, und das birgt große Gefahren. In Kalifornien hat man versuchsweise Elektroden in das Gehirn von Ratten, in den Hypothalamus, versenkt, und sobald man durch Druck auf eine Taste den Stromkreis schloß, erlebten die Ratten entweder einen sexuellen Orgasmus oder eine Befriedigung des Nahrungstriebes. Dann lernten die Ratten, selber die Taste zu drücken und den Stromkreis zu schließen, und wurden so süchtig, daß sie sich bis zu fünfzigtausendmal am Tag auf diese Weise befriedigten. Das Interessante aber dabei ist: Diese Ratten ließen bald das *wirkliche* Futter, das ihnen geboten wurde, stehen und kümmerten sich auch nicht um die *wirklichen* sexuellen Partner, die Rattenweibchen. So kann es auch geschehen, daß die jungen Menschen, die LSD nehmen, sich damit begnügen, aus der Sinnleere auszubrechen, indem sie sich subjektive Sinngefühle verschaffen, aber an den wahren Aufgaben draußen in der Welt vorbeigehen und vorbeileben. (Anmerkung 7 auf Seite 210.)

Auf der Suche nach Sinn leitet den Menschen das Gewissen. Mit einem Wort, das Gewissen ist ein Sinn-Organ. Es ließe sich definieren als die Fähigkeit, Sinngestalten in konkreten Lebenssituationen zu perzipieren.

Aber das Gewissen kann den Menschen auch irreführen. Mehr noch: Bis zum letzten Augenblick, bis zum letzten Atemzug weiß der Mensch nicht, ob er wirklich den Sinn seines Lebens erfüllt oder nicht vielmehr sich nur getäuscht hat: ignoramus et ignorabimus. Daß wir nicht einmal auf unserem Sterbebett wissen werden, ob das Sinn-Organ, unser Gewissen, nicht am Ende einer Sinn-Täuschung unterlegen ist, bedeutet aber auch schon, daß der eine nicht weiß, ob nicht das Gewissen des anderen recht gehabt haben mag. Das soll nicht heißen, daß es keine Wahrheit gibt. Es kann nur eine Wahrheit geben; aber niemand kann wissen, ob es er ist und nicht jemand anderer, der sie besitzt.

Wir leben im Zeitalter eines um sich greifenden Sinnlosigkeitsgefühls. In diesem unserem Zeitalter muß es sich die Erziehung angelegen sein lassen, nicht nur Wissen zu vermitteln, sondern auch das Gewissen zu verfeinern, so daß der Mensch hellhörig genug ist, um die jeder einzelnen Situation innewohnende Forderung herauszuhören. In einem Zeitalter, in dem die Zehn Gebote für so viele ihre Geltung zu verlieren scheinen, muß der Mensch instandgesetzt werden, die 10 000 Gebote zu vernehmen, die in den 10 000 Situationen verschlüsselt sind, mit denen ihn sein Leben konfrontiert. Dann wird ihm nicht nur eben dieses sein Leben wieder sinnvoll erscheinen, sondern er selbst wird dann auch immunisiert sein gegenüber Konformismus und Totalitarismus – diesen beiden Folgeerscheinungen des existentiellen Vakuums; denn ein waches Gewissen allein macht ihn «widerstands»-fähig, so daß er sich eben nicht dem Konformismus fügt und dem Totalitarismus beugt.

So oder so: Mehr denn je ist Erziehung – Erziehung zur Verantwortung. Wir leben in einer Gesellschaft des Überflusses, aber dieser Überfluß ist nicht nur ein Überfluß an materiellen Gütern, er ist auch ein Informationsüberfluß, eine Informationsexplosion. Immer mehr Bücher und Zeitschriften stapeln sich auf unseren Schreibtischen. Wir werden von Reizen, nicht nur sexuellen, überflutet. Wenn der Mensch in dieser Reizüberflutung durch die Massenmedien bestehen will, muß er wissen, was wichtig ist und was nicht, was wesentlich ist und was nicht, mit einem Wort: was Sinn hat und was nicht.

Die Heraufkunft eines neuen Verantwortungsgefühls zeichnet sich bereits deutlich ab. Angekündigt wird es von der Springflut von Protesten. Was uns nicht darüber hinwegtäuschen sollte, daß viel sogenannter Protest insofern auf «Antitest» hinausläuft, als er gegen etwas, also nicht für etwas ist – er weiß keine konstruktive Alternative anzubieten.

Sinn kann nicht gegeben, sondern muß gefunden werden. Sinn geben würde auf moralisieren hinauslaufen. Auch im Rahmen der Logotherapie ist es nicht etwa der Arzt, der da dem Leben einen Sinn gibt, sondern den Sinn des Lebens muß der Patient selbst finden. Es ließe sich sogar nachweisen, daß andere Richtungen der Psychotherapie viel eher als die Logotherapie moralisieren. Während wir im International Journal of Psychoanalysis lesen, «the psychoanalytic practitioner is a moralist first and foremost – he influences people in regard to their moral and ethical conduct» [32], erklärt E. Mansell Pattison in der Psychoanalytic Review ausdrücklich: «Psychoanalysis as therapy is a moral enterprise whose central concern is morality» [33]. Und Freud selbst war es schließlich, der einmal «das Wirken des Psychotherapeuten beschreibt als ‹das Wirken eines Lehrers, eines Aufklärers, eines Künders einer neueren und besseren Weltauffassung›» [34]. Sogar die Behavior Therapy – die meines Erachtens eine sehr nüchterne Richtung darstellt, die erfreulicherweise zur Demythologisierung der Neurose (wie ich diesen Prozeß nennen möchte) beigetragen hat – ist nicht frei von moralistischen Aspirationen – so etwa, wenn L. Krasner schreibt: «It is the therapist who is making decisions as to what is good and bad behavior» [35].

Das vermag weder der Erzieher noch der Psychiater. Und die Moral im alten Sinne wird bald ausgespielt haben. Über kurz oder lang werden wir nämlich nicht mehr moralisieren, sondern die Moral ontologisieren – gut und böse werden nicht definiert werden im Sinne von etwas, das wir tun sollen beziehungsweise nicht tun dürfen, sondern gut wird uns dünken, was die Erfüllung des einem Seienden aufgetragenen und abverlangten Sinnes fördert, und für böse werden wir halten, was solche Sinnerfüllung hemmt [36].

Die Moral muß aber nicht nur ontologisiert, sondern auch existentialisiert werden. Werte können wir nicht lehren – Werte müssen wir leben. Und einen Sinn können wir dem Leben des anderen nicht geben – was wir ihm zu geben, mit auf den Weg zu geben vermöchten, ist vielmehr einzig und allein ein Beispiel: das Beispiel unseres ganzen Seins. Denn auf die Frage nach dem letzten Sinn menschlichen Leidens, menschlichen Lebens kann die Antwort nicht mehr eine intellektuelle, sondern nur noch eine existentielle sein: Wir antworten nicht in Worten, sondern unser ganzes Dasein ist die Antwort.

Das ist eine existentielle Antwort. Es gibt natürlich auch eine autoritäre Antwort: Der eine drängt dem andern Sinn und Werte auf. Aber das Menschsein kann nur in dem Maß wieder erreicht werden, in dem es als Verantwortlichkeit gegenüber einer Aufgabe, gegenüber der Erfüllung eines Sinns verstanden wird. Wenn wir dieses Gefühl der Verantwortlichkeit des Menschen für einen Sinn, für *seinen* Sinn fördern, dann haben wir damit den entscheidenden Schritt zur Überwindung des existentiellen Vakuums getan.

Vor wenigen Tagen schrieb mir der Psychologe Professor Strunk von der Boston University, er habe gerade eine Diplomarbeit über «Kollektive Neurose und Verantwortlichkeit» gelesen. Die Arbeit enthalte ein neues Testverfahren, durch das versucht werde, die kollektive Neurose, das existentielle Vakuum, wie ich es formuliert habe, zu messen. «Die Untersuchung zeigt, daß zwischen kollektiver Neurose und Verantwortlichkeit eine negative Korrelation zu bestehen scheint.» Je lebendiger das Verantwortungsgefühl eines Menschen ist, desto stärker ist er gegen die kollektive Neurose, die Massenneurose, das existentielle Vakuum immunisiert.

Die Moral muß aber ontologisiert, existentialisiert *und phänomenologisiert* werden. Eine phänomenologische Analyse des unmittelbaren, unverfälschten Erlebens, wie wir es vom schlichten und einfachen «Mann von der Straße» erfahren können und nur noch in die wissenschaftliche Terminologie zu übersetzen brauchen, würde nämlich enthüllen, daß der Mensch nicht nur – kraft seines Willens zum Sinn – nach einem Sinn sucht, sondern daß er ihn auch findet, und zwar auf drei Wegen. Zunächst einmal sieht er einen Sinn darin, etwas zu tun oder zu schaffen. Darüber hinaus sieht er einen Sinn darin, etwas zu erleben, jemanden zu lieben; aber auch noch in einer hoffnungslosen Situation, der er hilflos gegenübersteht, sieht er unter Umständen einen Sinn. Worauf es ankommt, ist die Haltung und Einstellung, mit der er einem unvermeidlichen und unabänderlichen Schicksal begegnet. Die Haltung und Einstellung verstattet ihm, Zeugnis abzulegen von etwas, dessen der Mensch allein fähig ist: das Leiden in eine Leistung umzugestalten. Um all dies weiß der Mann von der Straße, mag er auch noch so wenig imstande sein, es zu verbalisieren. Aus einem ursprünglichen Selbstverständnis heraus hält der Mann von der Straße sich nicht, sagen wir, für einen Kriegsschauplatz, auf dem sich der Bürgerkrieg zwischen Ich, Es und Über-Ich abspielt; sondern für ihn ist das Leben eine Kette von Situationen, in die er hineingestellt ist, die er je nachdem so oder so zu meistern hat, die jeweils einen ganz bestimmten Sinn haben, der ihn allein angeht und in Anspruch nimmt. Und das ursprüngliche Selbstverständnis sagt ihm, daß er alles daransetzen muß, diesen Sinn herauszufinden und aufzuspüren. Die Phänomenologie übersetzt dieses Selbstverständnis nur in die wissenschaftliche Sprache; sie fällt keine Werturteile über irgendwelche Tatsachen, sondern macht Tatsachenfeststellungen über das Werterleben des Mannes auf der Straße.[4] Die Logotherapie übersetzt dann das von der Phänomenologie erarbeitete Wissen um die Möglichkeiten, im Leben einen Sinn zu finden, wieder zurück in die Sprache des schlichten und einfachen Menschen, um auch ihn instand zu setzen, im Leben einen Sinn zu finden. (Anmerkung 8 auf Seite 211.)

Wie bereits vorweggenommen und angedeutet wurde, ließe sich aus der phänomenologischen Analyse des Werterlebens auf seiten des Mannes von der Straße eine Axiologie destillieren, für die eine Trichotomie charakteristisch ist. Es gibt

---

4 «What is it ultimately about, human life, that is? We hear this question again and again in our psychotherapy sessions. Who can tell whom what? All we can do is study the lives of people who seem to have found their answers as against those who have not. And in the study of these lives which seems to me to be a basically important method for the humanistic psychologist, we find sometimes distinct individual answers to the questions of what ultimately a life was about.» (Charlotte Bühler, «Basic Theoretical Concepts of Humanistic Psychology», American Psychologist *26*, 378, April 1971). Die Frage nach dem Sinn des Lebens ist tatsächlich eine falsch gestellte Frage, sofern sie an den Arzt gerichtet wird. Richtig gestellt, richtiggestellt, kann sie nur lauten: Wer fragt diese Frage – und wer beantwortet sie wie? So wird die Frage phänomenologisch behandelt. Oder aber sie wird ontologisch beantwortet, indem ich antworte: Ich halte dies und jenes für den Sinn des Lebens oder meines Lebens, und zwar aus dem Grunde, weil ich nicht nur der die Frage Stellende, sondern auch – die Antwort bin! Dann gebe ich also der Frage eine existentielle und der Antwort eine transzendentale Wendung. Dann frage ich nämlich – existentiell – auf den Fragenden selbst zu und – transzendental – hinter den Fragenden zurück. Und so komme ich ihr endlich auf den Grund – nicht auf den (logischen) Grund, aus dem die Frage gestellt wird, sondern auf den (ontologischen) Grund, *auf* dem sie gestellt wird – auf dem *stehend* der sie Stellende sie stellt.

drei Wertkategorien, und zwar «schöpferische Werte», «Erlebniswerte» und «Einstellungswerte» [2]. Es ist nun interessant, daß die genannte Trichotomie anhand eines Materials von 1340 Versuchspersonen faktorenanalytisch bestätigt werden konnte – mehr als dies: Die Hierarchie, die zwischen den drei Wertkategorien herrscht und der zufolge die Einstellungswerte höher stehen als die schöpferischen Werte und die Erlebniswerte, konnte auf demselben Wege bestätigt werden [9].

Sobald wir berücksichtigen, daß die Einstellung, mit der wir dem Leiden begegnen, uns verstattet, «das Leiden in eine Leistung umzugestalten», können wir auch verstehen, daß es Menschen gibt, die sich zu einer diesbezüglichen Höchstleistung erst im Angesicht von Katastrophen aufschwingen. Sie verwirklichen sich selbst erst in der Not und im Tod. Vor mir liegt ein Brief von Häftling Nummer 020640, der mir aus dem Zuchthaus von Florida schreibt: «Im Alter von 54 Jahren, finanziell total ruiniert, in Haft, hat sich meiner eine tiefgreifende Wandlung bemächtigt. In der Stille meiner Zelle ist es geschehen, eines Nachts, und nun habe ich meinen Frieden gemacht mit der Welt und mir selbst. Ich habe den wahren Sinn meines Lebens gefunden, und die Zeit kann seine Erfüllung nur aufschieben – abhalten kann sie mich von seiner Erfüllung nicht. Wie herrlich ist doch das Leben – ich umarme es, ich kann das Morgen nicht erwarten.»

Und vor mir liegt eine Reportage, die sich mit dem Billings Hospital, der Universitätsklinik von Chicago, befaßt und beschäftigt. Dort werden Seminare veranstaltet, in deren Rahmen Studenten, Fürsorgerinnen, Pfleger und Pflegerinnen, Ärzte und Priester durch nur in einer Richtung durchsichtige Glaswände Patienten beobachten, die unheilbar krank sind und auch darum wissen, daß es ans Sterben geht.[5] Wie sie nun auf den Tod zugehen, sich mit ihm auseinandersetzen, ihm einen Sinn abringen, überträgt sich auf die Teilnehmer der Seminare. Jedenfalls lernen Psychiater, Psychologen und Theologen von sogenannten aussichtslosen Fällen, was es eigentlich mit dem Leben und seinem Sinn für eine Bewandtnis hat. (Anmerkung 9 auf Seite 211.)

5 In diesem Zusammenhang möchte ich auf das Gespräch zwischen einer Patientin und mir hinweisen, dessen Tonbandaufnahme im Rahmen des Kapitels «Letzte Hilfe» meines Buches «Ärztliche Seelsorge» (8. Auflage, Franz Deuticke, Wien 1971) wiedergegeben wird. Die Patientin war 80 Jahre alt und litt an einem Krebs, der nicht mehr zu operieren war. Trotz alledem hatte ich ihr zu zeigen vermocht, daß auch ihr Leben sinnvoll war, ja, daß noch ihr Leiden einen tieferen Sinn hatte. Ebenso könnte ich aber auch den Fall einer Krankenschwester zitieren, die mir im Rahmen eines Seminars vorgestellt wurde, das ich für das Department of Psychiatry an der Stanford University zu leiten hatte: Auch diese Patientin litt an einem nicht operierbaren Krebs, und auch sie wußte darum. Weinend trat sie ins Zimmer, in dem die Stanford-Psychiater versammelt waren, und mit von Tränen erstickter Stimme sprach sie von ihrem Leben, von ihren begabten und erfolgreichen Kindern und davon, wie schwer es ihr nun falle, von alledem Abschied zu nehmen. Bis zu diesem Zeitpunkt hatte ich,

offen gesagt, noch keinen Ansatzpunkt gefunden, um logotherapeutisches Gedankengut in die Diskussion zu werfen. Nunmehr ließ jedoch das in ihren Augen Negativste, daß sie das für sie Wertvollste in der Welt zurücklassen muß, sich in etwas Positives umsetzen, als etwas Sinnvolles verstehen und deuten: Ich brauchte sie nur zu fragen, was denn eine Frau sagen soll, die keine Kinder hätte. Ich sei zwar überzeugt, daß auch das Leben einer kinderlos gebliebenen Frau keineswegs sinnlos bleiben muß. Aber ich könnte mir sehr wohl vorstellen, daß eine solche Frau zunächst einmal verzweifelt, weil eben nichts und niemand da ist, den sie «in der Welt zurücklassen muß», wenn es dazu kommt, von der Welt Abschied zu nehmen. In diesem Augenblick hellten sich die Züge der Patientin auf. Plötzlich war sie sich dessen gewahr, daß es nicht darauf ankommt, ob wir Abschied nehmen müssen, denn früher oder später muß es jeder von uns. Sehr wohl kommt es aber darauf an, ob überhaupt etwas existiert, von dem wir Abschied nehmen müssen, etwas, das wir in der Welt zurücklassen können, mit dem wir einen Sinn und uns selbst erfüllen an dem Tag, an dem sich unsere Zeit erfüllt. Es läßt sich kaum beschreiben, wie erleichtert die Patientin war, nachdem das sokratische Gespräch zwischen uns eine kopernikanische Wendung genommen hatte. Und nun möchte ich dem logotherapeutischen Stil einer Intervention den psychoanalytischen gegenüberstellen, wie er aus einer Arbeit von Edith Weißkopf-Joelson (einer amerikanischen Anhängerin der Psychoanalyse, die sich heute zur Logotherapie bekennt) hervorgeht: «Die demoralisierende Wirkung der Verleugnung des Lebenssinns, vor allem des tiefen Sinnes, der potentiell dem Leiden innewohnt, läßt sich an Hand einer Psychotherapie illustrieren, die ein Freudianer einer Frau zuteil werden ließ, die an einem unheilbaren Krebs litt.» (Edith Weißkopf-Joelson, Psychotherapy: Theory, Research and Practice *8*, 2, 1971.) Und Weißkopf-Joelson läßt K. Eissler zu Wort kommen: «She was comparing the fullness of her previous life with the senselessness of the ultimate phase. Even now, she continued, when she could not work in her profession and had to lie down for many hours a day, her life was nevertheless meaningful since her presence was important for her children and thus she fulfilled a function. But once in the hospital, knowing that there was no return home, and unable to rise from her bed, she would be reduced to a lump of useless, rotting flesh; then her life would become senseless. Although she was ready to bear unflinchingly all pains as long as there was sense in her life, why would I try to condemn her to endure suffering at a time when meaning would have vanished and life become utter futility? Thereupon I countered that I believed she had made a gross mistake. Her life-in-general had been futile and without meaning even before the onset of her disease. From the beginning philosophers have vainly tried to find the meaning of life. The only difference between the two phases she had in mind was that in one she was able to attribute a meaning to life, whereas in the other she was incapable of doing this. In reality, I told her, both were bare of meaning and sense. The patient became confused, claimed not to understand me, and started to cry.» (K. Eissler, The Psychiatrist and the Dying Patient. International Universities Press, New York 1955.) Eissler gab der Patientin nicht etwa den Glauben, daß auch noch das Leiden einen Sinn haben kann, sondern er nahm ihr auch noch den Glauben, daß das ganze Leben auch nur den geringsten Sinn haben könnte. Fragen wir uns aber nicht nur, wie ein Psychoanalytiker, sondern auch, wie ein Verhaltenstherapeut Fällen von menschlicher Tragik wie dem bevorstehenden eigenen Tode oder dem Tode eines anderen gegenübertritt: Einer der repräsentativsten Vertreter der lerntheoretisch begründeten Verhaltensmodifikation läßt es uns wissen: In solchen Fällen «sollte der Patient telephonische Anrufe besorgen, auf der Wiese das Gras mähen oder Geschirr waschen, und diese Betätigungen sollten vom Therapeuten belobt oder anderweitig belohnt werden» (J. Wolpe, Am. J. Psychotherapy *25*,362, 1971).

Vorausgesetzt, daß die Psychiater nicht einer reduktionistischen Indoktrination ausgesetzt waren; denn dann sind sie unter Umständen existentiell evakuiert, um nicht zu sagen leer analysiert. Ich werde nicht vergessen, wie sich ein prominenter Psychoanalytiker in meine Behandlung begab, um sein Sinnlosigkeitsgefühl zu überwinden – wie erschütternd war doch, als er mich gegen Ende der Behandlung einlud, seine Vorlesung – er war in den USA Professor an einer Universität – zu übernehmen, um die Studenten gegen den Nihilismus zu immunisieren, mit dem er sie infiziert hatte.

«Wer sein eigenes Leben als sinnlos empfindet, der ist nicht nur unglücklich, sondern auch kaum lebensfähig», sagt einmal Albert Einstein [37]. In der Tat, der Mensch kann nur überleben, wenn er auf etwas hin lebt. Und wie mir scheint, gilt dies nicht etwa nur vom Überleben des einzelnen Menschen, sondern auch vom Überleben der Menschheit.

Es ist klar, daß dies alles letzten Endes auf eine Wertfrage hinausläuft. Gibt es Werte, die von ganzen Gruppen anerkannt werden? Und gibt es gemeinsame Nenner bezüglich dessen, was für diese Gruppen das Leben überhaupt erst lebenswert macht?

Wenn diesbezüglich eines feststeht, dann ist es das folgende: Bloßes Überleben kann nicht der höchste Wert sein. Mensch sein heißt ausgerichtet und hingeordnet sein auf etwas, das nicht wieder es selbst ist. Sobald menschliches Dasein nicht mehr über sich selbst hinausweist, wird Am-Leben-Bleiben sinnlos, ja unmöglich. Dies war zumindest die Lehre, die mir in drei Jahren zuteil wurde, die ich in Theresienstadt, Auschwitz und Dachau verbringen mußte, und inzwischen konnten Militärpsychiater in aller Welt bestätigen, daß jene Kriegsgefangenen noch am ehesten fähig waren zu überleben, die auf die Zukunft hin orientiert waren, auf ein Ziel in der Zukunft, auf einen Sinn, den in der Zukunft zu erfüllen es galt. Sollte Analoges nicht auch dort gelten, wo es um die Menschheit und deren Überleben geht?[6]

Sollen jedoch Werte, soll ein Sinn gefunden werden, der für alle gilt, dann muß die Menschheit, nachdem sie vor Tausenden von Jahren den Monotheismus hervorbrachte, dem Glauben an den einen Gott, nunmehr einen weiteren Schritt folgen lassen, nämlich das Wissen um die eine Menschheit. Mehr denn je brauchen wir heute einen Monanthropismus.

6 Vgl. Robert Jay Lifton [38]: «Men are most apt to kill or wish to kill when they feel overcome by images of stasis, meaninglessness, and separation from the larger currents of life.»

Literaturverzeichnis

1 V. E. Frankl: Pathologie des Zeitgeistes. 1. Auflage, Deuticke, Wien 1955. 3. Auflage, Psychotherapie für den Laien. Herder, Freiburg im Breisgau 1972.
1a V. E. Frankl: Logos und Existenz. Amandus, Wien 1951.
2 V. E. Frankl: Ärztliche Seelsorge. 8. Auflage, Deuticke, Wien 1971.
3 L. L. Klitzke: Students in Emerging Africa – Logotherapy in Tanzania. American Journal of Humanistic Psychology *9*, 105, 1969.
4 Ch. Kohler, in: Beiträge zu einer allgemeinen Theorie der Psychiatrie, herausgegeben von L. Pickenhain und A. Thom. Fischer, Jena 1968.
5 O. Vymetal: Acta Universitatis Palackianae Olomucensis *43*, 265, 1966.
6 V. E. Frankl: Theorie und Therapie der Neurosen. 3. Auflage, Reinhardt, München 1970.
7 J. C. Crumbaugh: The Psychometric Approach to Frankl's Concept of Noogenic Neurosis. Journal of Clinical Psychology *20*, 200, 1964.
8 J. C. Crumbaugh: Cross Validation of Purpose-in-Life Test Based on Frankl's Concepts. Journal of Individual Psychology *24*, 74, 1968.
9 E. S. Lukas: Logotherapie als Persönlichkeitstheorie. Dissertation, Wien 1971.
10 Zitiert nach J. B. Fabry: The Pursuit of Meaning – Logotherapy Applied to Life. 2. Auflage, Beacon Press, Boston 1969.
11 J. Heuscher: Journal of Existentialism *5*, 229, 1964.
12 R. N. Gray: J. Med. Educat. *40*, 760, 1955.
13 J. Wilder: American Journal of Psychotherapy *23*, 405, 1969.
14 E. Weißkopf-Joelson: Psychological Reports *24*, 299, 1969.
15 V. E. Frankl, in: Handbuch der Neurosenlehre und Psychotherapie. Band III, Urban & Schwarzenberg, München 1959.
16 A. H. Maslow: Comments on Dr. Frankl's Paper, in: Readings in Humanistic Psychology, herausgegeben von A. J. Sutich und M. A. Vich. Free Press, New York 1969.
17 V. E. Frankl: Der unbedingte Mensch. Deuticke, Wien 1949.
18 J. C. Crumbaugh und L. T. Maholick: The Case for Frankl's Will to Meaning. Journal of Existential Psychiatry *4*, 43, 1963.
19 R. von Eckartsberg: Introduction to Experimental Social Psychology. Band I, 1969.
20 C. H. Waddington und J. R. Smythies, in: Das neue Menschenbild, herausgegeben von A. Koestler und J. R. Smythies, Molden, Wien 1970.
21 S. Kratochvil und I. Planova: Unpubliziertes Manuskript.
22 J. C. Crumbaugh: Frankl's Will to Meaning in a Religious Order. Journal of Clinical Psychology *26*, 206, 1970.
23 Th. A. Kotchen: Journal of Individual Psychology *16*, 174, 1960.
24 V. E. Frankl: Das Menschenbild der Seelenheilkunde. Hippokrates, Stuttgart 1959.
25 A. von Forstmeyer: Dissertation. United States International University 1970.
26 V. E. Frankl: Die Psychotherapie in der Praxis. 2. Auflage, Deuticke, Wien 1961.
27 V. E. Frankl: The Will to Meaning. 2. Auflage, New American Library, New York 1970.
28 A. H. Maslow: Religions, Values, and Peak Experiences. Ohio State University Press, Columbus 1964.
29 I. Eibl-Eibesfeldt: Frankfurter Allgemeine Zeitung, 28. Februar 1970.
30 Z. J. Lipowksi: The American Journal of Psychiatry *127*, 49, 1970.
31 M. Wertheimer, in: Documents of Gestalt Psychology, herausgegeben von M. Henle: University of California Press, Berkeley 1961.
32 F. G. Pleune: International Journal of Psycho-Analysis *46*, 358, 1965.

33 E. M. Pattison: Psychoanal. Rev. *55*, 187, 1968.
34 Zitiert nach A. Görres: Praxis der Psychotherapie *14*, 184, 1969.
35 Zitiert nach D. Großmann: Psychotherapy *5*, 53, 1968.
36 V. E. Frankl, in: Die Sinnfrage in der Psychotherapie, herausgegeben von N. Petrilowitsch. Wissenschaftliche Buchgesellschaft, Darmstadt 1972.
37 A. Einstein: Mein Weltbild, herausgegeben von C. Seelig, Ullstein, Berlin 1970.
38 R. J. Lifton: History and Human Survival. Random House, New York 1970.

Anmerkung zu Seite 17: Auch das Ringen um Identität teilt dasselbe Schicksal: Sie fällt uns in den Schoß, wenn wir uns übersehen und vergessen, indem wir uns an eine Aufgabe hingeben. Verlieren wir die Aufgabe aber aus den Augen, dann verlieren wir auch unsere Identität. Solange die Juden in ihren religiösen Aufgaben aufgingen, besassen sie ihre Identität; um diese Identität ringen mußten sie erst, als sie zunehmend säkularisiert wurden, und angesichts der verlorengegangenen religiösen Identität konnte die neue Identität nur eine nationale sein.

Zeit und Verantwortung[1]

Dem toten Bruder

1 Ein Vortrag, gehalten in Innsbruck am 19. Februar 1947.

Die Frage nach dem Sinn des Daseins

Wenn ich selbst vor die Frage gestellt werde, ob der Titel[2] richtig gewählt ist, dann muß ich sie verneinen: Eigentlich ist es viel weniger der seelisch kranke Mensch, der mit der Frage nach dem Sinn des Daseins konfrontiert ist, als – der diesen seelisch Kranken jeweils behandelnde Arzt. Und fragen wir uns weiter, wie dieser Arzt, also wie die Nervenärzte im allgemeinen auf die Frage nach dem Sinn des Daseins geantwortet haben, dann müssen wir sagen: überhaupt nicht. Denn sie sind im allgemeinen der Frage einfach ausgewichen. Ausgewichen und abgewichen in den Psychologismus.

Soll ich nun, zum besseren Verständnis der weiteren Überlegungen, rasch definieren, was Psychologismus sei, dann würde ich folgende provisorische Begriffsbestimmung vorschlagen: Der Psychologismus versucht aus der (seelischen) Entstehung eines Aktes auf die Geltung seines (geistigen) Inhalts zu schließen. Dies sieht, um ein plumpes Beispiel heranzuziehen und das psychologistische Vorgehen aus didaktischen Gründen bewußt zu karikieren, etwa so aus, daß man erklärt: Die Gottesidee entsteht aus der Urangst des primitiven Menschen vor den Naturgewalten; der heutige Mensch – der die Natur beherrscht – braucht keine Angst mehr zu haben; folglich gibt es keinen Gott.

Dieses kurzschlüssige Rückschließen aus der Entstehungsgeschichte, der Psychogenese, auf die Inhalte hat, trotz seiner Unstatthaftigkeit und methodischen Unsauberkeit, namentlich innerhalb der Psychopathologie floriert. Ja man könnte geradezu sagen, der Psychologismus habe im besonderen als Psycho*patho*logismus triumphiert. In dieser seiner besonderen Erscheinungsform wurde mit der Feststellung allfälliger pathologischer Züge immer auch schon sofort ein Unwert stipuliert. Hier offenbart sich aber auch sogleich die Schwäche, die allem Psychologismus anhaftet. Denn letzten Endes ist sein Prinzip darin gegeben, daß er die Phänomene aus ihrem geistigen «Raum» in die Ebene des Psychologischen hinabprojiziert. Damit aber verliert seine Betrachtungsweise nicht nur eine ganze Dimension, nämlich die Dimension des Geistigen, sondern mehr als dies: Die Phänomene werden im gleichen Augenblick vieldeutig. Es ergeht dem Psychologisten eben genau so wie einem, der aus dem dreidimensionalen Raum eine ebene Kreisfigur oder aber ein dreidimensionales Gebilde wie einen zylindrischen, kegelförmigen oder kugeligen Körper in die (zweidimensionale) Ebene hineinprojiziert: In dieser Projektion, im «Grundriß», wird auf jeden Fall nur ein Kreis herauskommen und immer derselbe Kreis, und nie wird es aus dieser Projektion klar werden, um was es sich ursprünglich gehandelt hat.

---

2 Der Vortrag wurde unter dem Titel «Der seelisch kranke Mensch vor der Frage nach dem Sinn des Daseins» gehalten.

Dem Psychopathologisten ergeht es analog: Auch für ihn, der alle, auch die geistigen Gebilde, in die Ebene des Krankhaft-Seelischen hinabprojiziert, auch für ihn verlieren diese Gebilde ihre Eindeutigkeit. Denn sobald er auf eine Bezugnahme auf den jeweiligen geistigen Inhalt verzichtet und ausschließlich das seelische Geschehen, den Akt im Auge hat, nicht aber den transzendenten Gegenstand, auf den dieser Akt intentional ist, – sobald also der Betrachter so vorgeht, weiß er niemals, ob etwas im konkreten Falle eine kulturelle Leistung darstellt – oder aber bloß ein neurotisches Symptom.

Wollen wir ein Beispiel nehmen: Nehmen wir an, wir haben es mit einem verzweifelten, am Sinn des Lebens zweifelnden bzw. an der Antwortmöglichkeit verzweifelnden Menschen zu tun – etwa einem seelisch Kranken, der eben die «Frage nach dem Sinn des Daseins» vor uns aufwirft. Dies sei der Tatbestand, der identische Tatbestand. Solange und sofern wir nun in rein psychopathologischer Einstellung verharren, werden wir aus diesem identischen Tatbestand niemals darüber schlüssig werden können, was er letztlich bedeutet; denn ob er nun der Depression und der verzweifelten, selbstmörderischen Stimmung eines Melancholikers, also eines psychotischen Menschen, entspricht, oder aber der Depression und ebensolchen Stimmung eines Neurotikers (etwa dem «Weltschmerz» im Falle einer Pubertätsneurose) oder schließlich einfach die Frage eines – durchaus gesunden – Menschen darstellt, in jedem dieser möglichen Fälle wird sich vom Standort des Nur-Psychologen der identische Tatbestand zeigen: Depression. Auch wenn im einen Fall ein Geisteskranker die Frage aufwirft, und im zweiten ein seelisch Kranker und im letzten ein Mensch – als Mensch (denn nur ein Mensch als solcher vermag überhaupt die Frage nach dem Sinn seiner eigenen Existenz aufzuwerfen: Es wäre unvorstellbar, wenn ein Tier nach seinem eigenen Sinn fragte). Nun hängt aber davon, für welche Deutung des innerhalb der rein psychologischen Ebene mehrdeutigen Tatbestandes wir uns entscheiden, unser ganzes weiteres «therapeutisches» Vorgehen ab. Denn wenn es sich um ein psychotisches Symptom handelt, dann werde ich einfachhin als Psychiater vorgehen, und das heißt, ich werde nicht viel reden, sondern handeln, ich werde den melancholischen Kranken wegen Selbstmordgefahr unter Umständen internieren lassen, um ihn vor sich selbst für die Dauer seiner Erkrankung zu schützen, und schließlich, darüber hinaus, ihm Psychopharmaka verschreiben, um jene vom Organismus her entstandenen, also physiologisch bedingten Angstgefühle medikamentös, also ebenfalls auf physiologischem Wege, zu lindern – jene Angstgefühle, auf deren Grundlage die ganze Lebensmüdigkeit und die verzweifelten Ideen erwuchsen. Weiß ich doch, daß ein Eingehen auf die Ideen eines psychotisch Kranken im allgemeinen recht vergeblich ist: Solange der Patient in der Psychose, etwa in der Melancholie, mitten drin steckt, ebenso lang ist jedes solche Beginnen, ist der Versuch einer Korrektur seiner Ideen gänzlich aussichtslos. Um Ihnen dies zu illustrieren, möchte ich von einem

Falle sprechen, der mir diesbezüglich gut in Erinnerung geblieben ist. Es handelte sich um eine Frau, die schon viele melancholische Phasen durchgemacht hatte – aus deren jeder sie, wie jeder Fall von Melancholie, auch wieder hundertprozentig gesund hervorgegangen war. Auch diese Frau zeigte nun, wie jedesmal während der einzelnen Krankheitsperioden, Lebensüberdruß und Selbstmordneigung, und begründete letztere mit ihrer (krankhaften und eben aus dem Verstimmungszustand heraus erklärbaren) Auffassung, daß ihr Leben völlig sinnlos sei, und dies deshalb, weil ihre Gesundung unmöglich und daher auch ihre Behandlung unnötig sei. Auf meinen Einwand nun, daß sie dies laut vorliegender Krankheitsgeschichten jedesmal geglaubt habe, und daß sie doch trotzdem jedes einzelne Mal vollkommen geheilt entlassen worden sei, auf diesen Einwand sowie auf meinen Hinweis auf die 34 Krankengeschichten, die vor mir auf dem Schreibtisch lagen und das alles bekundeten, erwiderte die Kranke immer wieder nur das eine: «Diesmal ist es eben anders – diesmal werde ich nicht wieder gesund.» Sie sehen sonach, wie mit logischen Argumenten einem psychotischen Krankheitsgeschehen niemals beizukommen ist.

Werde ich also im Falle einer Psychose lediglich als Psychiater, somit vorwiegend in Richtung auf den organischen Krankheitsprozeß eingestellt sein, so werde ich – angesichts des identischen Tatbestandes einer Depression – im Falle einer Neurose wiederum anders vorgehen müssen: Ich werde den Kranken einer Psychotherapie (im engeren, bisherigen Wortsinn) unterziehen. Das heißt, ich werde mit ihm sprechen und im Laufe der Gespräche die seelischen (also nicht mehr, wie bei der Psychose, organisch-leiblichen) Grundlagen der seelischen Störung, der stimmungshaften Verstörtheit, aufzudecken und, abermals im Gespräch und durch das Gespräch, zu beheben suchen. Ich werde sonach jetzt nicht als Psychiater, sondern, genauer gesagt, als Psychotherapeut handeln.

Wie steht es nun aber um die Frage des richtigen, des angemessenen Vorgehens ärztlicherseits, wenn es sich weder um eine psychotische noch um eine neurotische Grundlage der vorliegenden Depression handelt; wenn vor mir vielmehr ein Mensch sitzt, der eben als Mensch diese menschlichste aller Fragen: die Frage nach dem Sinn seines Daseins an mich richtet, um eine Antwort ringend, damit er aus jener Depression herausfinde, die nunmehr keineswegs die Ursache, vielmehr die Folge der verzweifelten Ideen war? Nun, in einer solchen Situation werde ich wohl auch verpflichtet sein, mich ebenfalls als Mensch einzustellen, also jenseits alles im herkömmlichen Sinne Ärztlichen, jenseits aller psychopathologischen Wertungen (als «krank» oder «gesund», überhaupt als «Symptom») einzugehen in eine sachliche Diskussion all jener Argumente, die der «Kranke» vorbringen mag. Allein diese Art des Vorgehens darf ich wohl nicht mehr als Psychotherapie, nämlich als Psychotherapie im bisher gültigen Sinne bezeichnen. Und darum, weil dieses Vorgehen gerade auf eine Überwindung des Psycho(patho)logismus abzielt, darum wollen wir sie Logotherapie nennen; denn dieses Vorgehen geht ein auf die Gedankengänge des Patienten, und es geht auf sie ein mit logischen Gegenargumenten. Nicht mehr mit Medikamenten – auf leibliche Vorgänge – und nicht mehr mit Hilfe affektiver Umstellungen – auf die Affektdynamik des Patienten –, sondern mit geistigen Waffen versucht die Logotherapie auf das geistige Ringen, das im Patienten vorgeht, Einfluß zu gewinnen.

Wenn wir nun vorhin sagten, der Arzt wäre im einschlägigen Falle verpflichtet, auf eine nicht krankheitsbedingte, sondern schlechthin menschliche Frage nicht als Nervenarzt, sondern eben auch nur schlechterdings als Mensch zu antworten, dann erhebt sich nun die Frage, ob und inwieweit er – als Arzt! – dazu auch berechtigt sei. Denn was hier droht, das ist doch ohne weiteres ersichtlich: der Oktroi der persönlichen Weltanschauung des Arztes, also seiner Privatmeinung, auf den Patienten. Und dazu ist doch der Kranke gewiß nicht zum Arzt gekommen. Aber: Ist es nicht, in dieser Situation, die Aufgabe des Arztes, seinen Patienten eben nur so weit zu bringen, daß er, der Patient, zu dessen eigener Weltanschauung und Lebensauffassung gelange? Daß er also aus eigener Verantwortlichkeit heraus einen neuen geistigen Weg zum Leben zurückfinde? Und hier zeichnet sich bereits die Auflösung unserer Aporie ab, der Ausweg aus jenem Dilemma für den Arzt, das darin gegeben erscheint, daß er auf der einen Seite in den geistigen Kampf des Patienten eingreifen muß, sich aber eben das auf der andern Seite gerade versagen muß. Der Ausweg aus diesem Dilemma ist nämlich: die Erziehung des Patienten zu dessen Eigenverantwortung. Und nun sehen wir auch, wie an dieser Stelle das wesentliche Problem einer Logotherapie zu einer positiven Wendung drängt, oder, mit andern Worten, wie aus einer scheinbaren Schwäche dieser Therapie eine Stärke wird. Denn alsbald erweist sich jener Punkt, bis zu dem als äußerstem die Logotherapie vorgehen darf, nicht nur als für den therapeutischen Endzweck genügend, sondern geradezu als dessen Angelpunkt. Denn nichts braucht der Mensch, und gerade der neurotische, mehr als eben ein höchstmögliches Bewußtsein seiner eigenen Verantwortung. Darum kann alle Psychotherapie, im besonderen aber die Logotherapie, nicht genug den Akzent setzen auf die Verantwortlichkeit des Menschen, auf dessen Freiheit.

Ist es doch so, daß der Mensch allenthalben – somit nicht nur der Neurotiker – ständig bemüht erscheint, seiner Verantwortlichkeit zu entgehen und, statt sich zu verantworten (vor wem immer, sei es nun vor der Gemeinschaft, dem eigenen Gewissen oder vor seinem Gott), sich zu entschuldigen. Das Bewußtsein seines Verantwortlichseins unterdrückt er; seine Freiheit verleugnet er, und zwar dadurch, daß er ständig den Gegenpart der Freiheit: das Schicksal, gegen die Freiheit ausspielt – und damit seine Freiheit verspielt. Zu diesem Zwecke entschuldigt er sich nun mit verschiedenem: Seine Freiheit verbirgt er sich hinter angeblich

Schicksalshaftem sowohl aus seiner Umwelt als auch seiner Innenwelt als auch seiner Mitwelt.

Die Freiheit gegenüber der Umwelt verdeckt er sich etwa, indem er die «Umstände» (als «mildernde») heranzieht. Zur Umwelt aber gehört vor allem alles Materielle, und nicht nur das grob Materielle, sondern auch das «Materielle» in jenem Sinne, in dem etwa die materialistische Geschichtsauffassung von ihm spricht, also im Sinn von ökonomischen Verhältnissen. Daß und inwieweit der Mensch auch diesem scheinbaren Schicksal gegenüber zumindest einen gewissen Spielraum seiner Freiheit besitzt, darauf wollen wir jetzt nicht näher eingehen; es genüge die Bemerkung, daß ein solcher freier Spielraum auch von jedem wohlverstandenen Sozialismus wenn schon nicht ausdrücklich anerkannt, so doch stillschweigend vorausgesetzt wird. In bezug auf die Innenwelt, auf deren angeblich schicksalhafte Momente der Mensch vielfach sich ausredet, sind es nun nicht Umstände, sondern sind es gewisse seelische Zustände, Neigungen oder auch biologisch begründete Anlagen, auf die der Mensch, und namentlich der seelisch kranke, zu rekurrieren pflegt.

Wir haben vorhin angedeutet, daß dem Neurotiker eine spezifische Tendenz eignet, dem Bewußtsein seiner Selbstverantwortlichkeit und Freiheit zu entfliehen, indem er zu vermeintlich oder vorgeblich schicksalhaften Umständen und Zuständen seine Zuflucht nimmt. Er handelt also, könnte man sagen, im Sinne eines neurotischen Fatalismus. Und dieser Fatalismus äußert sich vor allem darin, daß der Neurotiker mit allem, was er in sich, in seinem seelischen Sosein vorfindet, daß er sich mit all dem auch abfindet. Aber fragen wir uns, ob denn etwa die Dispositionen, also die diversen psychologischen und biologischen Anlagen, die der Mensch in sich vorfinden mag, wirklich auch dazu da sind, sich mit ihnen einfach abzufinden? Fragen wir uns also, ob da nicht auch die Freiheit, die allem menschlichen Sein zutiefst zugrunde liegt, ein Wörtchen mitzureden hat? Nun, tatsächlich ist es so, daß die Dispositionen – disponibel sind. Das aber will heißen, daß sie «zur Disposition» stehen, zur Verfügung stehen – und zwar wem? Eben unserer Freiheit. Die menschliche Freiheit beruht ja darauf, daß sie verfügen kann, daß sie Verfügung hat. Und alles menschliche Freisein ist eben letztlich ein Verfügenkönnen. Die sogenannten Dispositionen des Menschen sind also keineswegs etwas, was von vornherein sein (psychologisches oder biologisches) Schicksal ausmachen könnte; sie haben vielmehr ihren durchaus positiven Aspekt, und der wird dann sichtbar, wenn wir sie als «Verfügbarkeiten für» – die Freiheit auffassen.

Aber diese Freiheit ihrerseits hat nun ebenfalls ihren doppelten Aspekt, einen negativen und einen positiven. Im negativen ist sie «frei von», im positiven «frei zu», sie ist Freiheit vom Sosein und Freiheit zum Dasein. Dieses Dasein des Menschen aber ist im letzten: Verantwortlichsein. Und so wie die wesenhafte Freiheit des Menschen – gegenüber dem schicksalhaften Sosein, den inneren Dispositionen gegenüber – ein Verfügunghaben bedeutet, genau so bedeutet sie – gleichsam von obenher, vom Positiven her gesehen – ein Verantwortunghaben.

Wir haben schon davon gehört, daß und inwiefern die Akzentuierung des Verantwortlichseins gerade gegenüber dem neurotischen Daseinsmodus nötig ist. Nun hätten wir uns zu fragen, ob und wie sie auch möglich sei. Nun, möglich werden kann sie in einer Methode (der psychologischen Betrachtung wie der psychotherapeutischen Behandlung), die an Stelle der Automatie des seelischen «Apparats» die Autonomie der geistigen Existenz treten läßt. Diese Betrachtungsweise nennen wir Existenzanalyse. Im gleichen Augenblick wird uns jedoch bewußt, daß jene positive Wendung der Logotherapie, von der wir gesprochen und ausgesagt haben, sie mache aus einer scheinbaren Schwäche eine Stärke, daß jene positive Wendung somit, die um den Drehpunkt der zentralen Verantwortlichkeit des Menschen erfolgt, daß diese positive Wendung zugleich das Umschlagen der Logotherapie in eine Existenzanalyse bedeutet. Denn was ist Existenzanalyse anderes als eine Analyse des menschlichen Daseins auf sein zentrales Verantwortlichsein hin?

Damit aber erweist sich auch schon die Bedeutung der Existenzanalyse im Zusammenhang mit dem heutigen Thema: der Frage nach dem Sinn des Daseins. Denn tatsächlich ist die Existenzanalyse, als eine Deutung des Menschen, als Deutung menschlichen Daseins, der Versuch einer Antwort auf die Frage nach dem Sinn dieses Seins. Um es nun in kurzen Worten anzudeuten, auf welchem Wege sie an dieses Ziel heranstrebt, wollen wir die wichtigsten Stationen dieses Weges markieren: Zuerst gibt die Existenzanalyse der Frage nach dem Sinn des Lebens eine dialektische Wendung: Sie erklärt, daß nicht der Mensch es sei, der da eine Frage stellen dürfte, sondern daß es paradoxerweise das Leben selber ist, das den Menschen befragt. Sodann zeigt sie auf, daß wir die Fragen, die uns das Leben stellt, nur dadurch beantworten können, daß wir unser Leben verantworten. Die Antwort, die wir zu geben haben, ist somit eine aktive. Aber mehr als dies: Sie kann auch nur eine konkrete sein, sie kann nur dadurch erfolgen, daß wir je unser Leben, unser Dasein verantworten – unser Dasein im Hier und Jetzt. Diese Daseinsverantwortung – in ihrer äußersten Konkretheit und konkreten Bezogenheit auf die je meinige Person sowohl als auf die jeweilige Situation – diese Daseinsverantwortung macht sonach den gefragten Sinn des Daseins aus: Das Verantwortlichsein ist der Sinn des menschlichen Seins.

Nun erhebt sich aber eine wichtige Frage: Wir sprechen die ganze Zeit über von Sein, und vergaßen anscheinend das Werden – das Werden und Vergehen. Wir vergaßen, daß doch nur so wenig von dem, was ist, bleibt, bestehen bleibt. Wir vergaßen die offenkundige Vergänglichkeit alles Seins. Wie aber, so müssen wir uns jetzt fragen, kann Verantwortlichkeit als Grundzug unseres Daseins bestehen angesichts der Vergänglichkeit alles Seins?

Die Vergänglichkeit des Daseins

Wenn wir uns ganz an den Eindruck – in seiner ganzen Tiefe – hingeben, den die Vergänglichkeit alles Seins auf uns macht, dann kommen wir schließlich zu einem Punkt, an dem angelangt wir nur noch sagen können: Die Zukunft ist (noch) nicht, und die Vergangenheit ist auch nicht (ist nicht mehr); was wirklich ist, ist eigentlich nur die Gegenwart. Oder wir könnten auch sagen: Die Zukunft ist nichts, und die Vergangenheit ist ebenfalls nichts. Und der Mensch steht dann da als ein Wesen, das aus dem Nichts kommt und ins Nichts geht – aus dem Nichts geboren, ins Sein «geworfen», vom Nichts bedroht. Wahrlich, ein adeliges Wesen ist der Mensch in diesem Aspekt: ein «von und zu» – von Nichts zu Nichts. Und es wäre dies nicht mehr als ein Wortwitz, wenn ihn nicht die zeitgenössische Philosophie selber und ernstlich gemacht hätte; sieht sie es doch für den Adel des Menschen und für seine Größe an und heißt sie es doch einen «tragischen Heroismus», daß der Mensch vom Nichts herkommt und ins Nichts eingeht und trotzdem Ja sagt zu seinem Dasein.

Was wir hier vor uns haben, ist, wie Sie gemerkt haben werden, die Ausgangsposition der Existenzphilosophie. Ihrer Grundthese nun von der eigentlichen Wirklichkeit und einzigen Bedeutsamkeit der Gegenwart können wir als Gegenstück die Auffassung jenes Quietismus gegenüberstellen, der im Anschluß etwa an Platon und Augustinus statt der Gegenwart die Ewigkeit als die eigentliche Wirklichkeit ansieht. Und zwar die Ewigkeit im Sinne einer gleichzeitigen vierdimensionalen Wirklichkeit, eines Nunc stans, einer feststehenden, starren Realität – von je vorgesehen und von je vorbestimmt. Hier ist also nicht die Wirklichkeit der Zukunft und die der Vergangenheit wegeskamotiert, sondern die Wirklichkeit der Zeit überhaupt. Die Zeit ist dieser Auffassung zufolge vielmehr nur Schein; das Werden und Vergehen, das Auseinanderfallen in Zukunft, Gegenwart und Vergangenheit ist nur eine Täuschung unseres Bewußtseins. Und dieses Bewußtsein gleitet sozusagen hinweg, etwa wie ein Scheinwerfer, über das an sich gleichzeitige Sein, so daß ihm als ein Nacheinander erscheint oder zu kommen und zu gehen scheint, was in Wahrheit nebeneinander *besteht.*

Es ist nun klar, daß dieser Quietismus in unmittelbarer Konsequenz in einen Fatalismus hineinführen wird: Der Mensch wird glauben, die Hände in den Schoß legen zu dürfen – nachdem ja ohnehin alles schon «ist». Aber dieser Fatalismus, der sich aus dem quietistischen Blick auf das ewige Sein ergibt, findet sein Gegenstück in jenem Pessimismus, der die notwendige Konsequenz des existenzphilosophischen Blicks auf das ständige Werden ist, auf die Unbeständigkeit des Seins, auf das Werden und Vergehen.

Wenn Sie nun die Stellungnahme der Existenz*analyse* – einerseits gegenüber der Existenz*philosophie* und andererseits gegenüber dem Quietismus – verstehen wollen, dann empfiehlt es sich, wenn ich Ihnen einmal an Hand eines Gleichnisses nochmals kurz die beiden verschiedenen und entgegengesetzten Auffassungen klarmache, von denen soeben die Rede war: Stellen Sie sich, als symbolhafte Darstellung der Zeit, eine Sanduhr vor: Im oberen Teil hätten wir dann die Zukunft vor uns, das was noch kommt – den Sand, der durch die enge Stelle der Sanduhr erst noch hindurchfließen wird, und im unteren Teil die Vergangenheit, das was schon gewesen ist – den Sand, der die enge Stelle schon passiert hat; diese Enge selber jedoch stellte die Gegenwart dar. Was tut nun die Existenzphilosophie? Sie sieht nur diese Enge der Sanduhr – den Engpaß der Gegenwart –, während sie das obere und das untere Gefäß, Zukunft und Vergangenheit, hinwegleugnet. Der Quietismus hingegen sieht die Sanduhr wohl in ihrer Gesamtheit, den Sand selbst aber sieht er für eine starre Masse an, die in Wirklichkeit auch gar nicht «fließt». Vielmehr ist es im quietistischen Aspekt ja so, daß das Bewußtsein, die «Enge des Bewußtseins» (!), über die feststehende, vierdimensionale, gleichzeitige bzw. zeitlos-ewige Realität hinweggleitet; in diesem Aspekt gleitet also nicht der Sand durch die Enge der Sanduhr, sondern gleichsam die Enge selber durch den Sand.

Die Existenzanalyse nun behauptet, daß die Wahrheit tatsächlich beiläufig in der Mitte liegt. Sie sagt nämlich: Die Zukunft ist wirklich nichts; aber die Vergangenheit ist die eigentliche Wirklichkeit. Und wie kommt die Existenzanalyse zu dieser Auffassung? Dies soll noch immer am Bilde der Sanduhr erläutert werden.

Das Gleichnis von der Sanduhr, wie jedes Gleichnis, hinkt nämlich. Aber gerade daran läßt sich zeigen, was die Zeit zutiefst bedeutet: Nun: Es gehört zum Gebrauch einer Sanduhr dazu, daß wir sie umdrehen, sobald das obere Gefäß leer geworden ist. Die Zeit jedoch, und das gehört zu ihrem Wesen, ist nicht umkehrbar, sie ist irreversibel. Aber mehr als dies: Wenn wir eine Sanduhr rütteln und schütteln, dann können wir die Sandkörnchen vollends durcheinander wirbeln. Bei der Zeit jedoch verhält es sich anders, zumindest teilweise: Wohl ist die Zukunft mobil – besser gesagt: Sie ist für uns disponibel, das heißt wir können über sie verfügen, sie anders machen bzw. selber anders werden. Aber die Vergangenheit ist fixiert. Im unteren Gefäß der Sanduhr «Zeit», um zum Gleichnis zurückzukehren, ist der Sand, der den Engpaß «Gegenwart» einmal passiert hat, fixiert. Es ist also so, als ob es in diesem Gefäßteil so etwas wie ein Fixiermittel, oder wollen wir lieber sagen: ein Konservierungsmittel gäbe. Denn tatsächlich ist in der Vergangenheit alles Vergangene «aufgehoben» durchaus im Hegelschen Doppelsinn: Es ist nicht nur «liquidiert», sondern auch aufbewahrt, also konserviert; es ist der Sand im unteren Teil der Sanduhr also nicht etwa durch ein Lösungsmittel «aufgelöst».

Die Existenzanalyse stellt nun, angesichts der tatsächlichen Vergänglichkeit alles Seins, folgende Behauptung auf: Vergänglich sind eigentlich nur die Möglichkeiten, die Chancen zur Wertverwirklichung, die Gelegenheiten, die wir zum Schaffen oder zum Erleben – oder zum Leiden (nämlich zum rechten Leiden, zum aufrechten Leiden von wirklich Unabänderlichem, von echt Schicksalhaftem) haben: Sobald wir diese Möglichkeiten jedoch verwirklicht haben,[3] sind sie nicht mehr «vergänglich», vielmehr sind sie «vergangen», sie *sind* vergangen – und das will heißen: Eben in ihrem Vergangensein «sind» sie. Denn gerade in ihrem Vergangensein sind sie ja aufbewahrt, und nichts kann ihnen mehr etwas anhaben, nichts kann mehr das, was einmal geschehen, was einmal vergangen ist, aus der Welt schaffen: Einmal vergangen, ist es vergangen ein für allemal und «für alle Ewigkeit».[4]

Jetzt sehen wir aber auch, daß und wie die Existenz*analyse* dem Pessimismus des existenz*philosophischen* reinen Gegenwartsaspekts einen Optimismus der Vergangenheit entgegenhält. Ich habe die Frage, wie sich ein «Optimist der Vergangenheit» zum Pessimisten verhält, einmal an folgendem Gleichnis klarzumachen versucht: Der Pessimist gleicht einem Manne, der vor einem Wandkalender steht und wehmütig zusieht, wie dieser Kalender – von dem er täglich ein Blatt abreißt – immer schmächtiger und schmächtiger wird. Der Optimist hingegen gleicht einem, der das Kalenderblatt, das er jeweils entfernt, fein säuberlich auf die bisher

---

3 Entsprechend dieser dreifachen Möglichkeit, Werte zu verwirklichen, sprechen wir von schöpferischen, Erlebnis- und Einstellungswerten.

4 Was zu Ende ist, ist endgültig zu Ende; aber es ist eben auch end*gültig:* In seinem Zu-Ende-sein bleibt es gültig, und insofern bleibt es auch – bestehen. Wie steht es aber, so müssen wir uns nun fragen, um Dinge wie Reue und Sühne – angesichts der Irreversibilität des Verwirklichten: Stehen sie nicht in Widerspruch dazu? Nein; denn Reue und Sühne sind ja selber auch jeweils verwirklicht. Auch die Bewältigung des Schicksals, wie sie in der Verwirklichung von Einstellungswerten erfolgt, also die Erlösung von der geschehenen Geschichte, ist inzwischen selber Geschichte geworden, nämlich geschaffene. Mit andern Worten: Die Reue ist genau so untilgbar wie die Schuld. Auch nachdem in der «Tat» (eigentlich müßte man sagen: in einer Untat) ein schöpferischer Wert *verwirkt* wurde, kann in der Reue noch immer ein *Einstellungswert* verwirklicht werden. Daß schließlich die im richtigen Verhalten zur selbstverschuldeten Vergangenheit als schicksalhafter Gegebenheit verwirklichten Einstellungswerte ihrerseits die Plattform abzugeben vermögen für die Verwirklichung neuerlicher schöpferischer Werte, ist evident: Aus den Fehlern der Vergangenheit lernen wir für die Zukunft – um es banal auszudrücken; oder – um es weniger trivial zu sagen und mit Schopenhauer zu sprechen: Kein Geld ist besser angelegt als das, worum wir uns haben prellen lassen; denn dafür haben wir unmittelbar Klugheit eingehandelt. Die Einstellungswerte aber sind die einzigen, deren Verwirklichung buchstäblich noch bis zum letzten Augenblick möglich ist; denn buchstäblich bis zum letzten Augenblick ist es dem Menschen möglich, zum Schicksal sich ein-, sich umzustellen – zu allem Schicksal, und so denn auch zum schicksalhaft gewordenen (weil fertig gewordenen) Lebensganzen. So und nur so ist es auch zu verstehen, daß Menschen zu der Auffassung gekommen sind, das ganze Leben lasse sich auch noch rückwirkend durch eine einzige große Reue in einem einzigen kleinen Moment, eben «im letzten Moment», sühnen, weihen, sinnvoll machen.

abgenommenen Blätter legt, sich auf der Rückseite Notizen macht darüber, was er an diesem Tage getan oder erlebt hat, und nicht ohne Stolz auf die Gesamtheit dessen zurückblickt, was da alles in diesen Blättern festgelegt – was alles in diesem Leben «festgelebt» ist.

Bedenken Sie doch nur einmal, was solch ein Gesichtspunkt gegenüber dem Vergangensein – wobei wir ja von nun an immer den Akzent auf «Sein» setzen! – praktisch, im Leben des Menschen, bedeuten kann. Stellen Sie sich doch bloß einmal vor, eine Kriegerwitwe wäre verzweifelt und hielte ihr künftiges Leben für sinnlos, eben weil sie ihren Mann verloren und vielleicht nur ein einziges Jahr des Eheglücks erlebt hat. Was muß es ihr doch bedeuten, zu hören und zu wissen, daß sie immerhin dieses Jahr reinen Glücks «hinter sich gebracht» hat, daß sie es hineingerettet hat ins Vergangensein, wo es geborgen ist «für alle Zeit», und daß ihr nichts und niemand mehr die Tatsache, es eben nun einmal erlebt zu haben, nehmen kann.

Nun könnte einer fragen: Wer wird nach dem Tode dieser Frau die Erinnerung an ihren Mann und an ihr Glück «lebendig» erhalten? Dazu wäre nun folgendes zu sagen: Ob sie oder überhaupt jemand erinnernd daran zurückdenkt oder nicht, das ist ebenso unwesentlich, wie es unwesentlich ist, ob wir an etwas, was neben uns noch besteht, denken oder auf es hinblicken, oder nicht: Es besteht *unabhängig* von unserem Bewußtsein und von dessen Zuwendung zu ihm, und so *besteht* nicht nur alles unabhängig von unserer subjektiven Hinwendung, sondern ebenso unabhängig besteht es auch *fort.* (Anm. 10 auf S. 211.) Freilich «nehmen wir nichts ins Grab mit»; aber ist die Totalität des Lebens, das wir gelebt haben und im Sterben eben fertiggelebt haben, ist diese Totalität nicht etwas, was *außerhalb* aller Gräber bleibt, und außerhalb ihrer eben auch *bleibt?* Und nicht nur trotz der Vergänglichkeit bleibt, sondern eben gerade in seinem Vergangensein *aufbewahrt* bleibt?[5] (Anm. 11 auf S. 211.)

Nun, vergänglich ist alles. Gebe sich niemand der Illusion hin, daß etwa ein leibliches Wesen, das leibhafte Kind, das wir in die Welt gesetzt haben, weniger vergänglich sei als vielleicht ein großer Gedanke oder die große Liebe – der jenes Kind entsprungen sein mag. Vergänglich ist all dies gleichermaßen. «Das Leben des Menschen währet siebzig Jahre, und wenn es hoch kommt, achtzig, und wenn es

5 Diesem Aufbewahrtbleiben im Vergangensein tut es nicht Abbruch, wenn das Vergangene aus dem Bewußtsein (aus dem Gedächtnis) verloren wurde: Auch aus dem Bewußtsein verloren, läßt es sich nicht aus der Welt schaffen, sondern ist und bleibt es «in die Welt geschaffen»; ja selbst dann, wenn es uns überhaupt nie zum Bewußtsein gekommen, ist es – zur Welt gekommen. Das Vergangensein mit dem Erinnertwerden identifizieren, hieße also, unsere Konzeption vom Seinscharakter des Vergangenseins ganz und gar subjektivistisch bzw. psychologistisch uminterpretieren.

köstlich war, dann ist es Mühe und Arbeit gewesen.» Nun: der «große Gedanke» dauert, in der Zeit, vielleicht sieben Sekunden; und wenn er gut war, dann hat er die Wahrheit enthalten. Aber vergänglich ist er, der große Gedanke, genau so und nicht *mehr* als das kleine Kind oder die große Liebe; vergänglich ist alles.

Aber auch ewig ist alles. Und nicht nur das; sondern es verewigt sich auch ganz von selbst. Darum brauchen wir uns gar nicht darum zu kümmern, daß «wir» es verewigen; sobald wir es nur einmal «gezeitigt» haben, sobald es von unserem Leben «gezeitigt» wurde, – verewigen tut es sich schon von selbst. Wir haben also nicht darum Sorge zu tragen, *daß* etwas verewigt werde; aber um so mehr tragen wir Verantwortung – Verantwortung dafür, *was* alles da verewigt wird, indem es eben von uns gezeitigt wird.

Ins Protokoll der Welt «aufgenommen» wird alles, unser ganzes Leben, all unser Schaffen, Lieben und Leiden; aufgenommen wird es in dieses Protokoll und «aufgehoben», aufbewahrt bleibt es in ihm. Es ist also nicht so, wie ein großer Existenzphilosoph es sieht: daß die Welt gleichsam ein Manuskript ist — ein Manuskript, das überdies in einer «Chiffreschrift» abgefaßt ist. Nein, die Welt ist kein Manuskript, das wir zu entziffern haben (und nicht entziffern können) – die Welt ist vielmehr ein Protokoll, das wir zu diktieren haben.

Und dieses Protokoll ist dramatisch. Hat doch Martin Buber uns gelehrt, daß das Leben des Geistes nicht monologisch, sondern dialogisch sei. Und haben wir nicht selber gefunden, daß es das Leben ist, das uns ständig Fragen stellt? Und verstehen wir jetzt nicht endlich, warum das Protokoll der Welt dramatisch ist? Weil es mit das Protokoll unseres Lebens ist, und unser Leben letztlich ein Verhör ist: Ständig stellt uns das Leben Fragen, ständig geben wir dem Leben Antwort – wahrlich, das Leben ist ein Frage- und Antwort- – Ernst.

Und das Protokoll der Welt ist unverlierbar; das macht den Trost und unsere Hoffnung aus. Aber es ist nicht nur unverlierbar, sondern auch unkorrigierbar, und das ist eine Warnung und eine Mahnung an uns. Denn wenn wir sagten, daß sich nichts Vergangenes aus der Welt schaffen lasse, bedeutet das nicht eine Mahnung, es eben *in* die Welt zu schaffen? Und jetzt zeigt sich, daß wir nicht nur dem existenzphilosophischen Pessimismus (der Gegenwart) einen *Optimismus der Vergangenheit* entgegensetzen konnten, sondern, daß wir auch, gleichzeitig damit, dem quietistischen Fatalismus (der Zeitlosigkeit) einen *Aktivismus der Zukunft* gegenüberstellen könnten. Denn gerade angesichts der «ewigen» Aufbewahrtheit des Seins im Vergangensein wird nun alles darauf ankommen, was wir, in der Gegenwart, im Augenblick, in dieses Vergangen-Sein «hineinschaffen».

Aber was ist eigentlich dieses «Schaffen ins Sein», in die Vergangenheit? Es ist letztlich ein Schöpfen aus dem Nichts – aus dem Nichts der Zukunft.

Und jetzt verstehen wir auch, warum alles Sein so vergänglich ist, warum alle Dinge so flüchtig sind: Alles ist «flüchtig» – weil es auf der Flucht ist. Auf der Flucht vor dem Nichts der Zukunft in das Sein der Vergangenheit. Wie in einem Horror vacui, einem Schrecken vor dem Nichts fürchtet alles das Nichts der Zukunft, flüchtet vor diesem Nichts, und stürzt in die Vergangenheit und in ihr Sein. Aber vor dem «Engpaß» der Gegenwart – da staut es sich und drängt es sich, und da «harrt alles der Erlösung» … Der Erlösung, die ihm zuteil wird, indem es – als Ereignis – im Vergehen eingeht ins Vergangensein oder – als unser Erlebnis und unsere Entscheidung – von uns eingelassen wird in die Ewigkeit.

Der Engpaß der Gegenwart, diese enge Stelle, die vom Nichts der Zukunft hinüberführt ins (ewige) Sein der Vergangenheit, ist nun, als Grenzfläche zwischen dem Nichts und dem Sein, zugleich die Grenzfläche – der Ewigkeit. Daraus ergibt sich aber nicht weniger als daß die Ewigkeit, als begrenzte, eigentlich eine endliche Ewigkeit ist. Sie reicht jeweils nur bis zur Gegenwart heran. Bis zu jener Gegenwart, in der wir entscheiden, was da Einlaß findet in die Ewigkeit. So ist diese Grenzfläche der Ewigkeit, diese Grenzfläche zwischen dem Nichts der Zukunft und dem Sein der Vergangenheit, in einem damit jene Stätte, auf der in jedem Augenblick die Entscheidung fällt, was als von uns Gezeitigtes sich von selber verewigt.

Und nun sehen wir ein weiteres: Wenn man im alltäglichen Sinne von Zeitgewinn spricht, dann denkt man immer an einen Gewinn von Zeit durch Hinausschieben in die Zukunft. Wir aber wissen jetzt: wir «gewinnen Zeit» – wir gewinnen «an» Zeit, oder wir gewinnen die Zeit «für uns», indem wir etwas, statt es in die Zukunft hinauszuschieben, gerade umgekehrt in die Vergangenheit hineinretten.

Wie ist es nun aber, wenn die Sanduhr, die uns so lange als Gleichnis gedient hat, ausgeronnen ist? Wie ist es also, wenn – die Zeit verronnen ist? Wenn das Dasein demnach «geronnen ist», wenn es zur Endgültigkeit gerinnt? Dies ist der Fall im Tode.

Im Tode ist alles immobil geworden, nichts ist disponibel; dem Menschen steht nichts mehr zur Verfügung – kein Leib und keine Seele mehr ist ihm da verfügbar: es kommt zum totalen Verlust des psychophysischen Ich. Was bleibt, ist nur noch das Selbst, das geistige Selbst. Der Mensch hat also nach dem Tode kein Ich mehr – er «hat» überhaupt nichts mehr, er «ist» nur mehr: eben sein Selbst.

Und wenn man behauptet, im Sterben sehe der Mensch, etwa der im Gebirge abstürzende Kletterer, sein ganzes Leben wie in einem Filmraffer in unheimlicher Schnelligkeit nochmals vor sich ablaufen, dann könnten wir jetzt sagen: Im Tode ist der Mensch der Film selbst geworden. Er *ist* nunmehr sein Leben, sein gelebtes Leben; er *ist* seine eigene Geschichte, sowohl die ihm geschehene als die von ihm geschaffene. Und so *ist* er auch sein eigener Himmel und seine eigene Hölle, je nachdem.

So gelangen wir aber auch zu der Paradoxie, daß die eigene Vergangenheit des Menschen die eigentliche Zukunft ist, die er zu gewärtigen hat.[6] Im Tode hat der Mensch zwar kein Leben, aber dafür ist er es. Und daß es das gewesene Leben ist, das er nunmehr «ist», das kann uns nun nicht mehr stören; wissen wir doch, daß das Gewesensein die sicherste Form von Sein überhaupt ist.

Dieses Gewesensein aber ist recht eigentlich ein Gewesensein im Sinne des Perfectum – und keineswegs mehr etwa des Imperfectum. Denn das Leben ist ja jetzt vollendet – erst als vollendetes «ist» es ja. Während also im Laufe der Zeit, im Verlauf des Lebens, ähnlich wie beim Hindurchlaufen der Sandkörner durch die enge Stelle der Sanduhr, immer aufs neue immer nur einzelne faits accomplis in die Vergangenheit eingehen, ist jetzt, nach dem Tode, das ganze Leben, die Lebenstotalität, eingegangen ins Vergangensein – als par-fait accompli.

Aber dies führt uns zugleich zu einer zweiten Paradoxie, und einer doppelten noch dazu: Denn wenn wir davon sprachen, daß wir etwas in die Welt schaffen, indem wir es in das Sein der Vergangenheit hineinschaffen, dann ist es erstens der Mensch selbst, der sich in die Welt schafft, er setzt «sich selbst» in die Welt; und zweitens wird er nicht mit seiner Geburt in die Welt gesetzt, sondern er setzt sich selber in die Welt erst im Tode.

Wenn wir aber bedenken, daß es ja das Selbst ist, das er im Tode (selber) in die Welt setzt, dann werden wir über diese Paradoxie nicht mehr erstaunt sein. Denn das Selbst «ist» ja eigentlich nicht, es «wird» doch immer erst. Es kann somit gar nicht anders «sein» denn als *gewordenes,* eben als *fertig* gewordenes. Und fertig geworden ist es erst – im Augenblick des Todes.

Freilich, vom alltäglichen Menschen wird der Tod immer wieder mißverstanden. – Wenn der Wecker ratscht und uns aus dem Traum aufschreckt, dann erleben wir, noch im Traum befangen, den «Weckreiz» wie einen furchtbaren Einbruch in die Traumwelt, und wir wissen nicht, daß uns der Wecker zu unserem eigentlichen Sein, zur Tagwelt aufweckt. Ergeht es nun dem Sterbenden nicht ähnlich? Erschrecken wir Sterbliche nicht ebenfalls vor dem Tode? Mißverstehen nicht auch wir, daß und inwiefern er uns zu einer eigentlicheren, realeren Realität unserer selbst erweckt?

Und die zärtliche Hand, die uns aus dem Schlaf weckt – mag ihre Bewegung noch so zärtlich sein: Wieder erleben wir nicht ihre ganze Zärtlichkeit, nein, wir empfinden sie wie einen schrecklichen Einbruch in unsere Traumwirklichkeit, sobald sie versucht, unseren Schlaf hinwegzuscheuchen; auch den Tod, der unser Leben fortnimmt von uns, erfahren wir im allgemeinen wie etwas Furchtbares, das an uns geschieht, und wir ahnen kaum, wie gut er es mit uns meint …

6 Der lebende Mensch hat Vergangenheit und hat Zukunft; der Sterbende hat keine Zukunft mehr, sondern nur mehr Vergangenheit; der Tote aber *ist* seine Vergangenheit.

Wir sagten vorhin, der Tod würde vom alltäglichen Menschen mißverstanden; das ist zu wenig gesagt: Die Zeit wird mißverstanden. Denn wie steht der durchschnittliche Mensch zur «Zeit»? Er sieht nur das Stoppelfeld der Vergänglichkeit – aber er sieht nicht die vollen Scheunen der Vergangenheit. Er will, daß die Zeit stillstehe, auf daß nicht alles vergänglich sei; aber er gleicht darin einem Manne, der da wollte, daß eine Mäh- und Dreschmaschine stille steht und am Platz arbeitet, und nicht im Fahren; denn während die Maschine übers Feld rollt, sieht er – mit Schaudern – immer nur das sich vergrößernde Stoppelfeld, aber nicht die gleichzeitig sich mehrende Menge des Korns im Innern der Maschine. So ist der Mensch geneigt, an den vergangenen Dingen nur zu sehen, daß sie nicht mehr da sind; aber er sieht nicht, in welche Speicher sie gekommen. Er sagt dann: Sie sind vergangen, weil sie vergänglich sind – aber er sollte sagen: Vergangen *sind* sie; denn: «Einmal» gezeitigt, *sind* sie «für immer» verewigt.

Hier machen wir halt und besinnen uns darauf, was sich jetzt herausgestellt hat: Die Verantwortung als tiefster Grund menschlichen Seins wird angesichts der Vergänglichkeit alles Seins keineswegs in ihrer letzten Sinnbedeutung zunichte, im Gegenteil, das Verantwortlichsein des Menschen, als der Sinn seines Daseins, ist in der Vergänglichkeit sogar fundiert. Fundiert nämlich, wie wir gesehen haben, in jenem «Aktivismus der Zukunft», der sich uns aus dem «Optimismus der Vergangenheit» ergab: aus dem Wissen um das Sein des Vergangenen.

Ist Existenz analysefähig?

Nun aber, nachdem wir bereits eingangs den Psychologismus und auch den Biologismus als Leugner menschlicher Freiheit einer kritischen Beleuchtung unterzogen und dabei gesehen haben, wie wenig der Fatalismus, erst recht der neurotische, zu recht besteht, nunmehr wollen wir uns der nicht minder notwendigen Kritik des Soziologismus zuwenden. Denn auch er, gleich dem Psychologismus und dem Biologismus, will uns die Freiheit und damit das Verantwortlichsein des Menschen verdunkeln. Auch der Soziologismus (er und natürlich nicht etwa die Soziologie als solche) läßt es zu, daß der Mensch, statt sich zu verantworten, sich entschuldige, und zwar unter Berufung jetzt nicht auf die Umwelt oder die Innenwelt, auf materielle Umstände oder psychophysische Zustände, sondern jetzt unter Berufung auf die Mitwelt – auf das Kollektiv. Hier redet sich der Mensch also nicht, wie im Psychologismus, auf das «Es» im Sinne Freuds aus, sondern auf das «Man» im Sinne von Heidegger. Und wiederum spielt er das scheinbare Schicksal, das er als vermeintliches bloßes Objekt soziologischer Gesetzmäßigkeiten und Bedingtheiten angeblich einfach zu erleiden hat, gegen seine Freiheit aus. Aber es gibt keine kollektive Entschuldigung. Immer hat der Mensch einen gewissen freien

Spielraum, auch den Bindungen und Einflüssen seitens eines Kollektivs gegenüber. Er kann sich von ihnen beeinflussen lassen, aber er muß es keineswegs. Immer kann er auch anders. Und wenn er es nicht zu können glaubt oder vorgibt, wenn er anscheinend keine Freiheit mehr hat, dann hat er sich seiner Freiheit – eben freiwillig – begeben.

Freilich: Wenn wir so etwas wie eine kollektive Entschuldigung bestreiten, dann müssen wir auch einen Schritt weiter gehen und die Konsequenz daraus ziehen, und dann können wir auch so etwas wie eine Kollektivschuld nicht ohne weiteres anerkennen.

Wir haben im Anfang unserer Untersuchung uns bemüht, festzustellen, daß eine Existenzanalyse als Analyse des menschlichen Daseins auf Verantwortlichsein hin nötig sei – nicht zuletzt im Sinne einer psychotherapeutischen Methode; des weiteren haben wir es unternommen, festzustellen, daß Existenzanalyse auch möglich sei – möglich als Bewußtmachen des Verantwortunghabens, des Verantwortlichseins und Freiseins des Menschen auch gegenüber jenen psychologischen, biologischen und soziologischen Bedingtheiten, die ihm primär als Schicksalhaftes gegenübertreten. In bezug auf diese Frage nach der Möglichkeit einer Existenzanalyse erhebt sich nun aber noch eine letzte: Ist denn, so werden wir jetzt fragen, Existenz überhaupt analysefähig?

Wiederum sind wir gezwungen, an Hand eines Gleichnisses jenen Sachverhalt zu erhellen, der allein die Antwort geben kann und soll. – Es ist bekannt, daß jene Stelle im Zentrum der Netzhaut, auf der die optischen Sinneseindrücke am deutlichsten wahrgenommen werden, jene Stelle, die deshalb auch ausdrücklich als «Stelle des deutlichsten Sehens» bezeichnet wird, – daß diese Stelle keineswegs identisch ist mit der Stelle, auf der auch am hellsten gesehen wird. Denn jeder kann leicht beobachten, daß er etwa in der Dämmerung oder Dunkelheit Helligkeitsunterschiede und damit die letzten sichtbaren Konturen der Gegenstände am ehesten dann wahrnimmt, wenn er sie nicht direkt anvisiert, sondern an ihnen vorbeiblickt. Ganz analog ergeht es nun dem Wissenschaftler, der das Dasein des Menschen, den menschlichen Seinsmodus als einen besonderen, also das, was wir Existenz nennen, in den Blick zu bekommen trachtet: Sobald und solange er das eigentlich menschliche Sein zu einem Objekt im Sinne der Naturwissenschaft macht, wird es ihm überhaupt nicht zur Gegebenheit gelangen; er wird allenfalls nur das Sosein sehen, das «am» Menschen ist, das Sosein, das ein Mensch hat, aber nie wird er Dasein erblicken: jenes Dasein, das der Mensch (und nur er) als solcher «ist». Und erst dann, wenn wir menschliches Dasein sozusagen exzentrisch vom Blickpunkt der exakten Naturwissenschaft anvisieren, nur dann wird er nicht nur menschliches Sosein, sondern auch menschliches Dasein, also das Wesen des Menschen in den Blick bekommen.

Aber eine letzte Frage: Zugegeben, daß in diesem Sinne Existenzanalyse sowohl nötig als auch möglich ist, – ist der Mensch von heute, im besonderen aber der Arzt der Gegenwart, auch fähig zu solcher Sicht? Vergessen wir doch nicht jene Entwicklungsreihe, die durch folgende Stationen markiert ist: Geburt des Naturalismus und, als Anwendung der Naturwissenschaften, des Technizismus zu Beginn der Neuzeit – Reife des Naturalismus und des Technizismus im 19. Jahrhundert. Beides mußte notwendig auf die Medizin, auf die ärztliche Haltung, abfärben. Und so kam es, daß die Medizin, noch zu Beginn der Neuzeit (man denke nur an Paracelsus) durchaus Heil*kunst,* im 19. Jahrhundert zur Heil*kunde* degradiert wurde, um in unserem Jahrhundert vollends zur bloßen Heil*technik* herabzusinken. Ist es doch gerade die Medizin, in der sich jetzt der Jahrhunderte alte Naturalismus und Technizismus am meisten verquicken, indem sie – man nennt es ja so: zur Biotechnik verschmolzen.

Daß all die Sachlichkeit, mit der nunmehr der Mediziner an sein Objekt – nämlich das menschliche Subjekt – herantritt, eine totale Versachlichung der menschlichen Person mit sich brachte, leuchtet von selbst ein. Am klarsten wird dies etwa bei einer wissenschaftlichen Erscheinung wie dem Behaviorismus: Er hat es total zustande gebracht, die menschliche Person – ihrem Wesen nach doch konstituiert durch ein freies (geistiges) Sichverhalten zu einem (leiblichen oder seelischen) Sachverhalt – selber zu einem bloßen Sachverhalt zu machen. (Anm. 12 auf S. 211.)

Aber die menschliche Person hat ihre Waffen und setzt sich zur Wehr gegen den Versuch einer vollendeten Versachlichung, Verdinglichung, Objektivierung, sowie gegen die Entwertung, die ihr damit widerführe, – gegen die Entwürdigung des Menschen. Und diese Waffe ist die Scham. Mit ihr wehrt sich der Mensch gegen das totale Objektwerden, gegen die volle Preisgabe und Auslieferung seines Innersten an den objektivierenden naturwissenschaftlichen Blick. Glaube keiner, daß bei diesem Innersten, diesem Intimen, das die menschliche Person dem kalten nüchternen Auge verwehrt, daß es dabei nur um «Intimitäten» im herkömmlichen sexuellen Sinne gehe, die also etwa speziell dem psychoanalytischen Zugriff entzogen werden sollen; o nein, auch das intime religiöse Erleben widersetzt sich der unberufenen Bloßlegung oder gar Schaustellung. Und ich kenne eine Patientin, die in der Psychotherapie ohne die geringsten Hemmungen jedes sexuelle Abenteuer im Detail zur Sprache brachte; während sie die größten Hemmungen und ich als Arzt die größten Schwierigkeiten hatte, als es galt, sie zur Besprechung ihres innersten religiösen Erlebens zu bewegen.

Der Arzt darf eben nie vergessen, was Nietzsche einmal gesagt hat: «Das Menschlichste ist, jemandem Scham ersparen.» Das zu ignorieren, kann sich höchstens der Arzt des Leibes, also der Arzt im engeren Wortsinn leisten. Der Chirurg kann es sich wohl leisten, den Menschen zum reinen Objekt zu machen, ja er muß es tun. Denn er weiß nur allzu gut, wie störend es sich bei chirurgischen

Eingriffen auswirkt, wenn er den Patienten als Menschen wahrnimmt, etwa wenn er ihn jammern hört.

Der Chirurg, sagten wir, kann es sich leisten, den Menschen total zum Objekt zu machen – zum Objekt einer Operation. Er blendet die Wirklichkeit des Menschen als eines Subjekts, als einer Person, ab. Dieses Abblenden wird tatsächlich vollzogen: Alles, was nicht zum «Operationsfeld», zum Felde der Aktion – am Patienten – dazu gehört, wird buchstäblich «abgedeckt» (nämlich mit sterilen Tüchern).

Aber die Existenzanalyse, wenn *sie* den Menschen zum «Objekt» etwa einer Psychotherapie macht, darf den Subjektcharakter des Menschen keineswegs ignorieren. Im Gegenteil, sie ist Ko-«operation» mit dem Subjekt! Sie muß den Menschen – schon ex definitione! – als «existentielles» Wesen fassen, und mit dem Subjektcharakter muß sie ihm als sein Wesen die Freiheit und die Verantwortung belassen; ja, viel mehr als dies: Sie muß ihm Freiheit und Verantwortlichkeit allererst verschaffen. Denn dann und nur dann wird sie an seine Verantwortlichkeit auch appellieren können. Dazu aber ist sie da.

Der Arzt aber wird sich immer wieder zurückreißen müssen in jene menschliche Haltung, von der her er auch das Menschliche am Objekt, den Menschen als Menschen sieht; aber um dies zu können, wird er sich jeweils nur zu fragen brauchen: «Was würde ich an Stelle dieses Menschen tun?» Damit hat er sich schon in die Existenz des anderen versetzt. Diese Umstellung führt ihn allerdings über die schlechthin ärztliche, etwa über die chirurgische Zielsetzung weit hinaus. Sie bedeutet die Wendung von der nur-ärztlichen Sorge zur ärztlichen Seelsorge. Diese aber beginnt genau dort, wo das chirurgische Handeln aufhört: Wenn der Chirurg die Operationshandschuhe ablegt, nachdem er beispielsweise bei einer Probe-Laparotomie die Inoperabilität eines Karzinoms festgestellt, oder aber eine Amputation vorgenommen hat, wenn also der Chirurg dann die Operationshandschuhe ablegt und nun gleichsam die Hände in den Schoß legen muß, dann fängt das Problem einer ärztlichen Seelsorge an: Was wird, was soll der Kranke jetzt tun, wie soll er sich zum Faktum seiner Unheilbarkeit oder seiner Invalidität einstellen? Und in diesem Sinne ist Existenzanalyse, als ärztliche Seelsorge, längst nicht mehr Therapie am Organismus, sondern bereits Therapie an der Person – an jenem Geistigen, das selber nie (nicht einmal bei den sogenannten Geisteskrankheiten) krank werden kann, das vielmehr zur jeweiligen Krankheit, leiblichen wie seelischen, sich einstellt.

Hier gilt aber eines: Erst lernen, dann lehren. Denn wie oft ist doch das, was wir als Ärzte diesbezüglich mitansehen, an Leistungen seitens unserer Kranken, an leidendem Leisten angesichts schwerster schicksalhafter Belastungen, wie oft ist dies doch weit eher dazu angetan, uns mit dem Gefühl der Verehrung zu erfüllen, als mit dem Willen zu Belehrung!

Und was ist das nun, was wir von so manchem unserer Kranken lernen könnten? Es ist die Verwirklichung dessen, was ich als Einstellungswerte bezeichnet habe, jener Werte nämlich, die dadurch verwirklicht werden, daß wir zu etwas Schicksalhaftem uns irgendwie einstellen, jener Werte also, die eben darin zur Geltung kommen, wie einer sich zu einem schicksalhaften Tatbestand verhält, wie einer diesen Tatbestand auf sich nimmt, wie einer leidet. (Anmerkung 13 auf Seite 212.)

Es ist klar, daß ein Einstellungswert in diesem Sinne sich von vornherein nur dann verwirklichen läßt, wenn das, zu dem der Mensch sich einstellt, eben auch wirklich schicksalhaft ist – und das heißt soviel wie: daß es auch wirklich unabänderlich ist. Denn es wäre ein Widerspruch in sich selbst, wenn man sich dem Erleiden, dem Erdulden, der «Duldung» von etwas hingäbe, das kein notwendiges Leiden darstellt, und wenn man trotzdem darin eine Leistung sähe. (Dies wäre z. B. der Fall, wenn ich die Operation eines dadurch durchaus noch heilbaren Karzinoms ablehnte – «um mein Kreuz auf mich zu nehmen»; oder aber: wenn ich den möglichen Kampf um eine soziale Besserstellung meiner Person oder meiner Gesellschaftsklasse mit der Begründung ablehnte, daß die Not einen doch läutert.) Gewiß enthält die Verwirklichung von Einstellungswerten das Moment der Freiheit, ein Moment der Freiwilligkeit; aber daß wir etwas freiwillig erleiden und insofern damit eine Leistung vollbringen, darf keineswegs so mißverstanden werden, daß wir mutwillig ein Leiden aus uns nehmen, also etwa ein vermeidbares und insofern selbstverschuldetes Leiden.

Die Verantwortung, so haben wir gehört, ist allzumal eine Verantwortung dafür, daß wir die an sich vergänglichen Möglichkeiten einer Wertverwirklichung eben verwirklichen – und damit etwas (Wertvolles) ins Vergangensein, also ins eigentliche Sein, hineinschaffen. Auch haben wir schon angedeutet, daß dieses Verwirklichen ebenso wohl durch ein richtiges Schaffen vollzogen werden kann wie durch ein Erleben oder durch ein Erleiden (natürlich nur ein rechtes Erleiden von echtem Schicksal). Damit ist schon hingewiesen auf die Tatsache, daß neben den Einstellungswerten, von denen vorhin die Rede war, auch schöpferische und auch Erlebniswerte möglich sind. Aus der Verschiedenheit der drei gekennzeichneten Wertkategorien und der ständigen Abfolge der Möglichkeiten zu je ihrer Verwirklichung im Leben ergibt sich nicht weniger, als daß das Leben als verantwortetes immer und unter allen Umständen, in jeder Situation, für uns eine Aufgabe bedeutet. Damit ist aber auch erwiesen, daß unser Dasein, unser aller Dasein und es in jedem einzelnen Augenblick, einen immer anderen, immer sich wandelnden, aber immer irgendeinen Sinn hat. Ja, es folgt daraus noch mehr: daß auch Schwierigkeiten, je größer sie sein mögen, nur dazu angetan sind, den Aufgabencharakter unseres Daseins und damit den Sinn des Lebens zu mehren.

Nun gibt es, wie sich immer wieder zeigt, auch Menschen, die ihr Dasein nicht einfach als Aufgabe erleben, sondern als einen Auftrag. Als einen Auftrag, der ihnen von Gott gegeben ist. Mit andern Worten, sie erleben den Auftraggeber hinzu. Es sind dies die religiösen Menschen. Und es ist zweifelsohne mit Sache einer Existenzanalyse, dem Erleben dieser Menschen, der religiösen Erlebnisweise, sich zuzuwenden. Wir gelangen damit an ein Kapitel, das sich als Existenzanalyse des Homo religiosus bezeichnen ließe.

Existenzanalyse des Homo religiosus

Fürs erste müßte eine solche existenzanalytische Untersuchung feststellen: daß der vom religiösen Menschen in einem mit seinem «Lebensauftrag» erlebte «Auftraggeber» keinesfalls als eine Instanz vom Charakter einer «Sache», vielmehr eindeutig als «Person» erlebt wird, eben als göttliche Person. Sie werden nun von einer Existenzanalyse, auch der religiösen Erlebnisweise, wohl nicht verlangen, daß sie Gottesbeweise liefert. Aber auch ganz abgesehen davon, daß dies nicht Sache einer Existenzanalyse als solcher ist, geht meine persönliche Ansicht – oder wollen wir lieber sagen: mein persönliches Empfinden, dahin, daß überhaupt alle sogenannten Gottesbeweise letztlich vielleicht Gotteslästerungen sind. Denn fragen wir uns doch: Was kann man, was läßt sich denn überhaupt beweisen? Doch nur Ontisches, also Innerweltliches, Dinge irgendwie innerhalb der Natur. So läßt sich beweisen, daß es irgendein vorsintflutliches Tier gegeben hat; denn aus den versteinerten Fußabdrücken können wir auf seine wenn auch urzeitliche Existenz zurückschließen. Aber Gott ist kein Petrefakt! Und auf ihn läßt sich nicht so wie auf Ontisches schließen, nicht wie auf ein Naturwesen, wie auf ein Wesen innerhalb der Natur. Zu einem Wesen von der Seinsart, die Gott zukäme, führt jedenfalls kein ontischer Weg, sondern nur ein ontologischer. Er aber würde beschritten, wenn ich mich selbst, mein ganzes Dasein (als solches; also nicht irgendein Seiendes innerhalb der Welt, der ich daseiend gegenüberstehe), wenn ich mein ganzes Dasein etwa als getragenes, als ein von einem Urgrund getragenes verstehe. (Mein Dasein als «geschaffenes» zu verstehen, wäre bereits kein echtes ontologisches Selbstverständnis, denn es trüge eine nur innerhalb des Ontischen gültige Kategorie, nämlich die der Kausalität, aus dem natürlichen Bereich in den übernatürlichen, ins Ontologische hinein.)

Schließen kann nur der Verstand. Der Verstand aber und seine Schlüsse müssen versagen gegenüber allem Außerweltlichen. Aber sie versagen nicht nur gegenüber dem Metaphysischen, sondern sie versagen auch gegenüber dem Mikrophysischen. Ist es doch bekannt, daß die Kategorien, mit denen wir im Alltag hantieren, innerhalb des Atomaren, im Bereich der Kernphysik, uns in Stich lassen. Der Verstand gilt eben nur sozusagen in einem Mittelbereich.[7] Sowohl darüber hinaus, im Metaphysischen, als auch darunter hinaus, im Mikrophysischen, gilt alles, was wir mit den mittleren Mitteln unseres Verstandes auszusagen vermögen, gleichsam nur unter Anführungszeichen. So sind nicht nur all unsere metaphysischen Deutungen nichts als Andeutungen; sondern auch die letzten physikalischen Grundbegriffe sind nur mehr höchst bedingt mit den Worten unseres gewöhnlichen Sprachgebrauchs ausdrückbar. Wenn daher einer der Religion den Vorwurf machen wollte, ihre Gottesbegriffe seien nur allzu anthropomorph, und darauf hinwiese, daß doch von Gott keine anthropopathischen Züge behauptet werden können, wie da sind: daß er liebe und zürne und räche, wie ein Mensch. – wenn der Religion solches vorgehalten wird, dann kann man mit dem gleichen Recht entgegenhalten: Begriffe wie «Kraft und Stoff» sind nicht weniger anthropomorph, und trotzdem bleiben sie auch im physikalischen Sprachgebrauch – genauso wie die Aussagen über den «intentionalen Gebetsgott» (Max Scheler) – natürlich nur bedingt und bildlich, gleichnishaft, aber irgendwie doch in Geltung. (Anm. 14 auf S. 213.) Sind diese Aussagen – gleichermaßen im metaphysischen wie im mikrophysischen Bereich – nur allzu menschlich und allzu konkret, dann sind andere Aussagen, ebenfalls in jedem außer dem Mittelbereich unseres Verstandes, wieder zu abstrakt. Aber auch hier erweist sich, daß die abstrakten, daß die so «unanschaulichen» Behauptungen über Gott, die etwa dem sogenannten metaphysischen Gottesbegriff (im Gegensatz zum intentionalen Gebetsgott) nachgesagt und vorgeworfen werden, daß diese so unanschaulichen Redewendungen von einem «Absoluten», einem «Ens realissimum, a se» usw., alle mitsamt *nicht mehr* unanschaulich und abstrakt sind als etwa jene mathematischen Formeln, auf die als begriffliche Letztheiten unsere modernen Physiker zu rekurrieren gezwungen sind.

Also logische Beweise für die Existenz Gottes zu verlangen, ist nicht nur dann unbillig, falls wir sie gerade von der Existenzanalyse, von einer Existenzanalyse des Homo religiosus verlangen sollten. Anders steht es freilich um die Möglichkeit dessen, was man einen phänomenologischen Aufweis nennen könnte (wobei wir in diesem Zusammenhang noch von einer weiteren Möglichkeit absehen, nämlich der Möglichkeit von *Hin*weisen, der Möglichkeit unseres Verwiesenwerdens, aus der immanenten Natur heraus ins Transzendente; dort etwa, wo wir von Tatsachen wie dem Gewissen – sobald wir es nur einmal als eine Art moralischen Instinkt

7 Auch in diesem Bereich gilt er eigentlich nur, soweit er beim Konkreten bleibt: Je weiter er sich hievon entfernt, je mehr er abstrahiert und solcherart generalisiert, um so mehr kommt es – *im Umkreis* des Konkreten, in der «Sphäre des Begriffs» – zu einer «sphärischen Aberration» – von der Wahrheit.

auffassen – aus der ontischen Welt in ein ontologisches Sein verwiesen werden, auf das wir jedoch dann keinesfalls mehr *logisch schließen* können). Wie hätten wir uns nun einen solchen phänomenologischen Aufweis vorzustellen?

Das klassische Beispiel dafür, in welcher Richtung sich ein solches Verfahren bewegen müßte, ist vielleicht der berühmte Pascalsche Satz: «Ich suchte dich nicht, wenn ich dich nicht schon gefunden hätte.» Es wird also die metaphysische Realität als eine transzendente aus der Intentionalität des sie intendierenden Aktes heraus aufgezeigt: Es wird sozusagen auf das «metaphysische Bedürfnis» zurückgegriffen. Ich glaube nun gar nicht einmal, daß es hiebei notwendig ist, dieses metaphysische Bedürfnis des Menschen als ein wesentlich theoretisches zu fassen. Es wäre ebenso gut auch vorstellbar, daß wir nicht aus einem theoretischen Bedürfnis heraus, vielmehr aus unserer Emotionalität heraus den Weg über die Immanenz hinaus ins Transzendente finden. Es wäre nämlich durchaus vorstellbar, daß man etwa folgendermaßen – gewiß nicht «schließt» oder gar «beweist», aber: etwas «zur Gegebenheit bringt»:

Das zu Liebende ist früher als das Lieben; unser Lieben findet aber kein Genüge an all dem, was es innerhalb der Welt vorfindet; das nun, woran unser Lieben *ja* Genüge finden könnte, – das nennen wir Gott; und insofern *ist* Gott. Oder: Das zu Verehrende ist früher als das Verehren; nun, wir verehren so manches, so vieles, und doch enttäuscht es uns zuletzt; das nun, was uns nicht enttäuschen *könnte,* das nennen wir *auch* Gott und auch das – muß früher sein; und auch insofern muß Gott *sein.*

Nicht mehr und nicht weniger Beweiskraft als die These Cogito ergo sum hätte sonach eine andere These: Amo (Deum) ergo (Deus) est. Denn genau so wie die eine These vom Akt des Denkens auf das Ich als das Subjekt, so «schließt» die andere vom Akt des grenzenlosen Liebens auf Gott als das (unendliche) Objekt.[8]

Selbstverständlich: Jeder derartige Versuch eines phänomenologischen Aufweises wird gegenüber dem erlebnismäßig hiezu nicht Bereiten, gegenüber dem sich Verschließenden, gegenüber dem Menschen, der sein metaphysisches Bedürfnis «verdrängt», nicht leicht fallen. Und doch müßte sich da gerade der selber religiös Überzeugte auf ein Vertrauen stützen, das sich etwa so formulieren ließe: Könnte es denn überhaupt einen wahren Glauben geben, den nicht jeder eigentlich ohne-

8 Freilich: An Stelle der reflexiven (Rück-)Bezüglichkeit des Aktes auf das Subjekt tritt damit eine intentionale Bezüglichkeit des (intentionalen) Aktes auf das transzendente Objekt – oder, besser gesagt: auf das Transzendente als Objekt. Womit zugleich die subjektivistische oder gar solipsistische Schranke auf die Welt zu, ja auf den Weltengrund bzw. die Überwelt zu, durchbrochen wird. Wir sehen also: Wenn behauptet wurde, die Angst (nicht die Furcht) erschließe dem Dasein ontologisch (nicht ontisch) das Nichts, dann läßt sich mit gleichem Recht behaupten: Die Liebe erschließt dem Menschen das Sein.

hin schon hat? Das ist keine wahnwitzige Behauptung; denn wer glaubt beispielsweise nicht an das Du, das Du des Andern, – und ist es, als Du, als geistiger Träger der gesamten Psychophysis, vielleicht nicht eigentlich unsichtbar? Ist die Person des Andern, als jener Kern, der hinter seinen psychophysischen Erscheinungs- und Ausdrucksweisen steckt, jenes Geistige, das der Andere nicht (wie das Leibliche oder das Seelische) «hat», sondern das er eben «ist», – ist es nicht selber eigentlich total unwahrnehmbar und nur erst «hinter» dem Wahrnehmbaren irgendwie erfaßbar?

Nun, Gott – der vom religiösen Menschen intendierte personale Gott – ist letztlich nichts anderes als gleichsam das Ur-Du. Ja, er ist es so sehr und so wesentlich, daß man eigentlich gar nicht *von* ihm, in der dritten Person, sprechen kann, sondern jeweils nur *zu* ihm, in der zweiten Person. Und ich weiß nicht, ob es zum Beispiel einem Menschen, der einmal, sagen wir in einem Konzentrationslager war, im Graben gestanden ist und zu Gott gesprochen hat, ob es diesem Menschen jemals wieder möglich ist, auf einem Katheder zu stehen, sagen wir in diesem Hörsaal, und *von* Gott zu sprechen als von demselben, *zu* dem er damals im Graben gesprochen hat …

Wenn nun die Existenzanalyse der religiösen Erlebnisweise – der sie sich also immerhin als einer Möglichkeit, ja einer Wirklichkeit unter den menschlichen Daseinsformen zuwenden mußte – wenn also die Existenzanalyse Gott als ein Ur-Du verstehen läßt, dann handelt es sich doch gewiß um eine Art Urbild, oder Urphänomen. Und dennoch ist dieses Phänomen phänomenal nicht gegeben. Wie ist das möglich? Nun, dies braucht uns weiter nicht in Erstaunen zu versetzen. Denn denken wir doch nur einmal an die Verhältnisse in einer alltäglichen Erfahrung: Beim perspektivischen Bild sind sie ganz analog. Denn das perspektivische Bild, seine Perspektive, der Verlauf der sogenannten Fluchtlinien, die zu einem bestimmten Punkt einheitlich konvergieren, wird durchwegs beherrscht von diesem Punkt; er wird der «Fluchtpunkt» genannt. Er aber ist «virtuell», er «ist» gar nicht im Bild – im Bild, das er doch beherrscht; er ist gar nicht «real» hineingezeichnet. Er scheint also gar nicht selber im Bild auf, ist in ihm gar nicht selber «gegeben», und doch ist er für das Bild konstitutiv.

Nicht anders mag es sich nun mit dem verhalten, was wir Werte nennen: Auch sie scheinen zu konvergieren, zu einem einheitlichen Punkt hin. Und wenn wir sie, die «Wertlinien» innerhalb des Daseins, nur konsequent genug verfolgen, dann müßte eigentlich auch jener «Punkt», jenes Transzendente und doch Konstitutive, in dem diese Wertlinien zusammenlaufen, zur Gegebenheit gelangen. Es wäre dieser Punkt jenes Eine, das alle Werte eint. Und vielleicht läßt sich auch das jüdische Hauptgebet, das aus sechs hebräischen Worten besteht und das besagt, daß Gott der Eine – ein Einer ist, vielleicht läßt sich auch dieses Gebet in seinem tiefsten und letzten Sinngehalt in diesem Sinne deuten. Jedenfalls ist es eine Möglichkeit, sich alles Werthafte so vorzustellen, daß es in einem höchsten Wert, in einer «Wertperson» (Max Scheler), konvergiert; so daß vielleicht jede Wahrheit, zu Ende gedacht, Gott meint; und alle Schönheit, zu Ende geliebt, schaut Gott; und jeder Gruß, richtig verstanden, grüßt Gott.

Daß der höchste Wert demnach nicht «gegeben» und irgendwie doch gegeben ist, wäre an sich gar kein Novum. Kennen wir doch aus der Sinnesphysiologie einen recht analogen Tatbestand: Es wurde experimentell festgestellt (Rudolf Allers), daß beim Vergleich verschiedener Intensitäten einer Farbe, sagen wir Rot, die Basis, der Ausgangspunkt, von dem aus die verschiedenen Intensitäten verglichen werden, nicht etwa gleichsam der Nullpunkt der Intensitätsskala ist, vielmehr die hundertprozentig gesättigte Farbe Rot, also gleichsam das Summum rubrum. Dieses aber scheint phänomenal nie auf, es selber gelangt nie zur wahrnehmungsmäßigen Gegebenheit. Und doch ist es – vorgegeben, ist es die Voraussetzung aller Vergleiche von Farbintensitäten. Es brauchte uns sonach gar nicht zu wundern, daß wir beim Werten ähnliches vorfinden. Geschieht doch das Werten, wie wir seit Max Scheler wissen, in einem Vorziehen bzw. Nachsetzen von Wertqualitäten, also ebenfalls in einer Art Vergleich. Aber auch dieser Vergleich erfolgt anscheinend von einem ebenfalls nicht «gegebenen», sondern «vorgegebenen» – Summum bonum (richtiger: einer Summa persona bona).

Das Absolute bleibt in der Transzendenz. Dort ist und bleibt es aber auch unerreichbar für alle positivistischen Scheinargumente, die gegen es erhoben werden mögen. Der religiös Überzeugte, der just aus dieser Überzeugung heraus glattwegs darauf verzichtet, so wie von innerweltlich Seiendem auf innerweltlich Seiendes auch von der immanenten Welt auf das transzendente Absolute zu schließen, der religiös Überzeugte wird sich daher auch nicht wundern, wenn er innerweltlich auf keine Beweisgründe trifft, sondern höchstens einzelnen Hinweisen begegnet, die seinem Verstand nur herzlich wenig, um so mehr aber seinem Herzen und seinem metaphysischen Herzensbedürfnis etwas sagen. Und so steht es auch um «seine» Beweisgründe in bezug auf einen Sinn seines Daseins und um jene Beweisgründe, die ihn zum Glauben an den Sinn seines Daseins bewegen. Seine Frage nach dem Sinn des Daseins ist ja ganz anders gemeint, als daß er sich innerhalb der immanenten Welt oder von ihr her eine Antwort erwarten könnte. Er ist ja kein Spiritist; denn nur Spiritisten glauben an Geister, die ihnen auf ihre Fragen in Worten antworten oder in «Wundern» eingreifen ins tägliche Getriebe – Vasen durchs Zimmer werfen oder sonstigen Unfug treiben. Das sind die «Geister». Aber «Geist» antwortet nicht. Denn aufs Fragen kommt hier alles an.

Und der religiös Überzeugte wird auch jenen Metaphysiker, der – eben im alten Sinne des ontischen Beweisens und Schließens – dem Sein «auf den Grund» zu kommen versucht, eigentlich gar nicht verstehen können. Denn daß dieses metaphysische Beginnen mit ontischen Mitteln von vornherein zum Scheitern verurteilt ist, ergibt sich aus folgendem Gleichnis:

Wenn man die Tiefe des Meeresbodens an irgendeiner Stelle des Ozeans bestimmen will, dann pflegt man eine sogenannte Echolotung vorzunehmen. Sie ist nichts anderes als die Urform des Radar-Prinzips. Es werden Schallwellen gegen den Meeresboden hin ausgesandt und die Zeit gemessen, die bis zum Eintreffen eines Echos verstreicht. Nun: Die Metaphysiker wollen, wie gesagt, dem Dasein ebenfalls «auf den Grund kommen». Aber das Dasein ist bodenlos. Und all unser Fragen nach dem letzten Seinsgrund, gerade nach ihm, findet keinen Widerhall im grenzenlosen Ozean des Seins. Aber es kommt alles darauf an, diesen Tatbestand richtig zu deuten und sich zu fragen: Was wäre das denn für ein Absolutes, das so ohne weiteres uns Rede und Antwort stünde? Und was wäre das für eine merkwürdige Unendlichkeit, an deren endlichen Grundmauern sich die Stimme brechen sollte, mit der unsere letzten Fragen hinausgesandt werden in den unendlichen Seinsraum? Wir wissen: Vom unendlich fernen, unendlich tiefen Grund des Seins her wird uns nur dann keine Antwort zuteil, wenn wir unsere Fragen – richtig adressiert haben. Denn dann bleiben wir gerade deshalb ohne Antwort, weil unsere Fragen – das Unendliche erreicht haben.

Das Absolute bleibt also als solches in der Transzendenz. Es ist nicht «gegeben» – zumindest nicht als ein Gefundenes. Aber es ist gegeben als ein Gesuchtes. Immerhin. Gegeben demnach nie in seiner Washeit; aber gegeben in seiner Daßheit. Es wird sich sonach nie darum handeln können, daß wir das Absolute als eine ontische Wirklichkeit auf logischem Wege finden. Aber mag es sich hiebei auch nicht um das Finden einer Wirklichkeit handeln – gibt es da nicht trotzdem so etwas wie die Wahrhaftigkeit des Suchens? In diesem Sinne aber ließe sich beinahe behaupten: Es gibt nur eine einzige, die große «Glaubenswahrheit»: die Wahrhaftigkeit des Glaubens – die Wahrhaftigkeit, in der ein Glaube vollzogen wird, in der er als Leben gelebt wird.

Bisher haben wir die religiöse Erlebnisweise existenzanalytisch untersucht. Nun aber fragt es sich, ob sich auch noch darüber, über das Religiöse selbst, hinaus vom Standort der Existenzanalyse etwas aussagen lasse über das, was man – in einem gewissen Gegensatz – Konfession nennt. Denn oft hört man die Menschen sagen: Ich bin religiös, jawohl, ich glaube an einen Gott – aber ich fühle mich nicht konfessionell gebunden.

Nun, es wäre sicher zu weit gegangen und hieße das Kind mit dem Bade ausschütten, nämlich an Dekadenzerscheinungen und an Zeichen von Verfallenheit das Wesen eines Phänomens aufzeigen wollen, wollte man die Konfessionen, einschließlich ihrer Institutionen, etwa als eine Art transzendentalen Opportunismus auffassen. Denn, gewiß, vielfach will der *nur* konfessionelle Mensch – der eigentlich gar nicht religiös ist – sich gleichsam nur rückversichern, für den Fall, daß es *doch* einen Gott und ein Jenseits gibt. Aber wer da meint, mit dieser Sicht den wirklich religiösen Menschen und die echte Religiosität getroffen zu haben, der irrt. Ganz allgemein jedoch scheint es mir am treffendsten, das Verhältnis der einzelnen positiven Konfessionen zur reinen Religiosität ganz analog aufzufassen wie das Verhältnis der verschiedenen natürlichen Sprachen zur «reinen Wahrheit». Der Mensch kommt an die Wahrheit nur im Denken, und im Denken nur in je seiner Sprache heran. «Seine» Sprache aber ist die jeweilige Muttersprache; die Sprache, in deren Welt er hineingeboren, in deren Traditionsreichtum er aufgewachsen ist. Und mag auch zweifelsohne die eine Sprache der andern an Nuancenreichtum überlegen sein – trotzdem wird er in seiner Muttersprache im allgemeinen eher und näher an die allen Sprechenden vorschwebende, von allen Sprachen gemeinte identische Realität herankommen.

Wer also da glaubt, er könnte oder müßte gar konfessionslos sein, gerade um seiner Religiosität willen, und wer dabei glaubt, diese Konfessionslosigkeit käme einer Art Parteilosigkeit oder gar Überparteilichkeit gleich, der irrt; im Sinne unseres Gleichnisses wäre er, der Konfessionslose, nichts als – sprachlos; da religiöse Sprache *im allgemeinen und für den durchschnittlichen Menschen* nur als konfessionell traditionsgebundene Sprache ist oder gar nicht ist.

Aber noch ein anderes ergäbe sich aus unserem Sprachengleichnis: Ebenso wie nie ernstlich daran gedacht werden kann, die natürlichen Sprachen durch eine Kunstsprache, eine «Weltsprache» schlechterdings zu ersetzen, ebenso wäre auch die Idee einer allgemeinen Menschheitsreligion ein Nonsens. Denn auch sie wäre notwendig «Kunstreligion», künstliche Religiosiät, also gar keine.

Aus dem Sprachengleichnis hätten wir sonach gelernt: Die Konfessionen meinen irgendwie einen identischen Urtatbestand. Und trotzdem ist ihre Verschiedenheit für den Menschen eine Notwendigkeit. (Gewiß gibt es Meister der Übersetzung aus einer Sprache in die andere; aber sie sind wohl die Ausnahme. Und so mag es auch echte und religiös fruchtbare Konversionen geben; sie aber vom Standpunkt einer bestimmten Konfession aus, den einer selber einnimmt, von andern, von allen andern, zu fordern, ist nicht nur ungerecht und unbillig, sondern wäre auch unsachlich.)

Etwas anderes ist es freilich, wenn wir uns fragen, wie die einzelnen Konfessionen, nämlich die monotheistischen, in je ihrem Glauben nebeneinander bestehen, und das will heißen: sich miteinander vertragen können, ohne «sich etwas zu vergeben». Und in dieser Hinsicht wäre es wohl denkbar, daß sich in gegenseitigem Verständnis und in Toleranz die Konfessionen im Bewußtsein der letzten Gemeinsamkeit des gemeinsamen Letzten irgendwie aneinander schließen, indem sie sich ihrer Gemeinschaft – indem sie des «Monismus der Monotheismen» bewußt werden. Dann aber würde sich das jüdische Hauptgebet «Höre Israel, (je) unser (persönlicher) Gott ist einer!» aufschließen müssen zu einem: Höret all ihr Völker (höret, alle monotheistischen Konfessionen): (Je) unser (konfessioneller) Gott ist einer *und ein und derselbe.*

Man wird nun die Frage stellen, aus welchem Grunde die Existenzanalyse sich mit der Analyse der religiösen Erlebnisweise, mit dem Homo religiosus, überhaupt befaßt. Nun, auf diese Frage muß zweierlei gesagt werden: Erstens hat es die Existenzanalyse, als eine Deutung des Menschen, also als Anthropologie, die sie ist, nicht unternommen, den Biologismus, den Psychologismus und den Soziologismus aus ihrer Lehre vom Wesen des Menschen auszuschalten, um schließlich ihrerseits – einem Anthropologismus zu verfallen. Einem Anthropologismus jedoch verfiele sie in dem Augenblick, in dem sie den Menschen seinerseits absolut setzen würde – nachdem sie vorher alle scheinbar schicksalhaften Bedingtheiten seiner biologischen, psychologischen, soziologischen «Natur» relativiert hat. Den Menschen als solchen jedoch verabsolutieren – das hieße: ihn auffassen «sicut Deus». Man könnte sonach, wenn eine anthropologisch interessierte Existenzanalyse bzw. eine existenzanalytisch orientierte Anthropologie dies täte, solcher Anthropologie Theomorphismus vorwerfen – nachdem man der Theologie ja genug oft den Anthropomorphismus vorgeworfen hat.

Jetzt verstehen wir auch, wozu letztlich die Existenzanalyse das «Absolute» in die Debatte gezogen hat: Innerhalb der Existenzanalyse ist das Absolute nur dazu da, daß das Relative relativiert bleibe. –

Wir haben gelernt, daß die menschlichen Gegebenheiten (das Sosein des Menschen) verstanden werden müssen als Verfügbarkeiten – Verfügbarkeiten für seine Freiheit. Aber wir haben des weiteren auch gelernt, daß diese Freiheit des Menschen ihrerseits einen doppelten Aspekt hat: einen nach unten hin und einen nach oben hin, einen bloß negativen und einen positiven; denn wir haben sie begreifen gelernt nicht nur als die «Freiheit von», sondern auch als «Freiheit zu». Als das Wozu der Freiheit jedoch haben wir das Übernehmen von Verantwortung hingestellt. Der zeitgenössische Existentialismus sieht freilich zumeist nur das Wovon der Freiheit: Er sieht den Menschen als Dasein und dieses Dasein als mögliches Freisein von seinem Sosein, also die Freiheit als mögliches Gegenübertreten gegenüber dem Schicksal. Aber er hat übersehen, daß das Dasein zutiefst und zuletzt Verantwortlichsein ist. Mit der Verantwortung aber, die er übernimmt, unterstellt sich der Mensch – in Freiheit – einem Gesetz. Verantwortung ist daher allzumal Rückbindung der Freiheit, ein Rückverbundensein mit einer (nunmehr höheren) Ordnung im Sinne von Gesetz. Rückbindung in diesem Sinne aber, und nicht mehr und nicht weniger, heißt in wörtlicher Übersetzung: re-ligio.

Wenn also etwa Jean-Paul Sartre erklärt, der Mensch müsse den Menschen erfinden, dann fragt es sich erst, ob und wie er denn diese Erfindung seiner selbst ins Nichts, in die Leere, vollziehen könne? Oder ob ihm nicht irgend etwas immer dazu schon «vorgegeben» sein muß – und was? So wird man auch dann, wenn man sich nicht einfach an das Wort von Pascal hält, der Mensch könne eigentlich nur von Gott her verstanden werden, so wird man sich trotzdem fragen müssen: Wie könnte, im Sinne Sartres, der Mensch sich selbst erfinden, hätte er nicht schon längst Gott entdeckt und vielleicht nur schon wieder vergessen.

Wir haben also als ersten Grund des Einbeziehens der religiösen Erlebnisweise in die Existenzanalyse die Relativierung des Relativen angegeben. Nun der zweite Grund: Er ist ein therapeutischer bzw. prophylaktischer. Denn wenn wir dem religiösen Erleben nur ein wenig auf den Grund gehen, so bemerken wir alsbald, daß es sich bei ihm schlechthin um das Erleben der eigenen Fragmentarität und der eigenen Relativität auf einem absoluten Hintergrund handelt. Im religiösen Selbstverständnis erlebt der Mensch sonach die eigene Bezogenheit auf das Absolute – also eigentlich auf ein «Unbeziehbares». Diese Paradoxie braucht uns aber nicht zu schrecken. Denn was ist diese Bezogenheit auf ein Unbeziehbares denn anderes als – Geborgenheit? Geborgenheit – im Verborgenen, im Transzendenten. So vermögen wir der Paradoxie wenn schon keine Lösung so doch eine positive Wendung zu geben. In dieser Positivität jedoch liegt zugleich, vom psychotherapeutischen bzw. psychohygienischen Standpunkt aus gesehen, ein unerhörtes Positivum. Denn hat sich schon gezeigt, daß das Erleben des Lebens als einer Aufgabe schlechthin – man könnte sagen: als einer persönlichen Mission, daß dieses Erleben das Verantwortungsbewußtsein in einem psychotherapeutisch eminent bedeutungsvollen Grade zu steigern vermag, dann zeigt sich nunmehr, daß das religiöse Erleben, das Erlebnis der Geborgenheit kat exochen, diese therapeutische Relevanz wohl erst recht besitzt. Und zumindest in entscheidenden Augenblicken des persönlichen Daseins wird sich immer wieder zeigen, wie kaum eine andere Einstellung gegenüber schicksalhaften Grenzsituationen es im gleichen Maße vermöchte wie die religiöse, den Menschen diese Situationen bewältigen zu lassen.

Allem Anschein nach müßte nun an dieser Stelle alle Psychotherapie in religiöse Seelsorge einmünden. Dem ist aber nicht so.[9] Denn weder ist der Arzt als solcher befugt, noch ist er berufen dazu, auf die Frage seines Patienten nach dem Sinn des Daseins eine religiöse Antwort zu geben. Er ist hiezu nicht befugt, weil er nicht dazu da ist, sich das Amt des Priesters anzumaßen; und er ist hiezu nicht berufen, weil weder der religiöse noch der nicht religiöse Patient zu ihm gekommen ist, um von ihm eine religiöse Antwort zu erhalten. Vor dem Arzt als solchem muß sonach der religiöse Kranke dem nicht religiösen gleichgestellt erscheinen. Und zwar aus grundsätzlichen Gründen und nicht etwa aus Konjunkturgründen – die angesichts jener Tatsache naheliegen mögen, die Victor E. v. Gebsattel einmal als «Abwande-

9 Schon längst erwartet man sich nicht einmal mehr von der reinen Philosophie, daß sie sich – nämlich von sich selber aus – als Ancilla theologiae betrachte; wie unbillig wäre es da, es ausgerechnet von der ärztlichen Psychotherapie auf einmal *ja* zu verlangen!

rung der abendländischen Menschheit vom Seelsorger zum Nervenarzt» bezeichnet hat. Als Tatsache ist sie indiskutabel; wir haben vom ärztlichen Standpunkt weder das Recht, nach der Ursache dieser Tatsache zu forschen, noch das Recht, ihre Folgen zu ignorieren. Wir haben vielmehr die Pflicht, uns zu fragen, was mit diesen «ungläubigen» Menschen, die nun einmal de facto zu uns in die Ordination kommen, geschehen soll, geschehen darf.

Ärztliche und priesterliche Seelsorge

Und schon aus dem, was wir im Beginn unserer Überlegungen von der Gefahr einer ärztlichen Grenz- und Kompetenzüberschreitung in Richtung auf einen weltanschaulichen Oktroi gesagt haben, ergibt sich eindeutig, daß für den Arzt nur eine strikte Neutralität in Betracht kommt. Die Existenzanalyse stellt nur fest: Der Mensch ist auf der Suche. Aber sie vermag von sich aus niemals zu entscheiden: ob auf der Suche nach einem Gott, den der Mensch erfindet, oder auf der Suche nach dem Gott, den er nicht findet, oder dem Gott, den er findet – oder auf der Suche nach sich selbst. Diese Frage wird sich von der Existenzanalyse her schon einfach darum nie beantworten lassen, weil Gott nicht in einer der ihr zugänglichen Dimensionen «ist»; vielleicht ist er aber überhaupt in keiner Dimension, sondern das Koordinatensystem selbst.

Die Existenzanalyse hat es sich zur Aufgabe zu machen, gleichsam das Zimmer der Immanenz einzurichten – es einzurichten allerdings, ohne die Tür zur Transzendenz hiebei zu verstellen. Die Tür bleibt offen – jene Tür, durch die der Geist der Religiosität einziehen, oder der religiöse Mensch hinausgehen kann in all der Spontaneität, die aller echten Religiosität eignet. Die Existenzanalyse stellt also keineswegs eine Endstation dar zur letzten Sinnfindung des Menschen. Denn sie gibt keine letzten Antworten, zumindest im Aspekt der Religion keine letzten. Aber von jener Station aus, bis zu der sie den Menschen, gleichgültig ob den religiösen oder den nicht religiösen, hinzuführen vermag, von dort aus vermag der religiöse Mensch ohne weiteres auch «direkten Anschluß» zu finden zu seiner letzten Station. Liegt doch der Endpunkt des existenzanalytischen Weges genau «auf der Linie» zum Religiösen.

Aber eine Grenzüberschreitung der Psychotherapie, im besonderen einer existenzanalytischen Logotherapie, also der «ärztlichen Seelsorge», auf den Bereich der priesterlichen Seelsorge zu ist nicht nur ebenso unstatthaft wie therapeutisch unnötig, sondern auch vom Gesichtspunkt der Religion selber völlig unnötig. Denn es erweist sich immer wieder, daß die Wirkung einer letzten, also religiösen Antwort auf die letzten Fragen des Patienten, auf seine Frage nach dem Sinn des Daseins, daß die Wirkung der letzten Antwort im allgemeinen sogar unvergleichlich tiefer ist, wenn diese letzte Antwort – die doch nur eine priesterliche sein kann – nicht vom Arzt gegeben und quasi vorgesagt wird, sondern wenn der Patient sie sich selber sagen kann. Und so sehen wir denn abermals, wie aus einer scheinbaren Schwäche der Existenzanalyse eine Stärke wird: Ihre Grenzen machen recht eigentlich ihre Würde aus.

Als Exempel sei vom Falle einer Patientin berichtet, die ausschließlich wegen ihrer beruflichen Arbeitsunfähigkeit in (existenzanalytische) Behandlung kam – die sich ebenfalls ausschließlich mit der Wiederherstellung der Arbeitsfähigkeit abgab. Und nur ganz nebenbei, also absolut nicht intendiert, hatte diese Behandlung einen Effekt, über den die Kranke erst nachträglich und ungefragt Aufschluß gab: die volle Wiederherstellung ihrer religiösen Erlebnisfähigkeit.

Freilich, sobald ihr religiöses Erleben einmal zur Debatte kam, mußte es in die existenzanalytische Therapie einbezogen werden. Denn es stellte ja so recht den eigenen Weg der Kranken zu ihrer persönlichen Sinngebung, zur Sinnfindung aus ihrer eigenen Verantwortung heraus, dar. Und so gehörte es denn mit zur Aufgabe einer Existenzanalyse dieses konkreten Falles, wenn – über ausdrücklichen Wunsch der Patientin – unter anderem darnach gefahndet wurde, warum sie ihr Christentum verdränge. Ihre Frage lautete: Warum habe ich eine Abneigung gegen das Christentum – was hat mich abgeschreckt? Und (in bewußter Kombination der ursprünglichen Existenzanalyse mit einer suggestiv ausgerichteten Psychotherapie) erhielt die Patientin eines Tages den Auftrag: Ich werde heute nacht die Antwort auf diese Frage träumen und nachher sofort erwachen und den Traum notieren. Und was die Kranke damals träumte, sei hier nebst der existenzanalytischen Deutung vermerkt:

«Ich befinde mich in W. – wo ich meine Kindheit verbracht habe; ich warte auf den Zug nach Wien.» Die Kranke rekapituliert somit in ihrem Traum den Weg aus ihrer Vergangenheit in die Gegenwart. «Dr. K. N. wohnt hier; ich möchte ihn aufsuchen.» Dr. K. N. ist ein bekannter Psychotherapeut, mit dem die Familie der Patientin befreundet ist; diese Traumstelle besagt also: Eine Psychotherapie tut not. «Ich weiß nicht, wo Dr. K. N. wohnt; ich frage eine Frau, und sie sagt: bei der Kirche.» Dieses Stück des Traumes ist so zu deuten: Die Kranke ist sich dessen bewußt, daß ihre seelische Heilung erst im Religiösen vollendbar ist (wem fiele da nicht sogleich jene sprachliche und sachliche Wendung ein, die einmal Fritz Künkel gebraucht hat: die Wendung von der Seelen-Heilkunde zur Seelenheil-Kunde). «Ich denke mir (im Traum): Die Kirche – werde ich wiederfinden.» Deutung: Die Kranke ist also optimistisch. «Die Kirche» bedeutet hier natürlich mehr als das Kirchengebäude. Die Traumstelle meint also, die Kranke werde zum Glauben zurückfinden. «Aber alles ist anders als früher.» Gemeint ist: Das Heimfinden zum Glauben ist für den Erwachsenen, der durch alle Höllen des Lebens und Zweifelns gejagt wurde, nicht so leicht und einfach. «Welche Straße nehmen, frage ich mich.»

Die Kranke fragt sich also im Traum: Wie, auf welchem Wege, gelange ich wieder zum Glauben zurück? «Ich bin schon lange gegangen; ich zweifle ...» Im Traum gilt dieser Zweifel dem richtigen Weg zu Dr. K. N.; in Wirklichkeit ist es der Zweifel an Gott. «Da steht ein kleines Mädchen vor mir und gibt Auskunft.» Während der Traumanalyse bemerkt die Patientin spontan, dieses Mädchen sei sie selber in ihrer Kindheit gewesen. Daraufhin wird die Patientin gefragt, ob ihr der Bibelvers «Ihr müßt werden wie die Kinder» bekannt sei bzw. sie jemals beeindruckt habe. Und die Kranke bejaht. Wie lautet nun die Auskunft des kleinen Mädchens aus dem Traum? «Bei der Kirche. Aber Sie sind falsch gegangen, Sie müssen zurück.» Bei der Kirche also liegt das Heil; aber die Kranke muß erst zurück, zurück zu ihrer Ursprünglichkeit, zurückfinden zu ihrem naiven Glauben, der wie der Glaube der Kinder ist. «Ich habe Durst.» Während der Deutungsarbeit stellt sich heraus, daß der Kranken der Psalmenvers sehr wohl bekannt ist: Wie der Hirsch nach dem Wasser, so dürstet meine Seele nach dir... «Das Kind schöpft klares Wasser aus einer Quelle, und nun gehe ich tatsächlich den Weg zurück», so geht der Traum weiter. Gemeint ist mit dem Weg zurück die psychotherapeutische Analyse, die durchgeführte Existenzanalyse; als ob von ihr beiläufig das gälte, was ein scholastischer Philosoph von der Metaphysik behauptete: daß sie nämlich falsch verstanden von Gott wegführe, aber richtig verstanden zu ihm zurückführe. «Da liegen plötzlich quer über der Straße Pappeln.» Der Traum meint Schwierigkeiten und Rückfälle, die während der Behandlung aufgetreten waren. «Aber dann ist der Weg wieder frei, und in der Ferne steht die Kirche – eine wunderschöne Kathedrale, wie die in der Stadt Caen: milchig weiß.» Dann war die Kranke erwacht. Nun, beim Deutungsversuch gab sie an, daß sie bei einer Autoreise durch Frankreich sich darauf gefreut hatte, in jener Stadt Caen die dortige Kathedrale sehen zu können, die sie von Photos her kannte und sehr liebte. Aber sie sei im Dunkel und überdies im Nebel in jener Stadt eingetroffen und habe so die Kathedrale nicht zu Gesicht bekommen. Wir aber gehen wohl nicht fehl, wenn wir die Wandlung der nie gesehenen, aber so geliebten Kathedrale zur Sichtbarkeit im Traum als die Wandlung deuten, die im Verlauf der Behandlung im Erleben unserer Patientin eingetreten war: die Wandlung ihres Gotteserlebnisses vom Deus absconditus zum Deus revelatus.

Freilich: Diese existenzanalytische Deutung hat nur mehr wenig gemein mit der üblichen psychoanalytischen. Aber wenig nicht nur mit jener orthodox psychoanalytischen, sondern wenig auch mit jener Jungschen Richtung, die auf das archaische kollektive Unbewußte rekurriert. Aber wir sehen nicht ein, warum wir, wie letztere Richtung, immer wieder nur primitive religiöse Kultmotive irgendwelcher Südsee-Insulaner in die Träume unserer Patientin hineinlegen sollen; wir sind vielmehr der Ansicht, daß wir mit mindestens so viel Recht einmal auch Motive aus dem hiesigen und heutigen religiösen Kulturkreis herauslesen dürfen.

Aus all dem, aus der gebotenen strikten Neutralität der Existenzanalyse, namentlich einer ärztlichen, sowie andererseits aus der Erfahrung des Effekts eines spontanen Durchbrechens der Religiosität gerade beim ärztlicherseits diesbezüglich unbeeinflußten Patienten, aus all dem kann sich für die Existenzanalyse wie überhaupt für die Psychotherapie gegenüber dem priesterlichen Standpunkt nur eine einzige Konsequenz ergeben: Kooperation. Und sie wird um so wirksamer sein, je reinlicher und sauberer vorerst einmal die Kompetenzen abgegrenzt worden sind – anstatt daß der eine dem andern ins Gehege zu steigen versuchte. Die echte Möglichkeit solchen Kooperierens erscheint uns jedoch darin begründet, daß, unserer Überzeugung nach, zumindest in praxi eigentlich gar kein wirklich gegensätzliches Verhältnis besteht zwischen der religiösen und der nicht religiösen Grundauffassung; dieses Verhältnis ist kein gegensätzliches – es ist ein zusätzliches. Am klarsten ist uns dies ja dort geworden, wo sich das Auftragserlebnis des Lebens, wie es sich bei der Analyse des religiösen Menschen herausstellte, als nicht mehr und nicht weniger denn ein Schritt hinaus erwies, ein Schritt hinaus über jenes Aufgabenerlebnis schlechthin, das die Existenzanalyse als psychotherapeutisches Ziel hinstellt. «Ein Schritt hinaus» ist aber immer ein nur zusätzlicher Schritt.

Nie jedoch dürfte der Mensch, der für seine Person diesen Schritt vollzogen hat, über die andern, die für ihre Person diesen Weg nicht zu Ende gegangen sind, aus dem Gefühl seiner Überlegenheit heraus so etwas wie Überheblichkeit an den Tag legen. Denn so, wie es zwischen Arzt und Priester nur eine Konsequenz gibt: Kooperation – so gibt es auch zwischen dem Religiösen und Nichtreligiösen, und erst recht zwischen den Religiösen verschiedener Konfessionen untereinander, nur eine einzige Konsequenz: Toleranz. (Anmerkung auf dieser Seite unten.)

Wohlverstandene Toleranz hat nämlich nicht das geringste zu tun mit Indifferentismus. Und wenn wir uns nun zum Schlusse fragen: wie kann ich denn nur, sofern ich hundertprozentig von meinem Glauben überzeugt bin, einen andern Glauben, die Überzeugung eines andern, gelten lassen? Werde ich damit nicht eo ipso meinem eigenen Glauben und der eigenen Überzeugung auch schon untreu? Diese Frage müssen wir verneinen. Denn ich achte ja den Glauben eines andern nicht deshalb, weil ich ihn teilen kann, sondern deshalb, weil ich den andern selbst achten muß.

Anmerkung: Toleranz besteht nicht darin, daß man die Ansicht eines anderen teilt, sondern nur darin, daß man dem anderen das Recht einräumt, überhaupt anderer Ansicht zu sein. Andererseits wird Toleranz aber auch dann mißverstanden, wenn man so weit geht, daß man dem anderen auch noch das Recht zugesteht, selber und seinerseits – intolerant zu sein.

Logos und Existenz

Paul Polak gewidmet

Vorwort

Die folgenden drei Vorträge sollen einen Ein- und Überblick geben über ein Thema, zu dessen Umschreibung der Titel «Logos und Existenz» zunächst darum gewählt wurde, weil es sich um die als Logotherapie bezeichnete psychotherapeutische Behandlungsmethode sowie die «Existenzanalyse» genannte anthropologische Forschungsrichtung als um zwei Angelpunkte dreht. Dabei mag die Reihenfolge dieser Vorträge den jeweiligen Standort kennzeichnen, den das in ihnen niedergelegte und hiemit möglichst gekürzt vorgelegte Gedankengut zum Zeitpunkt, zu dem der betreffende Vortrag gehalten wurde, erreicht hatte: Der erste Vortrag stammt aus dem Jahre 1946, in dem die «Ärztliche Seelsorge» erschienen war, der zweite faßt Thesen aus dem Buche «Der unbedingte Mensch (Metaklinische Vorlesungen)» zusammen und der dritte solche aus dem ein Jahr später erschienenen Werke «Homo patiens (Versuch einer Pathodizee)». (Anmerkung 15 auf Seite 213.)

Aber es ist nicht etwa nur so, als ob der Titel «Logos und Existenz» den beiden Brennpunkten einer Ellipse gälte, als die das soeben umrissene Thema imponiert; vielmehr haben beide: Logos und Existenz – auch einen inneren Zusammenhang: Sie fordern einander, und es ist vielleicht gerade diese gegenseitige Forderung, die wir an der Existenzphilosophie vielfach vermissen:

Der Existenzphilosophie sagt man nach, daß es sich bei ihr, im besonderen beim Existentialismus, um einen Subjektivismus handle. Tatsächlich steht im Vordergrund, ja im Mittelpunkt all dieser Philosopheme die Entscheidung, ohne daß nach dem Wofür und Wogegen gefragt würde; die Rede ist immer nur von der Freiheit und, darüber hinaus, allenfalls auch noch von dem, wovon der Mensch frei ist, aber nicht von dem, wozu er frei ist, von seiner Freiheit zur Verantwortung.[1] Verantwortlich ist der Mensch nun für die Erfüllung und Verwirklichung von Sinn und Werten, und hierin erblicken wir das objektive Korrelat aller Entscheidung und Freiheit: in einer objektiv geistigen Welt des Sinns und der Werte – im Logos.

Wo es jedoch nicht um Entscheidung geht, sondern um Erkenntnis, nicht um das Dezisive, sondern um das Kognitive, nicht um Verantwortlichkeit und Freiheit, sondern um Wahrheit, dort spricht etwa Heidegger davon, daß das Sein offenbar und unverborgen sei, aber ohne die Frage zu stellen, vor wem es unver-

---

1 Hegel spricht vom «Abstraktum eines freien Willens, der den freien Willen will», und Sartre von einer «Freiheit um der Freiheit willen», Helmut Kuhn (Begegnung mit dem Nichts, Tübingen 1950) vom «Entschluß zur Entschlossenheit» (S. 28) und von einer «Entscheidung zur Entschiedenheit» (S. 160), um schließlich zu erklären: «Der Existentialist eilt zu den Barrikaden, obwohl der Bedrücker diesmal noch nicht recht identifiziert ist» (S. 165).

borgen sei. Nun, nach Jaspers «ist es die Aufgabe des Geistes, das Wahre offenbar werden … zu lassen»[2]. Fehlte, wie wir gesehen haben, in dezisiver Beziehung das objektive Korrelat, so mangelt, wie sich nunmehr zeigt, in kognitiver[3] Beziehung das subjektive Korrelat; denn es bedarf allemal einer subjektiv geistigen Anstrengung, um die Wahrheit zu finden. Offenbar und unverborgen ist das Sein erst dann, wenn ich mich ihm zuwende und hingebe, und diese Hingabe hat mit Liebe zu tun: Nicht zufällig gibt es im Hebräischen für Erkenntnis und Begattung dasselbe Wort. (Im übrigen geht auch Scheler zufolge dem Erkenntnisakt ein Liebesakt voraus.) Ich möchte sagen: Die Dinge harren bräutlich des geistig Seienden, dessen geistiges Sein, dessen ganze Geistigkeit ja darin besteht, «bei» den Dingen «sein» zu können[4] – wobei dieses Bei-sein, also die Erkenntnis insofern ebenfalls auf den Logos angewiesen ist, als nur letzterer dem geistig Seienden die Dinge überhaupt erst «beibringt».

Aus alledem ergäbe sich, daß es die Bezugnahme einerseits auf den Logos ist und andererseits auf die Liebe, deren die Existenzphilosophie so sehr ermangelt. Letztlich und eigentlich jedoch sind beide – Logos und Liebe – nichts anderes als zwei Aspekte von einem und demselben, nämlich des Seins selbst.

Nun: Die Existenzphilosophie gibt vor, die Subjekt-Objekt-Spaltung überwunden zu haben; aber sie hat sie gar nicht überwunden, vielmehr nur etwas unterschlagen[5], und zwar in dezisiver Hinsicht das Objekt und in kognitiver Hinsicht das Subjekt.

Sofern demgegenüber die von uns entworfene Existenz*analyse* versucht, das objektive Korrelat des Entscheidens und das subjektive Korrelat des Erkennens

---

2 «Über die Gefahren und Grenzen der Freiheit». Der Monat *2,* 405, 1950.

3 Die Daseinsanalyse von L. Binswanger ist nicht nur in dezisiver, sondern auch in kognitiver Hinsicht subjektivistisch; denn nach Binswanger («Die Bedeutung der Daseinsanalytik M. Heideggers für das Selbstverständnis der Psychiatrie», in: M. Heideggers Einfluß auf die Wissenschaft, Bern 1949, S. 64) «ist das Dasein in seinen Weltentwürfen nicht frei»; «seiner Unfreiheit» entspricht die «Geworfenheit des Daseins» (S. 70); beispielsweise «betrifft die Melancholie genannte Geisteskrankheit das Dasein als Ganzes» (S. 70) – d. h. wohl auch das Geistige im Menschen.
Nach Binswanger entspricht der Geworfenheit des Seins die Entworfenheit der Welt. Unserer Meinung nach ist der Weltentwurf aber in Wirklichkeit nicht der subjektive Entwurf einer subjektiven Welt, sondern zwar ein subjektiver Ausschnitt, aber der Ausschnitt einer objektiven Welt.
(Vgl. J. Zutt, W.Z. Nervenhk. *10,* 285, 1955: «… eine Freude, eine Trauer, ein Zorn, ein Mißmut … Solche Stimmungen sind nicht etwa nur Färbungen eines isolierten solipsistischen Seelenlebens, sondern sind zugleich Medien, die eine bestimmte Wirklichkeit der Welt sichtbar machen.»)

4 Siehe Frankl: «Der unbedingte Mensch (Metaklinische Vorlesungen)», S. 25–32.

5 M. Thiel spricht von «Selbstbetrug»: «Tatsächlich verbleibt auch der Existentialist im Rahmen der Subjekt-Objekt-Spaltung, solange er jedenfalls überhaupt denkt.»

mitzuberücksichtigen, vermag sie vielleicht dem Existentialismus gegenüber ein Korrektiv zu bieten.

Die Existenzanalyse und die Probleme der Zeit[6, 7]

Der Beginn der Neuzeit brachte die Geburt der Naturwissenschaft sowie ihrer Anwendung, der Technik, mit sich. Im 19. Jahrhundert kam es sodann zu deren Reife. Das Erbe des 19. Jahrhunderts haben nun wir antreten müssen: Die ausgereifte Naturwissenschaft hatte zum Naturalismus geführt, und die Technik zu einer utilitaristischen Einstellung. Beides war den Menschen in Fleisch und Blut übergegangen, anerzogen und angezüchtet worden, zur Selbstverständlichkeit geworden – einer Selbstverständlichkeit zugleich, die das Selbst-Verständnis des Menschen und dessen Weltverständnis erheblich erschweren mußte. Begreift sich doch der Mensch nur mehr als Naturwesen – entsprechend der naturalistischen Einstellung – und begreift er doch die Welt nunmehr nur noch als bloßes Mittel zum Zweck – entsprechend der technisch-utilitaristischen Einstellung. So unterwirft er sich die Welt durch die Technik; gleichzeitig jedoch, während die Welt ihm ein «Unterwurf» wird, wird er selbst, wird der Mensch sich selbst zum «Gegenwurf»: zum Objekt! So kommt es denn zur Paradoxie, daß der Mensch, indem er sich «naturalisiert», sich de-naturiert; daß er also, indem er sich als reines Naturwesen versteht, an seiner eigentlichen Natur, seinem eigenen Wesen, vorbeisieht. Während, auf der andern Seite, durch die Degradierung der Welt zum bloßen – technischen – Mittel der Mensch schließlich den möglichen und nötigen Endzweck übersieht. Wen wundert es da, wenn es nun, in unserem Jahrhundert, zu einer großen Wende kommt: zu einer Be-sinnung auf das Un-mittelbare! Und dies notwendigerweise im doppelten Sinne: einer Selbstbesinnung auf das eigene Sein (die Reaktion auf das verlorengegangene Bewußtsein seines Wesens) sowie einer Rückbesinnung auf den eigentlichen Sinn (die Reaktion auf das verlorengegangene Bewußtsein des Endzwecks aller Technik). Was ist dies aber anderes als die existientiellen Fragen? Denn was jetzt in Frage steht, ist das Sein und der Sinn.

Die existentielle Frage in ihrer «modernen» Form – also *das* «Problem des modernen Menschen»[8] – wurde erstmalig aufgeworfen von Kierkegaard. Was er,

---

6 Gewidmet «dem Freunde Hubert Gsur, hingerichtet am 5. Dezember 1944».

7 Vortrag, gehalten am 28. Dezember 1946 auf dem französisch-österreichischen Hochschultreffen in St. Christoph am Arlberg.

8 Es handelt sich um die Wiedergabe eines Vortrages, als dessen Thema mir «L'analyse existentielle et les problèmes de l'homme moderne» gestellt wurde.

im 19. Jahrhundert, gefordert hatte, wurde im 20. ermöglicht und verwirklicht: Bergsons Lebensphilosophie und die Phänomenologie Husserls und seines Schülers Scheler haben die Vorarbeit geleistet und so die zeitgenössische Existenzphilosophie ermöglicht. Nach dem Ersten Weltkrieg wurde sie durch Heidegger und Jaspers verwirklicht. Dem Zweiten Weltkrieg blieb es vorbehalten, ihre Verbreitung zu fördern, ihre Fragestellung zu aktualisieren und, darüber hinaus, sie extrem zu radikalisieren. Fragen wir uns aber nach dem Grund hiefür, dann haben wir uns zu vergegenwärtigen, daß dieser zweite Weltkrieg von vornherein mehr bedeutete als das bloße Fronterlebnis: er brachte für das «Hinterland» (das es nun nicht mehr gab) das Erlebnis des Bombenkellers – und das Erlebnis des Konzentrationslagers. Längst schon war man weit entfernt davon, der Kantischen Forderung getreu zu sein: daß jedes Ding wohl seinen Wert, allein der Mensch seine Würde habe. Lag es doch im Wesen des kapitalistischen Wirtschaftssystems, daß es den Menschen, den Arbeiter, insofern degradierte, als es aus ihm kaum mehr als einen Maschinenbestandteil im Produktionsprozeß machte. Das war aber noch lange nicht der Triumph jenes technischen Utilitarismus, von dem vorher die Rede war. Denn vorläufig war nur die Arbeit des Menschen zum bloßen Mittel geworden. Der Krieg jedoch machte sein ganzes Leben zu einem solchen Mittel, der Krieg degradierte den Menschen sonach um ein weiteres – er machte ihn zum Kanonenfutter. Vollends erreichte den Gipfelpunkt dieses fortschreitenden Degradierungsprozesses schließlich das Konzentrationslager. Denn hier war nicht mehr bloß die Arbeitskraft oder das Leben selbst – hier war mehr zum Mittel geworden: noch das Sterben. Denn in den Lagern war der Mensch ein Versuchskaninchen. – In diesem Degradierungsprozeß wird somit ein Fortschritt offenbar. Eben ein technischer Fortschritt. Wie es denn überhaupt fraglich ist, ob es einen andern Fortschritt gibt. Und ob nicht aller Fortschritt nur ein technischer ist und uns nur deshalb als Fortschritt schlechthin imponieren kann, weil wir eben in einem Zeitalter der Technik leben.

Was bedeutet nun die existentielle Fragestellung? Mit der existentiellen Frage stellt der Fragende sich selbst in Frage – die existentielle Fragestellung ist die In-Frage-Stellung des Menschen. Inwiefern können wir nun behaupten, daß sie in der letzten Zeit weiter vorgetrieben wurde denn je? Nun, in dieser Zeit war eben schlechterdings alles fragwürdig geworden: Geld – Macht – Ruhm – Glück – all dies war weggeschmolzen vom Menschen. Aber in einem damit war der Mensch selber eingeschmolzen, verbrannt vom Schmerz und durchglüht vom Leid; eingeschmolzen auf sein – Sein. Was alles weggeschmolzen war, war das Haben: Geld hat man, Macht hat man, Ruhm hat man, Glück hat man; aber ein Mensch ist man. Was also blieb, war der Mensch selbst, das, was an Menschlichem an ihm ist. So führte diese Zeit zu einer Bloßlegung des Menschlichen. Im Hexenkessel der Kesselschlachten, in den Luftschutzbunkern und in den Konzentrationslagern erfuhr der Mensch die Wahrheit: Entscheidend in allem und jedem ist der Mensch. Was aber ist der Mensch? Er ist das Wesen, das immer – entscheidet. Und er entscheidet immer wieder, was er ist, was er im nächsten Augenblick sein wird. In ihm sind die Möglichkeiten zum Engel und zum Teufel. Denn der Mensch, wie wir ihn kennengelernt haben – und wir haben ihn kennengelernt wie vielleicht keine Generation zuvor –, der Mensch ist das Wesen, das die Gaskammern erfunden hat; aber er ist zugleich das Wesen, das in diese Gaskammern gegangen ist aufrecht und mit der Marseillaise oder mit einem Gebet auf den Lippen.

Wenn wir aber annehmen: Der Mensch ist ein Wesen, das über sich selbst entscheidet, – dann fängt der Mensch genau dort an, wo ihn der Naturalismus aufhören läßt! Nehmen wir als eine der Formen von Naturalismus den Biologismus; dann hören wir von ihm, daß ein Mensch entweder ein «typischer» Pykniker sei, oder ein «typischer» Astheniker, oder aber ein «typischer» Athletiker; in jedem Falle aber muß er so sein, wie er nun einmal ist, er kann nicht anders. Oder nehmen wir den Soziologismus: Ihm zufolge ist ein Mensch ein typischer Kapitalist oder ein typischer Proletarier oder der typische Kleinbürger; und in jedem Falle muß er gemäß seinem soziologischen Sein auch diese oder jene Geisteshaltung haben – sie ist ihm eindeutig zugeordnet. Und es erscheint undenkbar, daß er dieser Bestimmtheit durch den «Typus», dem er zugehört, sich entziehe. Oder nehmen wir schließlich jene Verquickung von Biologismus und Soziologismus, jenen gewissermaßen «kollektiven» Biologismus, der im Rassismus zutage tritt: Nach ihm bin ich entweder ein «nordischer Leistungstypus» oder ein «mittelmeerländischer Darstellungstypus» oder ein «wüstenländischer Offenbarungstypus». In jedem Falle bin ich diesem Typus verhaftet und verkettet und in jedem Falle bin ich bis in alle weltanschaulichen Entscheidungen hinein von diesem Typus-sein her schicksalhaft bestimmt.

Aber es ist gar nicht wahr, daß der Mensch als «typischer ...» so und nicht anders sein kann. Ich habe in einem Konzentrationslager den Lagerführer, einen SS-Mann, kennengelernt; und er war keineswegs ein «typischer SS-Mann», sondern er kaufte von seinem eigenen Geld insgeheim Medikamente für die Lagerhäftlinge. Und ich habe andererseits, im gleichen Lager, den Lagerältesten, der also selber Häftling war, kennengelernt, der seine Mithäftlinge, auch Kranke, verprügelte. Und ich habe schließlich einen hohen Gestapo-Beamten kennengelernt, der abends zu Hause seiner Familie aufs höchste erschüttert von den Deportierungen erzählte, während seine Gattin in Tränen ausbrach. Er bat ein paar Juden, mit denen er zu tun hatte, flehentlich, nur ja recht sehr auf ihn zu schimpfen, denn sobald man sie nicht mehr über ihn schimpfen hörte, würde man mißtrauisch werden und ihm sein Amt entziehen und damit die Möglichkeit, da und dort doch noch das Leid lindern zu helfen. Alle diese Menschen hätten die Möglichkeit gehabt, «typische» Repräsentanten ihrer «Rasse» oder ihrer sozialen Funktion zu sein; und doch haben sie es nicht getan und haben sich dafür entschieden, «atypisch» zu sein. So können wir sagen: Es gibt gar keine Typen, die den Menschen in seinem Verhalten eindeutig determinieren. In diesem Sinn gibt es daher auch gar keine Rassen; oder aber nur zwei «Rassen» – die Rasse der anständigen Menschen und die Rasse der unanständigen Menschen. Diese Trennung geht quer hindurch durch alle Typen. Die biologischen wie die psychologischen wie die soziologischen. Und es wäre nur zu wünschen, daß die Menschheit zu diesem Einheitsbewußtsein der Zusammengehörigkeit aller anständigen Menschen, über alle Rassen und Typen hinweg, gelange; und daß so, wie einstmals das Judentum der Welt den Monotheismus geschenkt hat, als die Lehre von dem einen Gott, dereinst der Welt auch der Mon-Anthropismus gegeben werde, als die Lehre von der einen Menschheit.

Aber die anständigen Menschen, das wissen wir mehr denn je, sind in der Minorität. Vielleicht in einer ewigen Minorität, in einer immer scheiternden Minorität. Allein dieser Pessimismus braucht uns nichts weniger als fatalistisch zu machen. Früher war wohl der Aktivismus an einen Optimismus gebunden, an den Glauben an den Fortschritt. Heute aber ist es so, daß gerade der Glaube an einen selbsttätig sich durchsetzenden Fortschritt, an eine automatische Höherentwicklung, unsere Aktivität lähmen, unser Gewissen einlullen müßte. Wir sind längst entfernt von einem solchen Fortschrittsglauben; wir sind Pessimisten geworden, denn wir wissen, wessen der Mensch fähig ist. Aber, wenn wir vorhin sagten, daß wir gesehen haben, daß alles auf den Menschen ankommt, dann müssen wir hinzusetzen: – Auf jeden einzelnen Menschen kommt es an! Gerade deshalb, weil es sich bei menschlichen Menschen um eine Minorität handelt, ist jeder einzelne wichtig. Und auf seine persönliche Kampfentschlossenheit, auf seine persönliche Opferbereitschaft wird es ankommen, soll er nicht mitschuldig werden daran, daß sich die Opfer ganzer Menschenmassen wiederholen. So wird er auch das Opfer seines persönlichen Lebens nicht scheuen. Denn was wäre dieses Leben, wenn es an sich einen Wert bedeutete und sein ganzer Wert nicht gerade darin bestünde, daß es hingegeben werden kann für etwas anderes? Gerade im Konzentrationslager ist diese wesenhafte Transzendenz des Lebens, dieses sein «intentionales» Hinausweisen über sich selbst, aufgebrochen. Denn, wenn auch die Frage der meisten lautete: Werde ich überleben? – denn, wenn nicht, dann hätte dieses ganze Leiden keinen Sinn, so gab es doch immer wieder andere, deren Frage anders lautete: Hat dieses Leiden, ja dieses Sterben einen Sinn? – denn sonst hätte auch das Überleben keinen Sinn; denn ein Leben, das von Gnaden eines Zufalls abhängt, des Zufalls nämlich, ob man mit ihm «davonkommt» oder nicht, ein solches Leben könnte nicht sinnvoll und lebenswürdig sein, selbst dann, wenn man mit ihm davonkommt. So wurde hinter all der scheinbaren Sinnlosigkeit des Leidens und des Opfers in den Konzentrationslagern eine so unbedingte Sinnhaftigkeit offenbar, daß sie auch noch den Sinn von Leiden, Opfer und Tod mit einbeschloß.

Wir sprachen vom einzelnen, auf den es ankomme. Als solcher entzieht er sich auch jedweder Organisation. Und doch führen schmale Brücken vom einen zum andern, und diese Brücken tragen, und auf diesen Brücken bewegt sich der Geist der Zeit – der der Geist der Zukunft ist. Und solche Brücken waren es auch, die uns hieher zusammengeführt haben, aus verschiedenen Ländern. So finden sich denn menschliche Menschen von überall her über die Grenzen hinweg zusammen. Und es bliebe nur zu wünschen übrig, daß der Mensch – sofern es wahr ist, daß er heute «politisiert» ist – dies nicht nur sei im Sinne von Parteipolitik, daß er vielmehr kosmopolitisiert werde. Und dies wäre um so wichtiger, als es ja allenthalben feststellbar ist, daß sich die Menschlichkeit aus dem öffentlichen, dem politischen Leben gleichsam ins Privatleben zurückzieht. Ekel vor der Politik bemächtigt sich der Anständigen, und auf der andern Seite das schamhafte Verbergen ihrer Anständigkeit im kleinen Kreise. In einer Zeit, in der «Idealist» nahezu zu einem Schimpfwort geworden ist, neigt der Mensch dazu, sich mit seiner Güte in seine vier Wände zurückzuziehen. Und es wird uns dann nicht wundern, wenn wir dem Typus des jugendlichen Schleichhändlers begegnen, der in sozialer Bedenkenlosigkeit Schwarzhandel betreibt, um für die Seinen, und gewiß nicht für sich allein, ein besseres Leben zu ermöglichen. Der Ekel vor der Politik jedoch hat seine Hauptgründe darin, daß die Parteipolitik des Tages in ihrem Kleben am Parteiprogramm und an der Kampftaktik vollends einem Utilitarismus unterlegen ist, also dem Standpunkt vom Zweck, der die Mittel heilige; einem Standpunkt, der sich sowohl im Opportunismus der Parteiführer als auch im Konjunkturismus der Parteimitglieder manifestiert. Vor allem aber gründet sich der Ekel vieler anständiger Menschen vor dem parteipolitischen Getriebe auf eine unsägliche Propagandamüdigkeit. Alle Propaganda ist durch die letzten Jahre längst diskreditiert worden. Was da bleibt, kann sonach nur eines sein: die Propaganda des Vorbilds! Sie liegt in den Händen des Erziehers. Und darüber hinaus noch eines: die Propaganda des Gesprächs – des Gesprächs von Mensch zu Mensch, in camera caritatis, – sei es im Gespräch zwischen Priester und Gläubigem, sei es – angesichts der «Abwanderung der abendlänischen Menschheit vom Seelsorger zum Psychotherapeuten» (Victor E. v. Gebsattel) – im Gespräch zwischen dem Nervenarzt und seinem Kranken.

Wir haben eingangs von der existentiellen Selbstbesinnung des Menschen auf sein eigentliches Sein gesprochen, und zwar im Sinne eines Freiseins gegenüber den vom Naturalismus stipulierten scheinbar totalen Abhängigkeiten des Menschen von den biologischen, soziologischen, physiologischen Gesetzmäßigkeiten des «Typus», dem er jeweils zugehört. Wenn wir nun weiter von dieser wesenhaften menschlichen Freiheit sprechen, dann wollen wir sie mit ihrem dialektischen Gegenstück, dem Schicksalhaften, konfrontieren. Als solches Schicksalhafte kommt nun in Frage das, was sich meiner Freiheit entgegenstellt, und zwar sowohl im Sinne des Schicksals in mir als auch des Schicksals um mich. Dieses letztere ist in erster Linie das Materielle, weiters das «Materielle» im erweiterten Wortsinn, nämlich im Sinne des «Ökonomischen». Hier handelt es sich sonach um die ökonomische Situation des Menschen. Schließlich kommt in Frage sein äußeres Schicksal im Sinne seiner sozialen Situation – wie sie eben vom Soziologismus als ausschließliche Determinierung menschlichen Seins aufgefaßt wird. Wir stehen sonach vor dem Problem des historischen Materialismus, der die materiellen = ökonomischen Verhältnisse, bzw. die gesellschaftliche Lage, das gesellschaftliche «Sein» des Menschen, dessen Bewußtsein eindeutig und einsinnig bestimmen läßt. Ist es nun wahr, so wollen wir uns fragen, daß der (sozialen) Umwelt eine charakterprägende Macht zukommt, so daß der Mensch von ihr völlig abhängig ist und psychisch nicht nur beeinflußt, sondern beherrscht wird? Nehmen wir doch zum Beispiel jene Charakterveränderungen, die der Charakterologe Utitz an langjährigen Häftlingen von Konzentrationslagern zu beobachten vermeinte. Es handelte sich, wie er es auslegte, um eine Verschiebung der Charakterstruktur nach der Seite der Schizoidie (Kretschmer) hin: Die Häftlinge wurden in zunehmendem Maße sowohl gereizt als auch apathisch. Was wir aber festhalten müssen, ist, daß jeder einzelne dieser Häftlinge – nachweislich – noch immer die innere Freiheit hatte, diesen nur scheinbar notwendigen, äußerlich bedingten Charakterdeformationen zu widerstehen; immer wieder zeigte es sich, daß es auch Häftlinge gab, die ihre Gereiztheit eben unterdrücken und ihre Apathie überwinden konnten. Diese innere Freiheit, auch angesichts dieser scheinbar übermächtigen Einwirkungen seitens des Milieus, besitzt der Mensch bis zum letzten Atemzug, und wenn man auch dem Lagerhäftling alles nehmen konnte – sie behielt er. Welches Schicksal auch immer ihm widerfuhr: Die Freiheit, sich so oder so zum Schicksal einzustellen, ist unverlierbar; und es gab ein «so oder so», selbst im KZ. Und wenn andere, die selber im Lager waren, die seelischen Reaktionen auf die Haft wieder anders interpretiert haben, und zwar im Sinne der Freudschen Psychoanalyse, und behaupteten, die Haft und das Lagerleben brächten eine «Regression» mit sich, nämlich ein Zurückschreiten zu primitiveren Formen der Triebhaftigkeit, so kann ich nur darauf verweisen, daß es immer einzelne Fälle gab, die bewiesen haben, daß der Mensch sich auch dieser scheinbar zwangsläufigen Charakterentwicklung zu entziehen vermochte; gab es doch genug Beispiele dafür, daß das identische Erlebnis der Situation im KZ bei andern nichts weniger als zu einer Regression, ja im Gegenteil: daß es zu einer Progression, zu einem inneren Vorwärts – und Höherschreiten führte – vielleicht so recht im Sinne jenes Satzes von Hölderlin, der da lautet: «Wenn ich auf mein Unglück trete, dann stehe ich höher.»

Aber wir wollen dem Marxismus nicht unrecht tun und etwa behaupten, daß er seinerseits behaupte, daß die äußeren, wirtschaftlichen und gesellschaftlichen Verhältnisse den Menschen, dessen Bewußtsein ausschließlich und eindeutig bestimmen. Wer dies behauptet, ist nämlich kein Marxist schlechthin, sondern bloß ein Vulgärmarxist. Denn schon der doktrinäre Marxismus gibt zu, daß das Abhängigkeitsverhältnis zwischen gesellschaftlichem Sein und Bewußtsein des Menschen nicht nur ein einsinniges ist, daß es vielmehr auch eine Rückwirkung des Bewußtseins auf das gesellschaftliche Sein gibt. Daß die Klassenlage das Klassenbewußtsein eindeutig bestimme, ist also nur die halbe marxistische Wahrheit. Es ist durchaus noch marxistisch gedacht, wenn wir hinzusetzen, daß auch umgekehrt das Klassenbewußtsein die gesellschaftliche Lage, bzw. die politische Entwicklung beeinflußt. Sollte uns aber von marxistischer Seite vorgehalten werden, daß der Mensch tatsächlich eindeutig und einsinnig vom ökonomisch-sozialen Unterbau schicksalhaft abhänge, dann brauchten wir diesen Marxisten nur zu fragen, mit welchem Recht er sodann von einer «Erziehung zum Klassenbewußtsein» spreche. Denn Erziehung setzt allemal Freiheit voraus, nämlich die Freiheit, sich umzustellen und sein Schicksal – auch sein gesellschaftliches, bzw. geschichtliches – «in die Hand zu nehmen».[9] So sehen wir denn, daß die Freiheit auch im Sozialismus und auch vom Marxismus vorausgesetzt ist, und zwar im Sinne eines Mittels im politischen Kampf. Fragen wir uns aber nun, ob sie denn nicht auch im politischen Endziel des Sozialismus ebenso implicite vorausgesetzt ist? Und wirklich finden wir alsbald, daß Freiheit sehr wohl enthalten ist in jenem Idealzustand einer Gemeinschaft, deren Herstellung den Sinn aller sozialistischen Politik ja ausmacht.

Freilich: Ein solcher Begriff von Gemeinschaft ist weit entfernt von jener Auffassung, die man nachgerade als «politische Zoologie» bezeichnen könnte. Nehmen Sie dieses Wort nur wörtlich, und Sie werden sofort verstehen, was damit gemeint ist: das Bild vom Menschen als einem puren «Zoon politikon»! Die Idee des Menschen als eines, dessen Sozietät eine kreatürliche, eine zoonhafte wäre. Dem ist aber nicht so; vielmehr enthält alle wahrhafte menschliche Gemeinschaft ein freies Bekenntnis zu ihr – der Mensch ist der Gemeinschaft nicht einfachhin verfallen und verhaftet, so wie das Tier, sondern der Mensch entscheidet sich jeweils für die Gemeinschaft! Aber in dieser Entscheidung steckt eben das Moment der Freiheit, und so sehen wir, daß zwischen Freiheit des Menschen und menschlicher Gemeinschaft ein Fundierungsverhältnis besteht.

Weiters entzieht sich einer solchen Fassung der Idee menschlicher Gemeinschaft als einer von Freiheit fundierten jener Totalitarismus der «Gemeinschaft», der eigentlich gar nicht echte Gemeinschaft meint, vielmehr ein bloßes Kollektiv.

---

9 Wir vergessen also keineswegs den sozialen Faktor. Nicht einmal in bezug auf die Entstehung von Neurosen übersehen wir die soziale Komponente. Der Psychotherapeut als solcher kann jedoch nicht Revolution machen – was er beeinflussen kann, ist vielmehr nur die Einstellung des Kranken zu seinem sozialen Schicksal; eine Umstellung wird den Patienten aber gewiß nicht nur in seinem persönlichen Leben, sondern auch in seiner politischen Haltung aktivieren.

Die alte Frage, ob das Individuum oder die Gemeinschaft das Primäre sei, ist eine recht pubertative Frage – und sie wird vielleicht nur deshalb noch immer gestellt, weil anscheinend auch die Menschheit noch in der Pubertät steckt. Wir aber stehen auf dem Standpunkt, daß – außer dem Fundierungsverhältnis zwischen Freiheit und Gemeinschaft – ein echtes dialektisches Verhältnis zwischen Individuum und Gemeinschaft besteht. So zwar, daß wir formulieren können: Nur die Gemeinschaft gewährleistet den Sinn der Individualität der Individuen; aber auch: Nur die gewahrte Individualität der Individuen gewährleistet umgekehrt den Sinn von Gemeinschaft. Dies ist es auch, und nur dies allein, was Gemeinschaft vom bloßen Kollektiv oder gar von der Masse unterscheidet. Denn im Kollektiv ist der Mensch nicht nur unindividuell, sondern überhaupt unmenschlich; als Mensch geht er im Kollektiv unter. Denn für das Kollektiv hat er nur «Sinn» als eines von vielen produktiven Elementen. Wohin dies aber schließlich führt, haben wir vollends gesehen in der Euthanasie im nationalsozialistischen Staat, wobei das nicht mehr produktive Leben von vornherein für «lebensunwert» angesehen wurde und als solches vernichtet werden sollte. Während alles eigentlich Menschliche an Werten, all das, was den Menschen eben auch jenseits seiner Produktivität wertvoll und sein Dasein überhaupt erst menschenwürdig macht, gar nicht mehr gesehen wurde.

Wir haben sonach im Verlauf dieses Abschnittes festgestellt, daß die menschliche Freiheit auch für einen wohlverstandenen Marxismus sowohl im Sinne eines Mittels als auch im Sinne des Endziels immer schon vorausgesetzt ist. Oder, mit anderen Worten, daß der Sozialismus der Freiheit niemals entraten kann – weder als Socialismus militans noch als Socialismus triumphans. Und damit hätten wir im Zuge der Untersuchungen des Problems des historischen Materialismus durch Aufdeckung des Freiheitsmoments seine Wendung zum personalen Sozialismus mit vollzogen.

Nun kommen wir zu dem weiteren Punkt, wo wir die menschliche Freiheit nun nicht mehr mit dem Schicksalhaften «um uns», sondern mit dem (scheinbar) Schicksalhaften in uns selber zu konfrontieren haben. Das innere Schicksal jedoch wird repräsentiert in erster Reihe durch das, was wir gemeiniglich als Anlage bezeichnen. Wir kommen damit mitten hinein in eine Kritik des Biologismus – nachdem wir zuvor den Soziologismus kritisch beleuchten mußten; denn die Anlagen des Menschen stellen ja die biologischen Dispositionen in ihm dar, sowohl im Sinne dessen, was der Mensch als familiäre Dispositionen «mitbekommt», als auch im Sinne nationaler Dispositionen, bzw. charakterologischer Neigungen. Hiezu wäre nun gleich eingangs folgendes zu betonen: Alle Anlagen im Menschen sind zwar schicksalhaft und entziehen sich als solche von vornherein seiner Freiheit und seiner Verantwortlichkeit; aber an sich sind sie durchaus noch wertneutral oder ambivalent. Sie sind bloße Möglichkeiten – deren Verwirklichung erst durch eine Art personaler Entscheidung erfolgt. Und erst diese Verwirklichung der inneren Möglichkeiten im und durch das Individuum macht aus den ursprünglich und eigentlich wertneutralen Dispositionen einen Wert oder einen Unwert, eine Tugend oder ein Laster. Und so stehen wir mitten im Problem der Kollektivschuld. Hier aber müssen wir dreierlei streng unterscheiden; in dreierlei Sinne gibt es nämlich eine «Kollektivschuld» – nur daß im aktuellen Sprachgebrauch Kollektivschuld kaum jemals in einem dieser drei Sinne verwendet wird. Diese drei Formen, in denen allein Schuld oder Verantwortung tatsächlich kollektiv sein kann, sind nun die folgenden:

1. Kollektive *Haftung.* – Die sogenannte Kollektivschuld kann fürs erste einmal in dem Sinne verstanden werden – und in diesem Sinne auch Sinn haben –, daß man Mitglieder eines bestimmten Kollektivs in ihrer Gesamtheit, also kollektiv, haftbar macht für Folgen von etwas, das vom Kollektiv als solchem verbrochen wurde. Daß von solcher kollektiven Haftung sinnvoll die Rede sein kann, auch dann, wenn das Einzelindividuum keine persönliche Verantwortung trifft, läßt sich folgendermaßen illustrieren: Wenn ich mich etwa einer Blinddarmoperation unterziehen muß – für deren Notwendigkeit ich doch gewiß nicht verantwortlich gemacht werden kann –, bin ich zwar nicht «schuld» daran, daß ich von einer Blinddarmentzündung befallen wurde; und trotzdem werde ich dem Arzt, der mich operiert hat, das Honorar «schuldig» sein und für die Bezahlung «haften». Nun, ebenso haftet ein Volk in seiner Gesamtheit, und so auch jeder einzelne unter den diesem Volke Angehörenden, dafür, daß er von einer Tyrannis und einem Terror erst von andern Völkern befreit werden mußte, daß erst andere freiheitsliebende Nationen ihre Jugend auf den Schlachtfeldern aufopfern mußten, um all diese einzelnen Schuldlosen von ihrer Regierung zu befreien – nachdem sie es selber zu tun nicht imstande waren, nachdem sie hiezu zu ohnmächtig waren – wie sie ja selber immer wieder beteuern. So bin ich denn auch dann, wenn ich persönlich unschuldig bin an dem, was die Nation, der ich angehöre, im Weltgeschehen verbrochen hat, – für die Folgen dieser Verbrechen bin ich mithaftbar.

2. Schuld am Beitritt zu einem Kollektiv. – Wenn ich einem Kollektiv, etwa einer Partei, beigetreten bin, dann mag ich bis zu einem gewissen Grade auch persönlich mitschuldig sein, mich mitschuldig gemacht haben, an irgendwelchen Verbrechen, die von dieser Partei programmatisch begangen wurden. Aber erstens: Einer Nation tritt man nicht bei ... Also dürfte ich keineswegs dafür verantwortlich gemacht werden, daß ich zufällig einer Nation zugehöre, die beispielsweise einmal einen verbrecherischen Krieg erklärt hat. Zweitens: Aber auch dann, wenn ich einer Partei beigetreten bin und insofern mitschuldig geworden bin daran, was diese Partei verbrochen hat, selbst dann ist es noch immer die Frage, ob und inwieweit ich nicht

nachweislich unter Druck stand, und ob nicht dieser Beitritt, für den ich da verantwortlich gemacht werde, ein mehr oder minder erzwungener, unfreiwilliger und insofern etwas war, das weder ganz in meiner Freiheit noch ganz in meiner Verantwortung stand. Nun, diese gewiß heikle Frage im Einzelfall zu entscheiden, mag nicht leicht sein. Auf jeden Fall aber dürfte nur derjenige sich das Recht anmaßen, über den andern abzuurteilen und dem andern etwa vorzuwerfen, er hätte dem Druck und dem Zwang eben widerstehen müssen – nur derjenige hätte zu diesen Vorwürfen das Recht, der für seine eigene Person unter Beweis stellen kann, daß er *selber* es *ja* so gehalten hat. *Nur wer selber lieber ins Konzentrationslager gegangen ist, als daß er dem Druck nachgegeben hätte – eigentlich dürfte nur der über den Nachgiebigen den Stab brechen.* Wer nicht in der gleichen Situation war wie der jeweils Inkriminierte, wer z. B. im sichern Ausland gesessen ist, hat es nur allzu leicht, von andern Heldentum oder gar Märtyrertum zu verlangen oder anderen Schwäche und Feigheit vorzuwerfen.

3. Kollektive *Verantwortung*. – Schließlich kann, zu Mißverständnissen Anlaß gebend, unter Kollektivschuld auch jene kollektive Verantwortlichkeit begriffen werden, der zufolge jeder einzelne irgendwie mitverantwortlich ist für jeden anderen – «einer für alle», pflegt man zu sagen. Dann aber haben wir auch zu ergänzen: «und alle für einen»! Wenn wirklich jeder für jeden mitverantwortlich ist, dann gefälligst auch *jeder* für jeden! Und hier ist jeder Pharisäismus höchst unangebracht, in dem sich die eine Nation gegenüber der andern wiegen mag. Geben wir es doch nur zu: Jeder Mensch, und jeder einzelne genau so wie jedes einzelne Volk, «ist» schlechterdings «in Begleitung» des Bösen. Und diese Begleitung ist wahrhaftig, um es musikalisch auszudrücken, eine «obligate» Begleitung: Das Böse ist ubiquitär! Und sofern wir gerade in den letzten Jahren gesehen haben, zu was allem der Mensch fähig ist, so haben wir auch gelernt, daß dazu jeder einzelne fähig ist. Gewiß, nicht in jedem wird das Böse Wirklichkeit; aber in jedem ist es angelegt zumindest als Möglichkeit; und als Möglichkeit war das Böse nicht nur in jedem, sondern als Möglichkeit ist es auch und bleibt es auch in jedem. Glauben wir nur das nicht: daß der Teufel eine Nation gepachtet hat oder daß er irgendeine Partei monopolisiert hat. Und auch der irrt, der da meinte, der Nationalsozialismus sei es gewesen, der das Böse erst geschaffen habe: Dies hieße den Nationalsozialismus überschätzen; denn er war nicht schöpferisch – nicht einmal im Bösen. Der Nationalsozialismus hat das Böse nicht erst geschaffen: Er hat es nur gefördert – wie vielleicht kein System zuvor: gefördert durch eine negative Auslese, die er betrieb, und durch die «fortzeugend Böses gebärende» Macht des bösen Vorbildes.

Aber sollen wir nun den Spieß umkehren? Sollen wir nun «dasselbe in Grün» machen oder, wie man eigentlich sagen müßte, das Braune in Schwarz oder Rot?

Sollen wir dasselbe und immer wieder dasselbe tun und nur die Vorzeichen ändern? – Ich kenne einen Jungen, der einmal gefragt wurde, ob er sich nicht von einem alkoholischen Getränk bedienen wolle; und in seiner sprachlichen Unbeholfenheit meinte dieser Junge: «Danke, nein, ich bin ein – Antisemit von Alkohol.» So etwa mutet einen so mancher Ismus von heute an: Man ist zwar nicht mehr ein Antisemit im eigentlichen, ursprünglichen Sinne, man ist also nicht mehr ein Antisemit von «Semiten», aber dafür ist man ein «Antisemit» von irgend etwas anderem. Mit den gleichen Mitteln, deren System man doch zu bekämpfen vorgibt, will man das System selber bekämpfen. Daraus aber ergibt sich ein innerer Widerspruch, nicht unähnlich dem, den etwa ein «Verein der – Gegner der Vereinsmeierei» enthielte. Und sagten wir vorhin, nur das Vorzeichen sei ein anderes, dann könnten wir mit ebenso viel Recht jetzt sagen: Die Vorsilbe ist die gleiche geblieben – nämlich das «Anti»! Und so wird wieder nur ein Schlagwort geboren. Von Schlagworten aber sollten wir schon genug haben. Denn wir haben nicht nur gesehen, was man schon immer gesehen hat: einen Menschen vom Schlag getroffen zusammenbrechen; wir haben mehr gesehen: Wir haben ein ganzes Volk in seinem Zusammenbruch gesehen – vom Schlagwort getroffen.

Was es gälte, wäre jetzt, die Kette des Bösen zu zerreißen; nicht wieder Gleiches mit Gleichem, Böses mit Bösem zu vergelten, sondern: die einmalige Chance zu nützen, die man jetzt hat, um das Böse gerade dadurch zu überwinden, daß man es eben nicht perenniert und perpetuiert, daß man sich nicht an das «Aug um Auge und Zahn um Zahn» hält. Denn wer mit diesem Wort das Alte Testament in die Debatte zu ziehen versucht, dem könnten wir mit mindestens so viel Recht aus dem gleichen Buche ein anderes Zitat entgegenhalten, das unsere Auffassung zu belegen angetan ist – die Geschichte von Kain. Zwar glauben die meisten Menschen, wenn man sie darnach fragt, wozu das Kainszeichen gedient habe, daß Gott den Kain stigmatisieren wollte, um die andern auf diesen ersten Mörder aufmerksam zu machen. Aber weit gefehlt: Liest man nach, dann erfährt man nämlich, daß Kain, nachdem ihm von Gott die Sühne auferlegt war, einwandte, er würde nun, in die Fremde vertrieben, erschlagen werden; und um dem vorzubeugen, wurde ihm das Kainsmal aufgedrückt – also gerade dazu, daß die Menschen ihrerseits ihm weiter nichts zuleide tun, nicht weiter morden, also nicht Mord mit Mord beantworten. Und wirklich: Der Mord an Kain sollte, wie ausdrücklich geschrieben steht, noch mehr geahndet werden als selbst Kains Mord an Abel. So und nur so war es gemeint, und nur so war es möglich, den Brudermord eben nicht zu verewigen.

Kehren wir nun zur ursprünglichen Frage, ob und inwiefern so etwas wie eine kollektive «Verantwortung» in gewissem Sinne – in dem wir jedenfalls nicht mehr von «Schuld» sprechen dürften – tatsächlich existiert, zurück, so könnten wir nach all dem Gesagten folgendermaßen formulieren: Sofern es kollektive Verantwortung gibt, kann sie nur eine planetarische sein.

Die eine Hand soll sich nichts darauf einbilden, daß nicht sie es ist, sondern die andere, die von einem Geschwür befallen wurde; denn immer ist es der ganze Organismus, der da erkrankt ist. Und so möge denn auch die eine Nation nicht frohlocken darüber, daß nicht sie es war, sondern die deutsche, die dem Nationalsozialismus verfallen war; denn es war die ganze Menschheit, die da erkrankte.

Wir sehen also, wie uns eine kritische Beurteilung des Problemkreises der Kollektivschuld von ihr hin zur Idee einer planetarischen Verantwortung führt.

Aber nicht nur das Biologische in mir, die Anlagen, machen mein inneres Schicksal aus – als etwas, mit dem sich meine Freiheit auseinanderzusetzen hat. Sondern zum Schicksal gehört, neben dem Soziologischen und dem Biologischen, auch das Psychologische. Das psychologische Schicksal in mir aber ist das «Es» (Freud). Denn «es» ist das, was sich wesenhaft dem Ich und seiner Freiheit widersetzt; «es treibt» – und wen treibt es? Wir fragen sonach nach dem Objekt im grammatikalischen Sinne. Und die Antwort der Psychoanalyse lautet: Das Es treibt das Ich. Das Ich wird so aber auch zum Objekt im psychologischen Sinne! Und es wird dies dermaßen, daß in der psychoanalytischen Perspektive sein Subjektcharakter schließlich völlig wegeskamotiert erscheint; ja, es wird sogar das Ich schließlich so aufgefaßt, daß es selber und seinerseits als von Trieben («Ich-Trieben») aufgebaut gedacht wird. Der psychoanalytischen Konzeption vom menschlichen Sein wesentlich als einem Getrieben-sein setzen wir das entgegen, was etwa Jaspers gemeint hat, wenn er vom menschlichen Sein als einem «entscheidenden Sein» sprach – einem Sein, das nicht schlechthin *ist,* vielmehr jeweils noch entscheidet, was es ist. Wir sprechen vom menschlichen Sein als einem Verantwortlichsein, und zwar auf dem Grund eben der wesenhaften Freiheit des Menschen. Wobei das Verhältnis zwischen Freiheit und Verantwortlichkeit sich darin kundgibt, daß die Freiheit nicht nur Freiheit-von ist, sondern zugleich Freiheit-zu, und die Übernahme von Verantwortung eben das ausmacht, «wozu» der Mensch frei ist. So haben wir der Psychoanalyse Freuds eine Analyse entgegenzustellen, die eine Analyse des Menschseins auf Verantwortlichsein hin ist. Diese Seinsweise des Menschen jedoch, die ihren letzten angebbaren Grund im Phänomen des Verantwortlichseins hat, wird Existenz genannt. So ergibt sich, daß der Psychoanalyse eine Existenzanalyse zu folgen hat, als Analyse des menschlichen Daseins jenseits des bloßen Getriebenseins. Man wird nun einwenden, daß Existenz sich nicht analysieren, sondern höchstens «erhellen» lasse. Aber wir verstehen unter Analyse ja schon längst nicht mehr Analyse im Sinne der atomistischen Auffassung Freuds. Sondern wir gebrauchen das Wort Analyse im Sinne eines Herausstellens desjenigen, was im Wesen von Existenz implicite bereits enthalten ist.

Die Freiheit aber, die als Grundlage des wesenhaften Verantwortlichseins des Menschen von der Existenzanalyse immer wieder und so auch in den neurotischen Daseinsweisen, gesehen und herausgestellt wird, diese Freiheit ist eine integrale:

Auch dort, wo ich «getrieben» bin, auch dort ist sie irgendwie noch vorhanden; denn – ich *lasse* mich treiben! Der Verzicht auf die Freiheit und ihren Gebrauch ist eben selber ein freiwilliger Verzicht. Freiwillig erfolgt die Abdikation des Ich gegenüber dem Es. Daraus ergibt sich, daß die Freiheit den angeblich so übermächtigen «dämonischen Mächten» der unbewußten Triebhaftigkeit sich entgegenzustellen vermag; ja, daß alle Triebhaftigkeit daher von vornherein immer schon eine gestaltete, eine vom Ich her geformte ist. Wenn jemand also fragt, wie es denn möglich sei, daß sich das Ich den «Dämonen» gegenüber auf jeden Fall behaupten kann, dann verkennt er eben das Wesen der Freiheit des Ich als einer existentiellen[10]. Aber der Psychologismus ist dadurch gekennzeichnet, daß er die geistigen Phänomene aus ihrem geistigen «Raum» hinabprojiziert in die Ebene des bloß Psychologischen. In solcher Projektion jedoch werden sie vieldeutig, und ohne Bezug auf den geistigen Inhalt, unter bloßer Bezugnahme auf den seelischen Akt, läßt sich nicht mehr feststellen, ob sie einer kulturellen Leistung entsprechen oder aber einem psychologischen Symptom. Genau so wie eine Kreisfigur in der Ebene insofern vieldeutig ist, als sie die Projektion sowohl eines zweidimensionalen Kreises als auch eines dreidimensionalen Zylinders, einer Kugel oder eines Kegels aus dem Raum bedeuten kann, genau so läßt sich innerhalb der psychologischen Ebene kein Unterschied mehr feststellen zwischen einem Dostojewski und irgendeinem anderen Epileptiker. Die psychologische Projektion beraubt unsere Betrachtung sonach um eine ganze Dimension, um die des Geistigen. Aber schon die bloße Objektivierung des menschlichen Seins läßt uns die Dimension, in der es «ist», verlieren! Denn im Augenblick, wo wir das Ich zu einem Objekt machen, gehen wir seines eigentlichen Charakters verlustig. Dies ist auch der innere Widerspruch des Behaviorismus: daß er das freie Sichverhalten des Menschen zu einem Sachverhalt – selber zu einem Sachverhalt gerinnen läßt!

Alle Objektivation menschlichen Seins, dies dürfen wir nie vergessen, trifft nur das So-sein, nicht aber das Da-sein. Das Dasein jedoch fällt mit dem So-sein nicht zusammen, es ist nicht So-sein, sondern immer auch «Anders-werden-Können». Das Dasein ist über sein eigenes So-sein immer auch schon hinaus; die menschliche Existenz geht in ihrer eigenen Faktizität niemals völlig auf – Mensch sein heißt nicht faktisch sein, sondern fakultativ sein! Die Psychoanalyse jedoch, aus ihrer wesentlich psychologistischen und objektivierenden Haltung heraus, muß die menschliche Existenz aus dem Blick verlieren; denn die Psychoanalyse visiert immer nur das Psychologische in seiner Tatsächlichkeit an und begibt sich so des Blickes für das Existentielle in seiner Möglichkeit. Wir aber haben mit unserer

---

10 Das Existentielle und in diesem Sinne Geistige darf aber nicht mit dem Bewußtsein identifiziert werden. Ist doch vielfach gerade die existentielle Entscheidung – man denke nur an das Gewissen! – ein durchaus unreflektierter Aktvollzug.

kurzen Untersuchung versucht, jenen notwendigen Weg aufzuzeigen, der uns in unserem Bild vom Menschen seine Existenz als die eigentlich menschliche Seinsweise in den Blick bekommen läßt, mit anderen Worten: den Weg von der Psychoanalyse zur Existenzanalyse[11].

Ex definitione zielt die Existenzanalyse auf ein Bewußt-sein des Verantwortung-habens. Verantwortung aber hat der Mensch angesichts seiner Endlichkeit. Die Endlichkeit des Menschen jedoch ist vor allem gegeben in der Zeitlichkeit seiner Existenz. Sie tritt uns in erster Linie gegenüber als Sterblichkeit. Von ihr aber wissen wir, daß gerade sie es ist, die die Verantwortung des Menschen überhaupt erst ausmacht; denn der Mensch, der unsterblich wäre, könnte mit Recht alle Gelegenheiten zur Wertverwirklichung ungenützt vorübergehen lassen, denn es käme niemals darauf an, daß er etwas eben jetzt tut – er könnte es genau so gut erst irgendwann später tun. Nur angesichts der zeitlichen Endlichkeit unseres Daseins ist es möglich, mit einer Art kategorischem Imperativ die menschliche Verantwortung zu ihrer ganzen Fülle aufzurufen, wie mit dem folgenden Imperativ: *Handle so, als ob du zum zweitenmal lebtest und das erstemal alles so falsch gemacht hättest, wie du im Begriffe bist, es zu tun.*

Aber es geht weniger um den Tod und überhaupt um das, was der Mensch vor sich hat, als um das, was der Mensch hinter sich bringt. Es geht um die Verantwortlichkeit angesichts der Vergänglichkeit! Denn auch diese Vergänglichkeit ist nichts, was die Verantwortungsfreude lahmen könnte. Im Gegenteil. Was vergänglich ist, sind allein die Möglichkeiten zur Wertverwirklichung; aber indem wir sie verwirklichen, retten wir sie nachgerade in die Wirklichkeit hinein – in die Wirklichkeit des Vergangen-seins! Denn in der Vergangenheit sind sie aufgehoben durchaus im Hegelschen Doppelsinn, der auch «aufbewahren» meint. Denn das Vergangensein ist vielleicht die sicherste Form von Sein überhaupt. Denn was vergangen ist, läßt sich nimmermehr aus der Welt schaffen; kommt es aber unserer Verantwortung nicht gerade deshalb darauf an, es eben *in* die Welt zu schaffen?

Wir haben die Verantwortung als das Wozu der Freiheit bezeichnet. Nun aber ergibt sich die letzte Frage: die Frage nach dem Wovor der Verantwortung. Und auf

---

11 Die Existenzanalyse ist kein Ersatz für die bisherige Psychotherapie, sondern soll ihre notwendige Ergänzung sein. Vielfach behalten die Funde von Freud ihre Gültigkeit. So wird etwa seine Traumlehre nach wie vor in Geltung bleiben; allerdings: Nicht ich träume, sondern «es» träumt mir – und innerhalb der Dynamik des Es gilt nach wie vor die psychoanalytische Theorie. Im übrigen wäre zu bemerken, daß der therapeutische Effekt in der Psychotherapie, ja überhaupt innerhalb der Psychiatrie, die Richtigkeit der theoretischen Voraussetzungen noch lange nicht beweist. Gewiß ist die Psychoanalyse wirksam, wahrscheinlich aber deshalb, weil sie schließlich *doch* einen stillschweigenden Appell an das freie und verantwortliche Ich, das auch sie voraussetzt, enthält. Auch die Insulinschockbehandlung der Schizophrenie ist von unhaltbaren theoretischen Voraussetzungen ausgegangen und hat sich trotzdem als wirksam erwiesen.

diese Frage muß die Existenzanalyse die Antwort schuldig bleiben: Die Frage bleibt offen. Sie wird offen gehalten von der Existenzanalyse genau so wie – die Türe zur Transzendenz. Denn es kann nur Sache einer Existenzanalyse als einer in erster Linie psychotherapeutischen Methode sein, gleichsam das Zimmer der Immanenz einzurichten – freilich, ohne daß die Türe zur Transzendenz hiebei verstellt wird. In der Transzendenz jedoch ist – das Absolute. Und das Absolute bleibt in der Transzendenz. Keinesfalls ist das Transzendente in einer Dimension, in die sich die Existenzanalyse wagen dürfte – vielleicht ist das Absolute überhaupt nicht in einer Dimension, sondern – das Koordinatensystem selbst ... Trotzdem muß es auch einer Existenzanalyse, die sich an das Absolute als solches ihrer Aufgabe gemäß nicht heranwagen darf, darauf ankommen, wenigstens eines zu tun: dafür zu sorgen, daß das Relative relativiert bleibe. Denn es ist wahrscheinlich, daß eine jede rein immanente Perspektive, die sich ihres Angrenzens an das Transzendente nicht einmal bewußt wird, daß jede *rein* immanente Perspektive von vornherein eine *verzerrende* Perspektive ist. Und wenn man einmal der Theologie Anthropomorphismus vorgeworfen hat, so wollen wir es nicht darauf ankommen lassen, daß man der Anthropologie nun Theomorphismus vorwerfen kann; daß wir nämlich in unserer Wesenslehre vom Menschen – nachdem wir das Schicksalhafte im biologischen, psychologischen und soziologischen Sinne relativiert haben – nunmehr seine Freiheit all diesem Schicksal gegenüber ihrerseits absolut setzen! Wir sehen sonach, daß auch dann, wenn die Gefahr des Biologismus, Psychologismus und Soziologismus gebannt ist, wir noch immer von einer letzten Gefahr bedroht bleiben: der Gefahr eines Anthropologismus.

Auf die letzte Frage bleibt also die Existenzanalyse als solche die Antwort schuldig; der Ort, zu dem sie den Menschen zu bringen vermag, ist keine letzte, keine Endstation. Aber – von dieser Station aus mag er immerhin «direkten Anschluß» erhalten, in Richtung auf das Transzendente zu. Denn diese Station liegt immerhin «auf der Strecke» nach dem Absoluten hin – dem Absoluten, das erst im religiösen Erleben erfaßt wird.

Worauf es uns hier allein ankommt, ist der Nachweis, daß es keinen Gegensatz geben kann zwischen dem verantwortungsbewußten Erleben und Handeln des nicht-religiösen Menschen und dem des religiösen: Das religiöse Erlebnis, die religiöse Dimension, kann jeweils vielmehr nur in einem zusätzlichen Verhältnis stehen.[12] Wir sehen das ganz genau daran, wie beide, der nicht-religiöse wie der reli-

12 Es wäre wichtig, die Beziehung zwischen den religiösen und den nicht-religiösen Menschen durch das Hervorkehren des zusätzlichen (statt gegensätzlichen) Verhältnisses zu erleichtern. In den praktischen Konsequenzen muß es einen gemeinsamen Nenner und eine gemeinsame Plattform geben; im Raum der Immanenz können sich Religiöse und Nicht-Religiöse so zu gemeinsamem Tun zusammenfinden.

giöse Mensch, ihr Dasein erfahren: der eine als bloße Aufgabe und somit als Anruf seiner Verantwortung, der andere – eben zusätzlich – jene Instanz mit hinzuerlebend, welche die Aufgabe stellt – die Aufgabe, die nun als göttlicher Auftrag erlebt wird.

Immerhin gibt es auch «im Raum der Immanenz», mit dem allein es die Existenzanalyse zu tun bekommt, so etwas wie den Grenzfall eines «Wovor» der Verantwortung: das Gewissen. Das Gewissen verweist nämlich über sich und aus der Immanenz hinaus; wir sehen dies deutlich, sobald wir es als eine Art moralischen Instinkts auffassen:

Stelle ich mir zur Aufgabe, Papiertüten zur Verpackung einer Ware herzustellen, dann werde ich hiezu eine gewisse Intelligenz benötigen, die immerhin so gering ist, daß ich etwa auch einen Idioten, den ich in einer Irrenanstalt im Sinne der Beschäftigungstherapie behandle, mit dieser Aufgabe betrauen kann. Stelle ich mir hingegen zur Aufgabe, eine Maschine zu konstruieren, welche die Herstellung dieser Papiertüten selbsttätig bewerkstelligen soll, dann werde ich jedenfalls eine Intelligenz von wesensverschieden höherem Grade dazu benötigen, um diese Maschine zu konstruieren. Analog steht es nun mit der sogenannten Weisheit der Instinkte: Es gibt bekanntlich eine Käferart, deren Weibchen aus Blättern in bestimmter Weise (gemäß einer «irrationalen» Kurve, die selbst Mathematikern Kopfzerbrechen verursacht) Stücke herausschneiden, die sie zu Tüten rollen, in denen sie ihre Eier sicher ablegen können. Müssen wir uns da nicht fragen: Ist schon die Leistung dieses so «weisen» Instinkts erstaunlich – wie unvergleichlich höheren Rang muß erst jene Weisheit haben, die doch diesen Instinkt gleichsam gestiftet hat? ... Wir sehen also, wie der Instinkt, auch der moralische: das Gewissen, über sich und aus der Immanenz hinaus, in eine Transzendenz verweist.

Wenn vorhin die Rede war vom religiösen Menschen als einem, der gleichsam mehr erlebt, mehr sieht als der nicht-religiöse – indem er noch den Auftraggeber hinzuerlebt – dann darf aus dieser «Überlegenheit» des religiösen Erlebens gegenüber dem nicht-religiösen sicherlich nicht Überheblichkeit gefolgert werden. Vielmehr kann die Haltung des religiösen Menschen gegenüber dem nicht-religiösen billigerweise nur eine sein: Toleranz. Denn schließlich ist auch die natürliche Einstellung des Sehenden gegenüber dem Blinden nicht Verachtung, sondern Mitleid und Hilfsbereitschaft.

Aber wir sprechen vom Religiösen, als ob er – dem Nicht-Religiösen gegenüber – der Sehende wäre. Und dies ist falsch. Wie falsch, das möge an folgendem Gleichnis erhellt werden: Wenn es wahr ist, daß die Menschen im Leben so stehen wie die Schauspieler auf einer Bühne, dann erinnern wir uns doch daran, daß der Schauspieler – geblendet vom Rampenlicht – an Stelle des Zuschauerraums nichts sieht als ein großes schwarzes Loch. Er sieht nie, «vor wem» er spielt. Und ergeht es dem Menschen nicht ähnlich? Auch er – geblendet vom «Schein» der Alltäglichkeit –

sieht nicht, «vor wem» er die Verantwortung seines Daseins «trägt» (wie der Schauspieler seine Rolle trägt): Er sieht nicht, vor wem er agiert! Und doch gibt es immer wieder Menschen, die meinen: Genau dort, wo wir «nichts» sehen, genau dort sitzt der große Zuschauer und sieht uns zu, unverwandt. Diese Menschen sind es, die uns zurufen: Gebt acht – ihr steht vor offenem Vorhang!

Zehn Thesen über die Person[13]

(Modifizierte Fassung)

Wann immer von Person die Rede ist, assoziieren wir unfreiwillig an einen andern Begriff, der den Person-Begriff überschneidet, – an den Begriff «Individuum». Tatsächlich – und dies ist auch schon die erste These, wie wir hiemit aufstellen, – ist

1. die Person ein Individuum: Die Person ist etwas Unteilbares – sie läßt sich nicht weiter unterteilen, nicht aufspalten, und zwar deshalb nicht, weil sie Einheit ist. Nicht einmal in der sogenannten Schizophrenie, dem «Spaltungsirresein», kommt es wirklich zu einer Spaltung der Person. Auch im Hinblick auf gewisse andere krankhafte Zustände wird in der klinischen Psychiatrie nicht von Spaltung der Persönlichkeit gesprochen, ja, heutzutage nicht einmal von «double conscience», vielmehr nur von alternierendem Bewußtsein. Allein, bereits zur Zeit, als Bleuler den Begriff einer Schizophrenie prägte, schwebte ihm kaum oder nicht so sehr eine wahre Spaltung der Person vor als vielmehr eine Abspaltung bestimmter Assoziationskomplexe – eine Möglichkeit, an die man seinerzeit, im Banne der damals zeitgenössischen Assoziationspsychologie stehend, glaubte.

2. Die Person ist nicht nur in-dividuum, sondern auch in-summabile; d. h. sie ist nicht nur unteilbar, sondern auch nicht verschmelzbar, und dies ist sie deswegen, weil sie nicht nur Einheit, sondern auch Ganzheit ist. Als solche geht sie auch unmöglich in höheren Ordnungen ganz auf – wie etwa in der Masse, in der Klasse, in der Rasse: All diese der Person überordenbaren «Einheiten» bzw. «Ganzheiten» sind keine personalen Entitäten, sondern höchstens pseudopersonal. Der Mensch, der in ihnen aufzugehen meint, geht in Wirklichkeit in ihnen bloß unter; in ihnen «aufgehend», gibt er sich selbst als Person eigentlich auf.

Sehr wohl teilbar und verschmelzbar ist hingegen, im Gegensatz zur Person, das Organische. Zumindest haben dies uns die bekannten Experimente von

13 Einleitendes Referat zu einem Streitgespräch mit den Professoren Dr. P. Ildefons Betschart O. S. B. (Salzburg), Dr. Alois Dempf (München) und Dr. Leo Gabriel (Wien) im Rahmen der Salzburger Hochschulwochen 1950.

Driesch gelehrt und bewiesen, wie er sie an Hand von Seeigeleiern vorgenommen hat. Ja, mehr als dies: Teilbarkeit und Verschmelzbarkeit sind sogar die Bedingung und Voraussetzung von so etwas wie Fortpflanzung. Daraus ergibt sich nicht mehr und nicht weniger, als daß die Person als solche eben nicht fortpflanzbar ist: Nur der Organismus ist es, was jeweils fortgepflanzt wird, was – von den elterlichen Organismen – geschaffen wird; die Person, der personale Geist, die geistige Existenz – sie kann der Mensch nicht weitergeben.

3. Jede einzelne Person ist ein absolutes Novum. Bedenken wir doch bloß: Der Vater wiegt post coitum um ein paar Gramm und die Mutter post partum um ein paar Kilogramm weniger; aber der Geist erweist sich hier als ein wahres Imponderabile. Oder werden die Eltern, wenn mit ihrem Kinde ein neuer Geist entsteht, etwa ärmer an Geist? Können die Eltern, wenn in ihrem Kinde ein neues Du ersteht – ein neues Wesen, das zu sich «ich» sagen kann –, vielleicht um ein Jota weniger zu sich «ich» sagen? Wir sehen schon: Mit jedem Menschen, der zur Welt kommt, wird ein absolutes Novum ins Sein gesetzt, zur Wirklichkeit gebracht; denn die geistige Existenz ist unübertragbar, ist nicht fortpflanzbar von den Eltern aufs Kind. Was allein fortpflanzbar ist, sind die Bausteine – aber nicht der Baumeister.

4. Die Person ist geistig. Und so steht die geistige Person in heuristischem und fakultativem Gegensatz zum psychophysischen Organismus. Dieser, der Organismus, ist das Insgesamt von Organen, und das heißt von Werkzeugen. Die Funktion des Organismus – die Aufgabe, die er für die ihn tragende (und von ihm getragene) Person zu erfüllen hat, – ist so fürs erste einmal eine instrumentale – und, darüber hinaus, eine expressive: Die Person bedarf ihres Organismus, um zu handeln und um sich aus drücken zu können. Als Werkzeug, das er in diesem Sinne ist, ist der Organismus Mittel zum Zweck, und als solches hat er Nutzwert. Der Gegenbegriff zu dem des Nutzwertes ist nun der der Würde; Würde aber kommt der Person allein zu, und sie kommt ihr zu wesentlich unabhängig von aller vitalen und sozialen Utilität. (Anmerkung 16 auf Seite 213.)

Erst wer dies übersieht und nur wer dies vergißt, kann die Euthanasie für gerechtfertigt erachten. Wer jedoch um die Würde, die unbedingte Würde jeder einzelnen Person weiß, hat auch unbedingte Ehrfurcht vor der menschlichen Person – auch vor dem kranken Menschen, auch vor dem unheilbaren Kranken und auch noch vor dem unheilbar Geisteskranken. In Wahrheit gibt es nämlich gar keine «Geistes»-Krankheiten. Denn der «Geist», die geistige Person selbst, kann überhaupt nicht krank werden, und auch noch hinter der Psychose ist sie da, wenn auch selbst dem Blick des Psychiaters kaum «sichtbar». Ich habe dies einmal als das psychiatrische Credo bezeichnet: diesen Glauben an das Fortbestehen der geistigen Person auch noch hinter der vordergründigen Symptomatik psychotischer Erkrankung; denn wenn dem nicht so wäre, so sagte ich, dann stünde es auch nicht mehr dafür, als Arzt den psychophysischen Organismus in Ordnung zu bringen, zu «reparieren». Freilich: Wer nur diesen Organismus im Auge hat und nicht auch die dahinterstehende Person im Auge behält, muß den einmal irreparabel gewordenen Organismus – mangels irgendeines Nutzwertes – zu euthanasieren bereit sein: Von der hievon unabhängigen Würde der Person weiß er ja nichts. Die von einem so denkenden Arzt repräsentierte Gestaltung des Arztseins ist die des médecin technicien; dieser Ärztetypus aber, der médecin technicien, verrät mit solchem Denken nur, daß für ihn der kranke Mensch ein homme machine ist.

Nicht nur eine Erkrankung kommt nur an den psychophysischen Organismus, aber nicht an die geistige Person heran, sondern auch die Behandlung. Dies sei im Hinblick auf die Leukotomiefrage gesagt. Auch das Messer des Neurochirurgen – oder, wie er heutigentags genannt wird: des Psychochirurgen – vermag nicht, die geistige Person zu tangieren. Was die Leukotomie einzig und allein ausrichten (oder anrichten) kann, ist: die psychophysischen Bedingungen beeinflussen, unter denen die geistige Person steht, – und wann immer die in Frage stehende Operation überhaupt indiziert war, werden diese Bedingungen à la longue verbessert sein. So läuft die Indikation dieses Eingriffes letztlich auf ein Abwägen zwischen dem jeweils kleineren und größeren Übel hinaus; es ist jeweils abzuwägen, ob das Handicap, das durch die Operation gesetzt werden könnte, geringer ist als das durch die Krankheit gegebene. Erst und nur dann ist der Eingriff berechtigt. Schließlich haftet allem ärztlichen Tun die unumgängliche Notwendigkeit an, zu opfern, d. h. mit einem kleineren Übel zu bezahlen und die Ermöglichung von Bedingungen zu erkaufen, unter denen die Person, nicht mehr eingeengt und eingeschränkt durch die Psychose, sich erfüllen und verwirklichen kann.

Eine unserer eigenen Kranken hatte an einer schwersten Zwangskrankheit gelitten und war deswegen nicht nur viele Jahre hindurch psychoanalytisch und individualpsychologisch, sondern auch mit Insulin-, Cardiazol- und Elektroschocks behandelt worden – ohne Effekt.[14] Wir veranlaßten daraufhin nach vergeblichen eigenen psychotherapeutischen Versuchen die Leukotomie, die auch einen schlechterdings frappanten Erfolg zeitigte. Lassen wir jedoch die Kranke selber zu Wort kommen: «Es geht mir viel, viel besser; ich kann wieder so arbeiten wie zur Zeit, als ich gesund war; die Zwangsvorstellungen sind da, aber ich kann mich ihrer erwehren; früher konnte ich z. B. gar nicht lesen vor lauter Zwang; ich mußte alles zehnmal lesen; jetzt muß ich nichts mehr wiederholen.» Wie stand es nun etwa um ihre ästhetischen Interessen – von deren Schwinden manche Autoren sprechen: «Für Musik habe ich nun endlich wieder sehr großes Interesse.» Und wie

14 «Ich hatte nach den Schocks alles vergessen, sogar meine Adresse –, nur den Zwang nicht.»

um ihr ethisches Interesse? Die Kranke zeigt lebhaftes Mitleid und äußert, aus diesem Mitleid heraus, nur den einen Wunsch: daß auch andern, so wie einstmals sie selber Leidenden so wie ihr und auf demselben Wege geholfen werde! Und nun fragen wir sie darnach, ob sie sich irgendwie verändert fühle: «Ich lebe jetzt in einer andern Welt; man kann das eigentlich mit Worten gar nicht so sagen; das war ja früher keine Welt für mich; das war ja nur ein Vegetieren auf einer Welt, aber kein Leben; ich war zu gequält; jetzt ist das weg; das bißchen, was noch auftaucht, kann ich schnell überwinden.» (Sind Sie «Sie selbst» geblieben?) «Ich bin anders geworden.» (Inwiefern?) «Das ist jetzt doch wieder ein Leben.» (Wann sind Sie eher «Sie selbst» gewesen bzw. geworden?) «Jetzt, nach der Operation; das ist alles viel natürlicher als damals; damals war alles Zwang; was existiert hat für mich, war Zwang; jetzt ist alles mehr so, wie es eben sein soll; ich finde wieder zurück; vor der Operation war ich überhaupt kein Mensch, sondern nur ein Übel für die Menschheit und für mich selbst; jetzt sagen mir auch schon die andern Leute, daß ich ganz anders bin.» Auf die direkte Frage, ob sie ihr Ich verloren habe, antwortet sie nun folgendes: «Das habe ich verloren *gehabt;* durch die Operation bin ich wieder zu mir selbst zurückgekommen, zu meiner Person.» (Dieser Ausdruck war bei allen Fragestellungen absichtlich gemieden worden!) Dieser Mensch war also durch die Operation eher Mensch *geworden* – «er selbst» geworden.[15]

Aber nicht nur die Physiologie kommt, wie sich gezeigt hat, an die Person nicht heran, sondern auch der Psychologie gelingt dies nicht – zumindest nicht dann, wenn sie dem Psychologismus verfallen ist; um der Person ansichtig bzw. zumindest kategorial gerecht zu werden, bedürfte es vielmehr einer Noologie.

Bekanntlich hat es einmal eine «Psychologie ohne Seele» gegeben. Sie ist längst schon überwunden; der heutigen Psychologie kann jedoch der Vorwurf nicht erspart werden, daß sie vielfach eine Psychologie ohne Geist ist. Diese geist-lose Psychologie ist, als solche, nicht nur blind für die Würde der Person ebenso wie für die Person selbst, sondern auch wertblind – blind für jene Werte, die das welthafte Korrelat zum personalen Sein sind: für die Welt des Sinnes und der Werte als Kosmos – für den Logos.

15 Vgl. Beringer: «Unter Umständen kann gerade durch die krankheitsmildernde oder beseitigende Wirkung von Krankheitssymptomen ja auch eine Wiederentfaltung ursprünglicher Persönlichkeitsseiten eintreten, können also Verantwortung und Gewissen sich wieder auswirken, was unter der Herrschaft der Psychose nicht mehr möglich war. Nach meiner Erfahrung ist es möglich, daß die personale Entscheidung nach der Leukotomie nicht geringer, sondern gesteigert ist ... Die übergreifende, selbstbewußte Ichinstanz, die unter der Wirkung der Psychose oder der pausenlos sich vollziehenden Anankasmen gefesselt und aktionsunfähig war, wird durch die Milderung der Krankheitssymptome gleichsam entfesselt ... Der Rest des noch gesunden Menschen gelangt wieder zu einer Selbstverwirklichung, die ihm unter dem Banne der Krankheit nicht möglich war.» (Medizinische Klinik 44, 854 bzw. 856, 1949.)

Der Psychologismus projiziert die Werte aus dem Raum des Geistigen in die Ebene des Seelischen – wo sie mehrdeutig werden: Auf dieser Ebene, sei es der Psychologie, sei es der Pathologie, läßt sich längst nicht mehr unterscheiden zwischen den Visionen einer Bernadette und den Halluzinationen einer beliebigen Hysterikerin. Ich pflege das den Studenten im Kolleg für gewöhnlich begreiflich zu machen, indem ich sie auf die Tatsache verweise, daß sich aus dem gleichermaßen zweidimensionalen kreisförmigen Grundriß einer dreidimensionalen Kugel, eines Kegels und eines Zylinders nicht mehr ersehen läßt, worum es sich jeweils handelt. In psychologischer Projektion wird aus dem Gewissen ein Überich bzw. die «Introjektion» der «Vaterimago» und aus Gott die «Projektion» dieser Imago – während in Wahrheit diese psychoanalytische Deutung selber eine Projektion, nämlich eine psychologistische, darstellt.

5. Die Person ist existentiell; damit ist gesagt, daß sie nicht faktisch ist, nicht der Faktizität angehört. Der Mensch, als Person, ist kein faktisches, sondern ein fakultatives Wesen; er existiert als je seine eigene Möglichkeit, für oder gegen die er sich entscheiden kann. Menschsein ist, wie Jaspers es gekennzeichnet hat, «entscheidendes» Sein: Es entscheidet jeweils erst noch, was es im nächsten Augenblick sein wird. Als entscheidendes Sein steht es in diametralem Gegensatz dazu, als was es von der Psychoanalyse hingestellt wird: nämlich zum Getrieben-sein. Mensch-sein ist, wie ich selbst es immer wieder bezeichne, zutiefst und zuletzt Verantwortlich-sein. Damit erscheint aber auch schon ausgesagt, daß es mehr ist als bloßes Frei-sein: In der Verantwortlichkeit ist das Wozu der menschlichen Freiheit mitgegeben – das, wozu der Mensch frei ist – wofür oder wogegen er sich entscheidet.

Im Gegensatz zur Psychoanalyse ist die Person somit im Aspekt einer Existenzanalyse, wie ich sie zu entwerfen versucht habe, nicht triebdeterminiert, sondern sinnorientiert; im Gegensatz zur psychoanalytischen ist sie in existenzanalytischer Optik nicht luststrebig, sondern wertstrebig. In der psychoanalytischen Konzeption sexueller Getriebenheit (libido!) und in der individualpsychologischen Konzeption sozialer Gebundenheit (Gemeinschaftsgefühl!) sehen wir nichts anderes als je einen defizienten Modus eines ursprünglicheren Phänomens: der Liebe. Liebe ist allemal der Bezug zwischen einem Ich und einem Du – von welchem Bezug in psychoanalytischer Schau nur das «Es» übrigbleibt – die Sexualität –, während in individualpsychologischer Sicht eine ubiquitäre Sozialität zurückbleibt – ich möchte sagen: das «Man».

Sieht die Psychoanalyse das menschliche Dasein als beherrscht an von einem Willen zur Lust, und die Individualpsychologie als bestimmt vom «Willen zur Macht», so die Existenzanalyse als durchwaltet von einem Willen zum Sinn. Sie kennt nicht nur einen «Kampf ums Dasein» und, darüber hinaus, allenfalls auch noch «gegenseitige Hilfe» (Peter Kropotkin), sondern auch das Ringen um den

Sinn des Daseins – und gegenseitigen Beistand in diesem Ringen. Wesentlich solcher Beistand ist nun das, was wir Psychotherapie nennen: Sie ist wesentlich Médecine de la personne (Paul Tournier). Daraus erhellt, daß es in der Psychotherapie letztlich nicht um affektdynamische und triebenergetische Umsetzungen geht, sondern um eine existentielle Umstellung.

6. Die Person ist ichhaft, also nicht eshaft: Sie steht nicht unter dem Diktat des Es – eine Diktatur, die Freud im Sinne gehabt haben mag, als er behauptete, das Ich sei nicht Herr im eigenen Haus. Die Person, das Ich, läßt sich nicht nur in dynamischer, sondern auch in genetischer Hinsicht keineswegs vom Es, von der Triebhaftigkeit herleiten: der Begriff von «Ichtrieben» ist als in sich widersprüchig ganz und gar abzulehnen. Wohl aber ist die Person – ist auch sie – auch unbewußt: Und zwar gerade dort, wo das Geistige wurzelt, – gerade in seinem Quellgrund ist es nicht nur fakultativ, sondern obligat unbewußt. Im Ursprung, im Grunde, ist der Geist unreflektierter und insofern eben unbewußter reiner Vollzug. Wir haben also sehr genau zu unterscheiden zwischen jenem triebhaft Unbewußten, mit dem allein die Psychoanalyse es zu tun hatte, und dem geistig Unbewußten. Zu ihm, zur unbewußten Geistigkeit, gehört aber auch die unbewußte Gläubigkeit, die unbewußte Religiosität – als unbewußte, ja nicht selten verdrängte eingeborene Beziehung des Menschen zur Transzendenz. Es ist das Verdienst von C. G. Jung, sie aufgehellt zu haben; der Fehler jedoch, den er beging, bestand darin, daß er diese unbewußte Religiosität dorthin lokalisierte, wohin die unbewußte Sexualität zu lokalisieren ist: ins triebhaft Unbewußte, ins Eshafte. Allein, zum Glauben an Gott und zu Gott selbst werde ich nicht getrieben, sondern für oder gegen ihn habe ich mich zu entscheiden; Religiosität ist ichhaft, oder sie ist gar nicht.

7. Die Person ist nicht nur Einheit und Ganzheit (siehe sub 1. und sub 2.), sondern die Person stiftet auch Einheit und Ganzheit: Sie stiftet die leiblich-seelisch-geistige Einheit und Ganzheit, die das Wesen «Mensch» darstellt. Diese Einheit und Ganzheit wird erst von der Person gestiftet, gegründet und gewährleistet – sie wird nur durch die Person konstituiert, fundiert und garantiert. Wir Menschen kennen die geistige Person überhaupt nur in Koexistenz mit ihrem psychophysischen Organismus. Der Mensch stellt sonach einen Schnittpunkt, eine Kreuzungsstelle dreier Seinsschichten[16] dar: der leiblichen, seelischen und geistigen. Diese Seins-

16 Ebenso gut wie von «Schichten» könnte man hiebei natürlich auch von «Dimensionen» sprechen. Sofern die geistige Dimension erst und nur dem Menschen eignet, ist sie die eigentliche Dimension menschlichen Daseins. Wird der Mensch aus dem Raum des Geistigen, in dem er wesentlich «ist», in die Ebene des bloß Seelischen oder gar Leiblichen projiziert, so wird nicht nur eine, sondern die menschliche Dimension geopfert. Vgl. Paracelsus: «Nur die Höhe des Menschen ist der Mensch.»

schichten können nicht sauber genug voneinander gesondert werden (vgl. Jaspers, N. Hartmann). Dennoch wäre es falsch zu sagen, der Mensch «setzt» sich aus Leiblichem, Seelischem und Geistigem «zusammen»: Ist er doch eben Einheit und Ganzheit – aber innerhalb dieser Einheit und Ganzheit «setzt» sich das Geistige im Menschen mit dem Leiblichen und Seelischen an ihm «auseinander». Dies macht das aus, was ich einmal den noo-psychischen Antagonismus genannt habe. Während der psychophysische Parallelismus ein obligater ist, ist nun der noo-psychische Antagonismus ein fakultativer: Er ist immer nur Möglichkeit, bloße Mächtigkeit – allerdings eine Mächtigkeit, an die immer wieder appelliert werden kann, und zwar gerade von ärztlicher Seite appelliert werden muß: Immer wieder gilt es, die «Trotzmacht des Geistes», wie ich sie genannt habe, aufzurufen gegen die nur scheinbar so mächtige Psychophysis. Gerade die Psychotherapie kann dieses Aufrufs nicht entraten, und ich habe es als das zweite, das *psychotherapeutische* Credo bezeichnet: den Glauben an diese Fähigkeit des Geistes im Menschen, unter allen Bedingungen und Umständen irgendwie abzurücken vom und sich in fruchtbare Distanz zu stellen zum Psychophysikum an ihm. Stünde es – zufolge dem ersten, *psychiatrischen* Credo – nicht dafür, den psychophysischen Organismus zu «reparieren», wofern nicht eine trotz aller Erkrankung integre geistige Person dieser Wiederherstellung harrte, so wären wir – dem zweiten Credo zufolge – gar nicht imstande, das Geistige im Menschen gegenüber dem Leiblich-seelischen an ihm zur Trotzmacht aufzurufen, wofern es den noo-psychischen Antagonismus nicht gäbe.

8. Die Person ist dynamisch: Eben dadurch, daß sie sich vom Psychophysikum zu distanzieren und abzuwenden vermag, tritt das Geistige überhaupt erst in Erscheinung. Als dynamische dürfen wir die geistige Person nicht hypostasieren, und darum können wir sie auch nicht als Substanz – zumindest nicht als Substanz im herkömmlichen Sinne – qualifizieren. Ex-sistieren heißt aus sich selbst heraus- und sich selbst gegenübertreten, und sich selbst gegenüber tritt der Mensch insofern, als er qua geistige Person sich selbst qua psychophysischem Organismus gegenübertritt. Dieses Sich-Distanzieren von sich selbst qua psychophysischem Organismus konstituiert die geistige Person überhaupt erst als solche, als geistige. Erst wenn sich der Mensch mit sich selbst auseinandersetzt, gliedert sich das Geistige und das Leiblich-seelische aus.

9. Das Tier ist schon deshalb keine Person, weil es sich nicht über sich selbst stellen, sich gegenüberzustellen imstande ist. Darum hat das Tier auch nicht das Korrelat zur Person, hat es auch keine Welt, sondern nur Umwelt. Versuchen wir, aus der Relation «Tier-Mensch» bzw. «Umwelt-Welt» zu extrapolieren, so gelangen wir zur «Über-Welt». Wollen wir das Verhältnis von (enger) tierischer Umwelt zur

(weiteren) Welt des Menschen und von dieser wieder zu einer (alle umfassenden) Über-Welt bestimmen, so bietet sich uns als ein Gleichnis der Goldene Schnitt an. Ihm zufolge verhält sich der kleinere Teil zum größeren so wie der größere zum Ganzen. Nehmen wir das Beispiel eines Affen, dem schmerzhafte Injektionen gegeben werden, um ein Serum zu gewinnen. Vermöchte der Affe jemals zu begreifen, warum er leiden muß? Aus seiner Umwelt heraus ist er außerstande, den Überlegungen des Menschen zu folgen, der ihn in seine Experimente einspannt; denn die menschliche Welt, eine Welt des Sinnes und der Werte, ist ihm nicht zugänglich. An sie reicht er nicht heran, in ihre Dimension langt er nicht hinein; aber müssen wir nicht annehmen, daß die menschliche Welt selber und ihrerseits überhöht wird von einer nun wieder dem Menschen nicht zugänglichen Welt, deren Sinn, deren «Über-Sinn» allein seinem Leiden erst den Sinn zu geben imstande wäre? Genau so wenig, wie ein Tier aus seiner Umwelt heraus die sie übergreifende Welt des Menschen je verstehen kann, genau so wenig könnte der Mensch die Über-Welt je erfassen, es sei denn in einem ahnenden Hinauslangen – im Glauben. Ein domestiziertes Tier weiß nicht um die Zwecke, in die der Mensch es einspannt. Wie sollte nun der Mensch wissen können, welchen Über-Sinn die Welt als Ganzes hat?

10. Die Person begreift sich selbst nicht anders denn von der Transzendenz her. Mehr als dies: Der Mensch ist auch nur Mensch in dem Maße, als er sich von der Transzendenz her versteht, – er ist auch nur Person in dem Maße, als er von ihr her personiert wird: durchtönt und durchklungen vom Anruf der Transzendenz. Diesen Anruf der Transzendenz hört er ab im Gewissen.

Für die Logotherapie ist Religion und kann sie nur sein ein Gegenstand – nicht aber ein Standort. Die Logotherapie muß sich also diesseits des Offenbarungsglaubens bewegen und die Sinnfrage diesseits der Aufgabelung einerseits in die theistische und andererseits in die atheistische Weltanschauung beantworten. Wenn sie solcherart das Phänomen der Gläubigkeit nicht als ein Glauben an Gott, sondern als den umfassenderen Sinnglauben auffaßt, dann ist es durchaus legitim, wenn sie sich mit dem Phänomen des Glaubens befaßt und beschäftigt. Sie hält es dann eben mit Albert Einstein, nach dem die Frage nach dem Sinn des Lebens stellen religiös sein heißt. (Anm. 17 auf S. 214.)

Der Sinn ist eine Mauer, hinter die wir nicht weiter zurücktreten können, die wir vielmehr hinnehmen müssen: Diesen letzten Sinn müssen wir deshalb annehmen, weil wir hinter ihn nicht zurückfragen können, und zwar deswegen nicht, weil bei dem Versuch, die Frage nach dem Sinn von Sein zu beantworten, das Sein von Sinn immer schon vorausgesetzt ist. Kurz, der Sinnglaube des Menschen ist, im Sinne von Kant, eine transzendentale Kategorie. Genau so, wie wir seit Kant wissen, daß es irgendwie sinnlos ist, über Kategorien wie Raum und Zeit hinauszufragen, einfach darum, weil wir nicht denken und so denn auch nicht fragen können, ohne Raum und Zeit immer schon vorauszusetzen, genau so ist das menschliche Sein immer schon ein Sein auf den Sinn hin, mag es ihn auch noch so wenig kennen: Es ist da so etwas wie ein Vorwissen um den Sinn, und eine Ahnung vom Sinn liegt auch dem in der Logotherapie sogenannten «Willen zum Sinn» zugrunde. Ob er es will oder nicht, ob er es wahrhat oder nicht – der Mensch glaubt an einen Sinn, solange er atmet. Noch der Selbstmörder glaubt an einen Sinn, wenn auch nicht des Lebens, des Weiterlebens, so doch des Sterbens. Glaubte er wirklich an keinen Sinn, keinerlei Sinn mehr – er könnte eigentlich keinen Finger rühren und schon darum nicht zum Selbstmord schreiten.

Über Psychotherapie[17]

Ein Gespräch über Psychotherapie muß sich notwendig orientieren an den beiden Grundpfeilern unserer Wissenschaft, an den Hauptsäulen Psychoanalyse und Individualpsychologie. Was einmal Scheler in bezug auf die kulturellen Werte des alten Europa gesagt hat, mag sich daher auch auf unsere Situation übertragen lassen: «Und dürfen sie auch nicht mehr absolute Vorbilder genannt werden, so sind sie doch gemeinsame, notwendige Orientierungstürme – Leuchttürme, nach denen wir hinschauen sollen nicht wie auf Ziele und vor uns, zu denen wir aber immer wieder zurückschauen müssen. Unter diesem Bilde eines Leuchtturms im Rücken»[18], wie Scheler sagt, will die folgende Auseinandersetzung mit den historischen, klassischen Psychotherapien verstanden werden. Denn mögen sie auch «turmhoch» überragen, was späterhin auf diesem Gebiet geleistet wurde: Wir haben zwar die Pflicht, nach ihnen zurückzublicken, aber trotzdem das Recht, uns von ihnen zu entfernen. Und wenn es etwas gibt, das mich persönlich überhaupt dazu legitimiert hat, dieses Referat zu übernehmen, so mag es der Umstand sein, daß ich selbst von beiden «Leuchttürmen» herkomme, bei Freud und Adler gestartet bin. Hatte ich doch in jungen Jahren das Glück, nicht nur beide persönlich zu kennen und mit ihnen zu korrespondieren, sondern auch in ihren Organen zu publizieren. 1924 erschien über Wunsch von Freud eine kleine Arbeit von mir in seiner Internationalen Zeitschrift für Psychoanalyse. Ich erwähne das darum, weil man es sich nicht so leicht machen darf, wie es viele tun: daß man einem Gegner der Psychoanalyse einfach «Widerstände» nachsagt; ich denke, es ist nicht anzunehmen, daß ich vor 25 Jahren solche Widerstände *nicht* hatte und jetzt ja.

---

17 Referat, gehalten am 31. Mai 1950 auf der ersten Tagung österreichischer Nervenärzte und Psychiater in Gmunden.

18 Max Scheler: Vom Ewigen im Menschen, Berlin 1933, 246.

Aber dieses Vorgehen, dieses Vermuten affektiver Hemmungen und emotionaler Hindernisse, ist ein typisches Beispiel von Psychologismus. Ist es doch für den Psychologismus charakteristisch, daß er etwas Logisches abtut, indem er es vom Psychologischen ableitet. Um mit dem Psychoanalytiker Wälder zu sprechen, flüchtet der Psychologist aus der Inhaltssphäre in die Ausdruckssphäre. Für ihn gibt es nur Seelisches, aber nichts Geistiges; zumindest kennt er das Geistige nicht als selbständigen, eigenständigen, eigengesetzlichen Bereich.

Das Gerede von der «psychosomatischen» Einheit und «Ganzheit» des Menschen hat das Seinige dazu beigetragen. In Wirklichkeit ist der Mensch zwar eine leiblich-seelische Einheit, aber diese Einheit macht noch nicht den Menschen, macht nicht dessen Ganzheit aus, sondern zu ihr, zur wahren Ganzheit, gehört eben das Geistige wesentlich mit dazu; ja dieses Geistige ist sogar das, was die Einheit des Menschen allererst stiftet, gründet und verbürgt. Vor allem aber gilt, was Matussek den Psychologisten vorhält: «Das Nicht-körperliche im Menschen geht im Seelischen nicht auf»[19] – um schließlich festzustellen, daß «man sich gezwungen sah, den Geist als etwas, was über das Seelische hinausgeht, auch in medizinische Erwägungen mit einzubeziehen.»

Was nun die Tiefenpsychologie anbelangt, so ist sie schon deshalb ausgesprochen psychologistisch, weil sie im menschlichen Sein eigentlich nur die Luststrebigkeit und die Triebdeterminiertheit[20] sieht – nicht aber die Wertstrebigkeit und die Sinnorientiertheit. Sobald wir jedoch so etwas wie Sinn und Werte bei unseren Analysen außer acht lassen, werden alle Phänomene irgendwie zweideutig. Mit Recht sagt v. Gebsattel: «Das Zwielicht des Nur-psychologischen macht alle Katzen grau.»[21] Wir selbst pflegen in diesem Zusammenhang aus didaktischen Gründen immer den Vergleich zu wählen mit der Projektion dreidimensionaler Gestalten – etwa einer Kugel, eines Kegels, eines Zylinders – in die Ebene, innerhalb deren

---

19 Paul Matussek: Metaphysische Probleme der Medizin, Springer, Berlin 1948.

20 Im Rahmen des röntgenologischen Schirmbildes, das nur kalkdichte Schatten zeigt, sieht der Mensch so aus, als ob er nur aus Knochen bestünde. Aber nicht nur, daß der Mensch nicht nur aus Knochen besteht: Es gilt auch, daß, wann immer Knochen bloßliegen – etwa im Falle eines offenen Bruches –, der Mensch auch schon nicht mehr heil ist. Analog verhält es sich mit dem Menschenbild der Triebpsychologie: Auch dieses Bild ist nicht mehr als ein Schattenbild des Menschen. Sobald nämlich ein Trieb isoliert zum Vorschein kommt – sobald die Triebhaftigkeit offen zutage tritt, ist der Mensch ebenfalls schon nicht mehr heil, und zwar hinsichtlich seiner Geistigkeit nicht mehr heil. Denn von dieser seiner Geistigkeit her sind die Triebe des Menschen – im Gegensatz zu denen des Tieres – immer schon durchherrscht und durchwaltet, in diese Geistigkeit ist die Triebhaftigkeit des Menschen immer schon eingebettet, so zwar, daß nicht nur dann, wenn Triebe gehemmt, sondern auch dort, wo sie enthemmt werden, der Geist immer schon am Werk gewesen ist, immer schon dareingeredet hat – oder aber dareingeschwiegen.

21 Victor E. v. Gebsattel: Christentum und Humanismus, Stuttgart 1947, 34.

immer wieder nur die gleiche Kreisfigur erscheint: Ganz genau so läßt sich, sobald wir die Dinge aus dem geistigen «Raum» in die «Ebene» des bloß Seelischen hinabprojizieren, nicht mehr entscheiden, ob etwas – um diese Gegenüberstellung von Oswald Schwarz zu gebrauchen – «Leistung» ist oder bloßes «Symptom».

Um eine Kritik der Grundlagen der Psychoanalyse haben sich, neben den genannten Forschern, in erster Linie Rudolf Allers, Arthur Kronfeld und Erwin Straus bemüht. Letzterer war es, der im besonderen den inneren Widerspruch nachzuweisen versucht hat, der psychoanalytischen Begriffen wie «Verdrängung, Sublimierung, Zensur» anhaftet, denen zufolge das aus Ichtrieben aufgebaute Ich imstande sein soll, mit der Triebhaftigkeit fertig zu werden. Im Hinblick auf dieses Problem müssen wir auch wirklich fragen, ob man je gehört hat, daß ein Fluß sich selbst sein eigenes Kraftwerk gebaut hätte. Selbst einem der Psychoanalyse so tief verpflichteten Autor wie Peter R. Hofstätter «scheint es durchaus an der Zeit zu sein, die veraltete Modellvorstellung der Libidohydraulik zu verlassen».[22] Übrigens hat auch Scheler von der Psychoanalyse kritisch als einer «Alchimie» gesprochen, nach der es möglich sein soll, daß aus Trieben Dinge wie Güte, Liebe usw. hervorgehen.

Angesichts der Vernachlässigung der Kategorien der Sinn- und Werthaftigkeit ist es nur um so verständlicher, wenn sich die neuere Psychotherapie gerade ihnen betont zugewandt hat und auch die Neurosenlehre um sie nicht herumkam. So sagt v. Gebsattel von den Neurotikern: «Nahezu alle diese Kranken leiden daran, daß ihnen der Sinn des Daseins überhaupt und des ihren im besonderen abhanden gekommen ist.»[23] Und Matussek nennt die Neurose geradezu «die Form, in der das Dasein auf ein sinnerfülltes Leben verzichtet» und fährt fort: «Zum Verständnis derartiger Neurosen aber reicht die Freudsche Theorie nicht aus. Das heißt nicht, daß jede krankhafte Erscheinung allein vom ethischen Gesichtspunkt aus betrachtet werden müßte, wohl aber, daß das Moralische auch wirklich als Moralisches gesehen werden soll.»

Dabei ist dieser Gesichtspunkt gar nicht einmal so neu, und Freud selbst – anders als seine Epigonen – dürfte ihn vorausgeahnt, wo nicht vorweggenommen haben; weist er doch einmal darauf hin, «daß der normale Mensch nicht nur viel unmoralischer ist als er glaubt, sondern auch viel moralischer als er weiß». Ein andermal erteilt er den Rat, «aufs Moralische eines Menschen mit moralischen Mitteln einzuwirken».[24] Nun, wir selbst denken, daß die Psychoanalytiker dies immer auch schon getan haben – wenn auch unbewußt; denn unseres Erachtens ist jede Psychoanalyse, sofern sie jemals wirksam ist, letztlich nur auf Grund einer

22 Das Ende einer Illusion, Wissenschaft und Weltbild 2, 88.
23 Victor E. v. Gebsattel: Not und Hilfe, S. 37.
24 «Über Psychotherapie», Gesammelte Schriften, Band VI.

längst nicht mehr bloß affektdynamischen oder triebenergetischen Umsetzung, vielmehr einer existentiellen Umstellung wirksam. Der gleichen Ansicht dürfte auch Matussek sein, wenn er erklärt: «Gerade für die Übertragung sind nicht nur die von Freud aufgestellten Triebgesetze verantwortlich zu machen, sondern auch Vorgänge in der personalgeistigen Schicht des Menschen.» (l. c.)

Wie steht es nun, was den Psychologismus anbelangt, um die weiteren Schulen und Richtungen der Psychotherapie? Matussek beispielsweise steht nicht an zu behaupten, «keine der auf Freud folgenden Richtungen habe die Grenzen des Psychologischen überschritten ... auch die sehr fruchtbaren und wertvollen Bereicherungen der Psychoanalyse durch Adler und Jung stellen letztlich keine entscheidende Korrektur an der Psychoanalyse dar, denn sie kommen alle über die Kategorien des Seelischen nicht hinaus.» (l. c.)

So war es denn durchaus gerechtfertigt, sich darum zu bemühen, der Psychoanalyse, überhaupt der psychologistischen Psychotherapie, die das Geistige ignoriert, eine Psychotherapie gegenüberzustellen, die gerade am Geistigen orientiert ist.[25] Und zwar am Geistigen in doppelter Beziehung: insofern nämlich, als sie einerseits Psychotherapie sein will «vom Geistigen her», oder, wenn man mit Hegel so sagen will, vom «objektiven Geist», vom Logos her, und andererseits Psychotherapie «auf Geistiges hin», d. h. auf «subjektiven Geist», auf Existenz hin. In einem Fall präsentiert sich solche Psychotherapie sodann als das, was wir selbst Logotherapie genannt haben – im andern Fall als Existenzanalyse.[26]

Während die Psychoanalyse den Neurotiker einseitig sieht als beherrscht vom Lustprinzip, also vom Willen zur Lust, und die Individualpsychologie als bestimmt vom Geltungsstreben, also vom Willen zur Macht, sieht die neue Psychotherapie auch den Willen zum Sinn.

---

25 Vgl. Matussek: «In der Gegenwart sind die Daseinsanalyse L. Binswangers und die Existenzanalyse V. E. Frankls die größeren und umfassenderen Versuche, sich von der Freudschen Grundposition zu lösen und von einer andern Ebene aus zu therapieren. Einer der entscheidenden Punkte beider Autoren ist der, daß sie gerade das spezifische Menschliche nicht durch biologische und psychologische Konstruktionen zu erklären suchen, sondern das Wesen des Menschlichen zu erfassen und für die Therapie fruchtbar zu machen trachten.» (Metaphysische Probleme der Medizin [2., erweiterte Auflage], Springer, Berlin 1950.)

26 Vgl. Frankl: «Zur geistigen Problematik der Psychotherapie», Zentralblatt für Psychotherapie, 1938, in welcher Publikation erstmalig expressis verbis die Existenzanalyse gefordert und entworfen wurde, sowie Frankl: «Zur Grundlegung einer Existenzanalyse», Schweizerische Medizinische Wochenschrift, 1939. Die Forderung und Grundlegung einer Logotherapie geht jedoch bereits zurück auf die Publikation Frankl: «Psychotherapie und Weltanschauung. Zur grundsätzlichen Kritik ihrer Beziehungen», Internationale Zeitschrift für Individualpsychologie, 1925.

Schon hier zeigt sich, daß und inwieweit die Lehren von Freud und Adler einander so recht ergänzen – freilich noch nicht zum Ganzen (zu dem ja, wie gesagt, das Geistige wesentlich hinzugehört); immerhin scheint es nicht angängig, wenn etwa Speer die Adlersche Lehre abtun zu können vermeint als «Sammelbecken der Volksschullehrer».[27]

Auch in einer andern Beziehung lassen sich Psychoanalyse und Individualpsychologie einander gegenüberstellen. Ist es doch so, daß erstere im menschlichen Dasein vornehmlich die geschlechtliche Getriebenheit sieht und letztere vorzüglich die gesellschaftliche Gebundenheit («Gemeinschaftsgefühl»); nur wurde übersehen, daß beide Momente eigentlich je ein defizienter Modus eines ursprünglicheren, des totalen menschlichen Phänomens der Liebe sind; jener Liebe, die – ungeschmälert – von Ludwig Binswanger in den Vordergrund und Mittelpunkt seiner «Daseinsanalyse» gestellt wurde – und damit zugleich in Gegensatz zu der Heideggerschen Deutung menschlichen Daseins als bloßer «Sorge».

Wenn vorhin von einem «ergänzenden» Verhältnis psychotherapeutischer Forschungsrichtungen die Rede war, so gilt dies nicht nur auch, sondern erst recht, ja überhaupt erst im vollen Wortsinn von der existenzanalytischen Forschungsrichtung: Sie will ergänzen, zu einem wahreren Bild vom «ganzen» Menschen ergänzen – vom Menschen als im Wesen geistiger Existenz. Was sie jedoch nicht will, ist etwa die früheren Psychotherapien ersetzen: Sie will sie nur überhöhen, überbauen. Und damit erscheint auch der Einwand und Vorwurf entkräftet, wir versuchten, einen Hausbau beim Dach zu beginnen: In Wirklichkeit wollen wir bloß nicht beim Unterbau oder bei irgendeinem Stockwerk zu bauen aufhören, sondern das «Ganze» unter «Dach» bringen.

Aus dem soeben aufgezeigten einander ergänzenden Charakter der psychotherapeutischen Lehrmeinungen läßt sich auch verstehen, daß sich in zunehmendem Maße so etwas wie eine Konvergenz der einzelnen Schulen abzuzeichnen beginnt: Die «Kurse», die von den verschiedenen «Leuchttürmen» ihren Ausgang nehmen, scheinen mit der Zeit zu konvergieren. Sobald solche Konvergenz möglich ist, ist nun auch eine Kooperation zwischen den Vertretern der einzelnen Richtungen nötig. Denn nicht nur die Seele selbst ist, wie Arthur Schnitzler sie nannte, ein «weites Land», sondern auch die Seelenkunde, die Seelenheilkunde, die Psychotherapie ist solch ein weites Land, das in den verschiedensten Richtungen – «Richtungen» in einem Doppelsinn – ausgeschritten zu werden verlangt. So gilt denn für die Forschung das Gebot der Kooperation; für die Lehre aber und gar erst für die Praxis gilt mehr, gilt das Gebot bewußt eklektischen Vorgehens. Freilich dürfte man nicht so weit gehen, daß man nun den Eklektizismus als eine eigene Schule,

27 E. Speer: Der Arzt der Persönlichkeit, Stuttgart 1949, 21.

als eine neue Richtung hinstellt und ausgibt – auch dann nicht, wenn man sie «universalistisch» nennt.

Den gekennzeichneten Tendenzen zur Konvergenz und den geforderten Bestrebungen zur Kooperation kommt seit ihrem Bestehen bzw. seit ihrer dankenswerten Reaktivierung durch Ernst Kretschmer die Allgemeine ärztliche Gesellschaft für Psychotherapie entgegen, welcher deutschen Gesellschaft wir nun auch in Österreich eine Schwestergesellschaft an die Seite gestellt haben. Im Rahmen dieser Gesellschaften will das Wörtchen «allgemein» auf eine Zusammenarbeit der einzelnen Richtungen und die endliche Überwindung allen Sektierertums hinweisen – während das Wörtchen «ärztlich» der immer mehr sich bahnbrechenden Überzeugung entspricht, daß Psychotherapie eben eine wesentlich ärztliche Angelegenheit ist und zu bleiben hat. Zuletzt war es Speer, der sich diesbezüglich nachdrücklich geäußert hat, indem er sagt: «Es drängt sich zu vielerlei Volk an die Psychotherapie heran, das mit ihr nichts zu tun hat. Wie alle unwissenden Dilettanten glauben sie, alles zu wissen, wenn sie einiges wissen. Psychotherapie ist kein Tummelplatz für Neugierige, für Bohemiens und Unbefriedigte aus anderen Berufen.» (l. c.)

Freilich bedeutet der Dr.-med.-Grad unseres Erachtens noch nicht die Gewähr dafür, daß sein Träger auch ein fähiger Psychotherapeut sei. Zunächst erhebt sich die Begabungsfrage, und in dieser Hinsicht möchte ich Erwin Stransky eine Erweiterung seiner Formel «psychotherapeuticus non fit sed nascitur» vorschlagen und folgendermaßen formulieren: psychotherapeuticus natus non est sed fit – will heißen, daß zur Psychotherapie zwar Begabung gehört, diese Begabung aber noch der gehörigen Ausbildung bedarf. Das Moment der Begabung involviert auch die Tatsache, daß nicht jeder Psychotherapeut befähigt ist, nach jeder Methode zu behandeln. Auf der andern Seite bin ich überzeugt, daß auch nicht jede Methode für jeden Fall und jeden Patiententypus taugt. Aus welchem Grunde ich hinsichtlich des Problems der (nur bedingten) Lehrbarkeit und Lernbarkeit der Psychotherapie zu sagen pflege, Psychotherapie sei eine Gleichung mit zwei Unbekannten – $\Psi = x + y$ – wobei die eine Unbekannte, das eine irrationale und nicht errechenbare Moment die Persönlichkeit des Arztes ist und die andere die Individualität des Kranken. Abgesehen von der psychotherapeutischen Begabung und psychotherapeutischen Ausbildung ist für den Psychotherapeuten aber auch erforderlich, daß er allgemein klinisch und im besonderen neurologisch-psychiatrisch geschult sei.

Der Weg, den die Psychotherapie seit Freud gegangen ist, erweist sich nun als markiert durch zwei Etappen: Der erste Schritt führte sie von der Automatie zur Existenz – der zweite von der Autonomie zur Transzendenz. Denn es ist einerseits so, daß das menschliche Sein im Bilde eines bloßen Triebbündels oder Reflexautomaten nicht aufgeht; andererseits ist es so, daß das Bild des Menschen den

Rahmen der Immanenz sprengt. Zum Glück braucht es heute nicht von vornherein ein Ärgernis darzustellen, wenn in die Deutung menschlichen Seins, auch Krankseins, die Transzendenz einbezogen wird; ängstliche Gemüter wollen wir nur darauf aufmerksam machen, daß dies anerkannterweise von der Wissenschaft schlechthin gilt, und niemand Geringerer als Einstein, dessen Wissenschaftlichkeit wohl außer Zweifel steht, hat erst kürzlich erklärt: «Wissenschaft ohne Religion ist lahm – Religion ohne Wissenschaft ist blind.»[28] Die Psychotherapie als solche hat sich naturgemäß nicht mit der Transzendenz als solcher zu befassen, vielmehr bloß mit der Transzendentalität menschlichen Seins, d. h. mit dessen Angelegtsein auf Transzendenz hin. Wir selbst haben versucht nachzuweisen, daß diese dem Menschen anscheinend immanente Bezogenheit auf die Transzendenz auch unbewußt, ja auch verdrängt sein kann, so daß es nicht nur unbewußte bzw. verdrängte Sexualität, sondern auch ebensolche Religiosität gibt. Freilich konnten wir, in striktem Gegensatz zu C. G. Jung, nicht genug betonen, daß diese unbewußte Religiosität nicht eshaft, sondern ichhaft ist, nicht seelisch, sondern geistig, nicht organismisch, sondern personal – mit einem Wort: existentiell.

Fragen wir uns nach den Wurzeln der ebenso verkrampften wie vergeblichen Versuche, menschliches Sein unter Verzicht auf einen Einbezug der Transzendenz rein von der Immanenz her zu deuten, sonach im Menschen, wenn schon keinen Automaten, so doch ein absolut autonomes Wesen zu sehen, so bringt uns diese Frage auf eine Äußerung von Freud, der zufolge der «Narzißmus» der Menschheit dreimal einen schweren Schock erlitten habe: das erstemal durch die Lehre des Kopernikus, das zweitemal durch die von Darwin und das drittemal durch die von Freud selbst. Nun, was den ersten Schock anbelangt, so war es mir persönlich niemals recht verständlich, warum es unser Selbstwertgefühl erschüttern sollte, wenn wir hören, daß wir Menschen nicht im Mittelpunkt des Weltalls stehen; denn dieses Faktum kann der eigentlichen Würde des Menschen keinen Abbruch tun. Durch die Kenntnisnahme dieses Faktums erschüttert sein hieße gleichviel, wie wenn da einer darob enttäuscht sein sollte, daß etwa Goethe nicht im Mittelpunkt der Erde geboren ist, oder Freud den Großteil seines Lebens nicht im Zentrum der Stadt Wien, sondern im IX. Wiener Gemeindebezirk verbracht hat ...

Immerhin ist es interessant, daß der Zeitpunkt der Wandlung des geozentrischen ins heliozentrische Weltbild der Astronomie zusammenfällt mit dem Zeitpunkt der Wandlung des theozentrischen ins anthropozentrische Weltbild der Philosophie. So mußte, ganz im Sinne von Freud, das kopernikanische Weltbild wirklich eine gewisse Erschütterung im menschlichen Bewußtsein hinterlassen haben, und zwar eine Erschütterung – ich möchte sagen: ein planetarisches Minderwertigkeitsgefühl, das, durchaus nach Art des von Adler aufgewiesenen Mecha-

28 Out of My Later Years, Philosophical Library, New York.

nismus, seine Überkompensation erheischte: Der Mensch, der sich aus der Mitte des Kosmos herausgeworfen fühlte, setzte sich nunmehr wenigstens in geistiger Beziehung um so mehr in die Mitte des Seins – an die Stelle von Gott.

Diese Selbstvergötzung mag mit eine der Quellen des neuzeitlichen europäischen Nihilismus[29] gewesen sein. Führt doch jede Vergötzung schließlich zur Verzweiflung – wobei sie sich, einem Wort von Allers zufolge, genau dort rächt, wo gegen die Rangordnung der Werte gesündigt wurde. Um ein Beispiel zu wählen: Das deutsche Volk hat «Blut und Boden» vergötzt – hat die in diesem doppelten Schlagwort aufscheinenden Werte verabsolutiert und zur alleinigen Richtschnur seines Handelns gemacht. Und was geschah? Es ist gerade um «Blut und Boden» gekommen: um einen Großteil seines «Bodens», seines Territoriums, und um ein Gutteil – um den besten Teil seines «Blutes», nämlich um ein Gutteil seiner jüngsten Männergeneration. Weist doch eine Statistik nach, daß von 100 jungen Männern des Jahrganges 1924 nur noch 37 am Leben und gesund sind (die schweizerische Vergleichszahl beträgt 87).

Mit dem Nihilismus, mit der Verzweiflung des Menschen von heute sieht sich nun auch die Psychotherapie konfrontiert. Dies bedeutet für sie eine ungemeine Erweiterung ihrer Zielsetzungen. Als, im Jahre 1945, auf den Straßen Wiens noch die Autowracks und Stahlhelme herumlagen – in dieser Zeit der äußeren und inneren Ausgebombtheit, war Otto Kauders daran gegangen, uns jüngeren Neurologen ein Privatissimum über Psychotherapie zu halten. Er hatte nicht die Zeit, es über wenige Stunden hinaus fortzusetzen: Aber einmal, im Rahmen dieses Privatissimums, sagte Kauders ein ebenso gewagtes wie erfrischendes Wort, das mir in Erinnerung geblieben ist: Er meinte damals, wir müßten uns doch im klaren sein darüber, daß Psychotherapie in dieser Zeit sich wohl nicht darauf beschränken dürfe, unseren Neurotikern mehr oder weniger Erleichterung zu verschaffen, sondern daß es darüber hinaus doch wohl auch gelte, sich dem geistigen Massenelend zu stellen, das hier und heute um uns ist.

Indes, bevor wir auf diese Ausweitung des Gegenstands- und Aufgabenbereichs der Psychotherapie eingehen, sei auf eine nicht minder notwendige Einschränkung Bedacht genommen. Ich meine hiebei die Neurose als Gegenstand der Psychotherapie bzw. die Neurosenbehandlung als Aufgabe: Neurosen sind exquisit

29 Der Nihilismus behauptet keineswegs, daß in Wirklichkeit nichts sei; er behauptet vielmehr, die Wirklichkeit sei nichts als – das oder jenes, worauf sie vom Nihilismus in dessen jeweiliger Konkretisierung zurückgeführt bzw. woher sie abgeleitet wird. Nun, während das «nichts als» den Nihilismus der Form nach charakterisiert, kennzeichnet ihn dem Inhalt nach der Geistesüberdruß. Ist das «nichts als» in aller Nihilisten Munde, so die Geistesmüdigkeit in ihren Herzen.

psychogene[30] Erkrankungen; psychogen ist aber nicht gleichbedeutend mit funktionell. So wissen wir jetzt mehr als vordem, daß es die verschiedensten vegetativen und endokrinen Funktionsstörungen gibt, die sich in funktionellen Zustandsbildern äußern, ohne daß es sich dabei um psychogene Erkrankungen sensu strictiori handeln würde. So habe ich selbst zu zeigen versucht, daß sich hinter so mancher Agoraphobie eine Hyperthyreose verbirgt – ebenso typisch wie hinter so mancher Depersonalisation (allenfalls vergesellschaftet mit Merkfähigkeitsstörung und Konzentrationsunfähigkeit) eine latente Nebennierenrindeninsuffizienz steht. Da es sich hiebei um nicht eigentlich psychogene, sondern eben nur funktionelle Zustände handelt, möchte ich sie als Pseudoneurosen bezeichnen.

Des weiteren wären hier zu erwähnen jene ebenfalls nicht eigentlich neurotischen Krankheitsbilder, in denen ebenso wenig eine eigentliche Verursachung vom Seelischen her gegeben ist – vielmehr bloße Auslösung. Hieher gehören vor allem die Fälle, in denen der Erwartungsangstmechanismus einen ursprünglich nicht psychogenen Krankheitszustand unterhält – wobei diese Erwartungsangst nicht selten iatrogen gezüchtet ist. Daß auch solche Fälle, obwohl nicht eigentlich und nicht ursprünglich psychogener Natur, psychotherapeutisch angehbar sind, ist klar; wissen wir doch längst, daß der Indikationsbereich der Psychotherapie sich keineswegs mit dem Bereich der Psychogenese deckt. Ein Asthma bronchiale oder eine Angina pectoris müssen nicht im strengen Wortsinn psychogen und können dennoch der Psychotherapie weitestgehend zugänglich sein. Schließlich sind auch die Warzen, deren exquisit psychotherapeutische Heilbarkeit seit Bloch bekannt ist, darum noch lange nicht psychogen entstanden.

Außer diesen Sekundärneurosen, wie ich sie nennen möchte, und jenen funktionellen Pseudoneurosen, gibt es nun auch Pseudoneurosen, die deshalb nicht psychogen sind, weil sie sozusagen noogen sind. Ich denke hiebei an Menschen, die sich nicht eigentlich in einem seelischen Krankenstand, sondern vielmehr in einem geistigen Notstand befinden; an Menschen, bei denen etwa eine existentielle Reifungskrise gleichsam «unter dem klinischen Bilde einer Neurose» verläuft, ohne daß wir darum das Recht hätten, von Krankheit im engeren Wortsinn zu sprechen: «Wie scheint doch alles Werdende so krank!» (Georg Trakl). Warum

30 Ist Einwirkung von Seelischem auf Leibliches überhaupt denkbar? Nun: In der Dimension des Physiologischen ist das Nervensystem ein in sich geschlossenes System – ohne daß die Möglichkeit gesehen werden könnte, daß Psychisches eingreift; aber in der nächst höheren Dimension, in der des Psychologischen, erweist sich das Nervensystem als gar nicht in sich geschlossen. Auch ein in sich geschlossener Kreis kann, nicht in der Ebene, sondern im Raum betrachtet, sich als offenes Gefäß entpuppen. Die Geschlossenheit eines Systems in einer bestimmten Dimension ist mit seiner Offenheit in der nächst höheren Dimension und mit der Möglichkeit eines Einflusses aus dieser Dimension heraus eben sehr wohl vereinbar.

auch sollte ein Mensch, der unter der Wirkung eines geistigen Problems oder eines Gewissenskonflikts steht, nicht ganz genau so schlecht schlafen, viel schwitzen und zittern wie ein Neurotiker – ohne dabei im strengen Sinne Neurotiker zu sein.

In all diesen Fällen Psychotherapie im engeren, bisherigen, also psychologistischen Sinne betreiben, hieße unter Umständen, das «metaphysische Bedürfnis» einer Verdrängung anheimfallen lassen, oder könnte leicht geradezu auf eine Erziehung zum «metaphysischen Leichtsinn» (Max Scheler) hinauslaufen. Gar eine Somatotherapie, etwa eine medikamentöse Behandlung, würde das metaphysische Bedürfnis nicht nur verdrängen, sondern auch in Tranquilizern ertränken.

Nun zur angedeuteten Notwendigkeit einer Erweiterung des psychotherapeutischen Aufgabenbereichs: Von Rudolf Virchow stammt das Wort, Politik sei nichts weiter als Medizin im Großen. Nun, wenn wir um uns blicken, könnten wir versucht sein zu behaupten, Politik sei heute nichts weiter als Psychiatrie im Großen. Ornulo Odegård und Fröschaug haben beispielsweise auf dem 8. Kongreß skandinavischer Psychiater (1946) über die Untersuchungsergebnisse einer psychiatrischen Kommission berichtet, die vom norwegischen Justizministerium eingesetzt worden war, um 50 000 ehemalige Quisling-Anhänger psychiatrisch zu perlustrieren. Unter ihnen fanden sie zweieinhalbmal so viel Paralytiker, Paranoiker und paranoide Psychopathen wie unter der norwegischen Durchschnittsbevölkerung. Wir sehen, daß die von mancher Seite geforderten periodischen psychiatrischen Reihenuntersuchungen an den politischen Führern nutzlos wären. Denn man hätte, schon früher, rechtzeitig, diejenigen psychiatrieren müssen, mit deren Hilfe und auf deren Rücken erst die betreffenden Politiker bis zu ihrer späteren Führerschaft aufsteigen konnten. Die Kürze der mir zur Verfügung stehenden Zeit erlaubt es nicht, darauf einzugehen, was in diesem Zusammenhang, d. h. zum Problem einer Pathologie des Zeitgeistes zu sagen wäre. Eines aber muß gesagt sein: Mit einer Psychotherapie, die im Menschen einseitig und ausschließlich den Willen zur Lust sieht oder den Willen zur Macht, würden wir angesichts dieser kollektiven Aufgabe nicht das Auslangen finden. Hier könnte uns vielmehr nur eine Psychotherapie weiterhelfen, die gründet und wurzelt in einem echt humanistischen Welt- und Menschenbild. Dem zeitgenössischen Nihilismus werden wir nur dann gewachsen sein, wenn wir ihm einen Humanismus entgegenzustellen vermögen – und nicht einen jener Homunkulismen, die im Menschen gar nicht den Menschen selbst, nicht das eigentlich Menschliche, nicht den Homo humanus sehen, sondern je nachdem entweder nur den Homo faber, also den technischen Menschen, oder den Homo sapiens, also den die Ratio vergötzenden Menschen, oder aber ein bloßes Produkt von Erbe und Umwelt (als ob es die frei entscheidende Person als

Drittes nicht gäbe – tertium datur!) oder gar eine Art höheren Säugetiers, dem der aufrechte Gang zu Kopfe gestiegen ist.[31]

Im Rahmen eines wahreren Menschenbildes, das uns auch für unsere psychotherapeutischen Zwecke so not tut, muß nun auch Platz sein für die Gestalt des Homo patiens. Um es den «leidenden Menschen» lehren zu können, müssen vor allem wir selbst es lernen, daß das Leiden, zumindest der Möglichkeit nach, in höchstem Sinne ein Leisten ist – oder mit einem Wort von Paul Polak: daß es sich «mit Sinn begaben»[32] läßt.

Meine Damen und Herren! Sie sehen, daß es der Psychotherapie von heute nicht genügen kann, den Menschen bloß genußfähig oder arbeitsfähig zu machen: Sie muß ihn in einem bestimmten Sinne auch leidensfähig machen. Gerade der Neurotiker gehört zu den Menschen, denen es an Mut zum Leiden gebricht; die Wirklichkeit des Leidens, die Notwendigkeit des Leidens und die Möglichkeit, das Leiden mit Sinn zu erfüllen, wird nicht zur Kenntnis genommen. Der Neurotiker versagt sich dem Wagnis des Leidens. Und sofern jenem einseitig und oberflächlich gezeichneten Menschenbild vom Homo sapiens der Imperativ «sapere aude» entspricht, so unserem Bilde vom Homo patiens, vom sinnvoll leidenden, sein Leiden mit Sinn erfüllenden Menschen der andere Imperativ: pati aude!

Was ein Jüngerer unter uns, Otto Eichhorn, einmal gesagt hat, ist vollauf richtig: Jede Zeit hat ihre Neurosen – und braucht ihre Psychotherapie. Und so wäre es denn auch zu verstehen, daß es gerade einer Zeit wie der unseren vorbehalten blieb, die Leidensfähigkeit des Menschen in die psychotherapeutische Zielsetzung mit einzubeziehen – einer Generation wie der unseren, nämlich einer leidgeprüften Generation. Einer Generation zudem, welche die tiefste Entwürdigung der menschlichen Person an sich selbst erfahren mußte – und vielleicht nur aus dieser Erfahrung heraus zurückfinden konnte zur Anerkennung der geistigen Personalität des Menschen. Nicht am grünen Tisch, nicht am Ordinationsschreibtisch wurde die neue Psychotherapie und das Menschenbild, das ihr zugrundegelegt ist,

31 Für gewöhnlich wird den Wissenschaftlern von heute nachgesagt, sie hätten sich zu sehr spezialisiert; in Wirklichkeit haben sie zu viel generalisiert: Tatsächlich begegnen wir auf Schritt und Tritt einer Tendenz zur Verallgemeinerung – und zu ihr gesellt sich eine Tendenz zur Grenzüberschreitung. Diese beiden Tendenzen sind auch das Rezept, nach dem der heutige Homunkulus hergestellt wird. Darin liegt das ganze Fabrikationsgeheimnis: Erst werden die Forschungsergebnisse eines bestimmten, begrenzten Bereichs im Rahmen einer Wissenschaft verallgemeinert, und dann werden sie über die Grenzen der betreffenden Wissenschaft hinaus auf andere Gebiete übertragen. So daß sich bezüglich solcher Wissenschaftler sagen ließe: Erst schlagen sie alles über einen Leisten, und dann bleiben sie nicht einmal bei ihrem Leisten.

32 Paul Polak, «Frankls Existenzanalyse in ihrer Bedeutung für Anthropologie und Psychotherapie», Tyrolia-Verlag, Innsbruck 1949, S. 22.

ausgeheckt; sondern es hat sich geformt in der harten Schule der Bombentrichter und Bombenkeller, der Kriegsgefangenen- und Konzentrationslager. Wer sie mitgemacht, aber auch wer nur die Romane der Résistance gelesen – er wird wissen, daß es in all diesen «Grenzsituationen» längst nicht mehr galt «primum vivere deinde philosophari», sondern die letzte Frage in diesen äußersten Situationen galt der Rechenschaft über den Sinn des Lebens und auch noch den Sinn des Sterbens: darüber wollte der Mensch Rechenschaft ablegen – um dann aufrecht hinzugehen und zu sterben. Was galt, war eher: primum philosophari deinde mori.

Wer in den Kategorien von vor 50 Jahren gedacht hätte, der hätte in solchen Situationen an den Menschen nur vorbeigeredet. Mit dem Gerede von Komplexen und Minderwertigkeitsgefühlen wäre da nicht zu helfen gewesen, hätte man keinen Hund hinter dem Ofen hervorlocken können. Zum Beleg hiefür möchte ich mir nur gestatten, das Schreiben eines jungen österreichischen Nervenarztes zu zitieren, in dem er erzählt, wie sehr ihn eine amerikanische Besprechung eines europäischen Buches über die Psychologie des Konzentrationslagers enttäuscht hätte – in welchem Buche von der existentiellen Bewältigung dieser Grenzsituation die Rede war, während der Rezensent es für einzig und allein wichtig hielt, aus den betreffenden Erlebnisschilderungen Rückschlüsse zu ziehen auf eine Regression zur Urethral- und Analerotik … Nun, der junge Kollege, den dies so sehr enttäuscht hatte, erzählte in diesem Brief des weiteren von sich selbst – davon, wie er kurz vor Kriegsende selber in einem Konzentrationslager gefangengehalten wurde und nur im letzten Augenblick der bereits terminisierten Hinrichtung entging; in den letzten Stunden vor diesem Termin, so setzte er seinen Bericht fort, in diesen Stunden, in denen er Zwiesprache mit sich selbst hielt, da sei es wahrlich nicht um Fragen der Urethral- und Analerotik, der Ödipus- und Minderwertigkeitskomplexe gegangen, sondern vielmehr genau um das, worum es, wie er meinte, auch der Existenzanalyse gehe.

Meine Damen und Herren, ich bin am Schlusse. Ich hoffe, Sie haben aus meinen Ausführungen ersehen können, daß den Nöten der Zeit nur eine Psychotherapie gewachsen ist, die mehr sieht als die psychophysische Faktizität des Menschen – die auch seine geistige Existenz sieht; eine Psychotherapie, die nicht nur den Organismus sieht, sondern auch die Person des Menschen. Nur von einer Psychotherapie, deren Theorie diese geistige Person nicht ignoriert, dürfen wir erwarten, daß sie in ihrer Praxis auch die Würde der Person respektiert. Nur eine solcherart ausgerichtete Psychotherapie gibt uns auch die Gewähr, daß sich Dinge wie die Euthanasie der Geisteskranken – um nur das fachlich uns Nächstliegende zu erwähnen – nicht mehr wiederholen. Nur eine solcherart orientierte Psychotherapie wird auch jenen Eros paidagogos zu erwecken imstande sein, den Prinzhorn gefordert hat. Nur eine solche Psychotherapie wird jenen psychiatrischen Enthusiasmus wachrufen können, den wir von den kommenden Psychotherapeuten verlangen und erwarten. Dieser psychotherapeutische Enthusiasmus aber hat zur Voraussetzung einen grenzenlosen Respekt vor der Einmaligkeit und Einzigartigkeit alles menschlichen Daseins, vor dem Wert und der Würde jedes einzelnen Menschen – jenen grenzenlosen Respekt, wie er aufscheint in den zwei Jahrtausende alten Worten aus dem Talmud: «Wer auch nur eine einzige Seele zerstört, der wäre gleich zu erachten einem Menschen, der eine ganze Welt zerstört hätte; und wer auch nur nur eine einzige Seele errettet – er ist gleich zu erachten einem Menschen, der eine ganze Welt gerettet hätte.»

Der Pluralismus der Wissenschaften und die Einheit des Menschen[1]

1 Vortrag, gehalten im Rahmen der Wissenschaftlichen Vorträge anläßlich der 600-Jahrfeier der Universität Wien am 13. Mai 1965 im Großen Festsaal der Wiener Universität.

Zunächst einmal obliegt es mir, dem Akademischen Senat Dank zu sagen für den Auftrag, einen der fünf wissenschaftlichen Vorträge zu übernehmen, die aus Anlaß des 600. Geburtstages der Universität Wien veranstaltet werden. Dem Anlaß gemäß geziemt es sich, auszugehen von der Idee der Universität. Der Idee der Universität auf dem Objektpol steht auf dem Subjektpol gegenüber die Universalität des Wissens. Der Universitas litterarum kann von Rechts wegen nur das Studium generale gerecht werden. Womit wir aber heute konfrontiert werden, ist eher ein Studium speciale. Denn heute leben wir in einem Zeitalter der Spezialisten, und was sie uns vermitteln, sind bloß partikuläre Perspektiven und Aspekte der Wirklichkeit. Vor den Bäumen der Forschungsergebnisse sieht der Forscher nicht mehr den Wald der Wirklichkeit. Die Forschungsergebnisse sind aber nicht nur partikulär, sondern auch disparat, und es fällt schwer, sie zu einem einheitlichen Welt- und Menschenbild zu verschmelzen. An sich muß die Diskrepanz zwischen den Abbildungen der Wirklichkeit noch lange nicht einen Verlust an Erkenntnis mit sich bringen, sondern kann im Gegenteil sehr wohl einen Gewinn an Erkenntnis ausmachen. Im Falle des stereoskopischen Sehens etwa wird gerade durch das Voneinanderabweichen der Abbildungen nicht mehr und nicht weniger als eine ganze Dimension, eben die Dimension des Raumes erschlossen. Bedingung und Voraussetzung ist aber, daß eine Fusion der Netzhautbilder zustande kommt. Analog bedarf es einer «Anstrengung des Begriffs» (Hegel), um die disparaten Ergebnisse der wissenschaftlichen Forschung zu einem einheitlichen Welt- und Menschenbild zu verschmelzen.

Nun kann das Rad der Entwicklung nicht zurückgedreht werden. In einer Zeit, deren Forschungsstil durch das teamwork charakterisiert ist, können wir der Spezialisten weniger denn je entraten. Aber die Gefahr liegt ja gar nicht im Spezialistentum als solchem, nicht so sehr im Mangel an Universalität als vielmehr im Anschein der Totalität des Wissens, den sich so manche Wissenschaftler geben, im Anspruch auf ein «Totalwissen» (Jaspers), den sie erheben. In dem Augenblick, in dem dies geschieht, schlägt Wissenschaft aber auch schon um in Ideologie. Was im besonderen die Wissenschaften vom Menschen anlangt, wird in diesem Augenblick aus Biologie Biologismus, aus Psychologie Psychologismus und aus Soziologie Soziologismus. Wie wir sehen, liegt die Gefahr gar nicht darin, daß sich die Forscher spezialisieren, sondern darin, daß die Spezialisten – generalisieren. Wir alle kennen die sogenannten terribles simplificateurs. Ihnen an die Seite stellen ließen sich nun die terribles généralisateurs, wie ich sie nennen möchte. Die terribles simplificateurs vereinfachen alles; sie schlagen alles über einen Leisten. Die terribles généralisateurs aber bleiben nicht einmal bei ihrem Leisten, sondern verallgemeinern ihre Forschungsergebnisse. Lassen Sie mich Ihnen ein flagrantes Beispiel vor Augen führen: In «The Modes and Morals of Psychotherapy» wird uns folgende Definition angeboten: «Man is nothing but a biochemical mechanism, powered by a combustion system, which energizes computers». Nun, als Neurologe stehe ich dafür ein, daß es durchaus legitim ist, den Computer als ein Modell zu betrachten, sagen wir, für das Zentralnervensystem. Der Fehler liegt erst im nothing but, in der Behauptung, der Mensch sei nichts als ein Computer. Der Mensch ist ein Computer; aber er ist zugleich unendlich mehr als ein Computer, dimensional mehr als ein Computer. Der Nihilismus demaskiert sich nicht durch das Gerede vom Nichts, sondern maskiert sich durch die Redewendung «nichts als». Die Amerikaner sprechen in diesem Zusammenhang von einem reductionism. Wie sich zeigt, reduziert der reductionism den Menschen nicht nur um eine ganze Dimension, sondern verkürzt ihn um nicht mehr und nicht weniger als um die Dimension des spezifisch Humanen. Wie denn überhaupt der Reduktionismus definiert werden könnte als ein scheinwissenschaftliches Vorgehen, durch das spezifisch humane Phänomene wie Gewissen und Liebe auf subhumane Phänomene reduziert beziehungsweise von ihnen deduziert werden. Mit einem Wort, der Reduktionismus ließe sich definieren als ein Subhumanismus. Die spezifisch humanen Phänomene werden zu bloßen Epiphänomenen gemacht. Hinter der Liebe stehen nunmehr nur noch sogenannte zielgehemmte Triebe. Das Gewissen ist dann nichts als das Überich (von der wirklich modernen Psychoanalyse wird die Identifikation von Gewissen und Überich längst nicht mehr aufrecht erhalten, sondern die dimensionale Differenz zwischen ihnen anerkannt und zugegeben). Dann ist Gott nichts als eine Vaterimago, die Religion nichts als eine Menschheitsneurose (ich zitiere wörtlich), und der Geist nichts als die höchste Nerventätigkeit, um auf die bekannte Arbeit eines berühmten Forschers anzuspielen. Welch eine Epiphänomenologie des Geistes …

Dem gelehrten Nihilismus, wie er im Reduktionismus zum Ausdruck kommt, steht der gelebte Nihilismus gegenüber, als der sich das von mir beschriebene und als solches bezeichnete existentielle Vakuum interpretieren ließe. Es handelt sich um das Erlebnis einer inneren Leere, um das Gefühl einer abgründigen Sinnlosigkeit, dem wir Psychiater zur Zeit auf Schritt und Tritt begegnen. Fragen wir uns, woher das existentielle Vakuum kommen mag, dann wäre auf den doppelten Verlust zu verweisen, den der Mensch seit der Menschwerdung zu erleiden hatte: Zuerst kam es zu einem teilweisen Verlust der Instinktsicherheit, die das Tiersein auszeichnet. Sodann büßte er mehr und mehr seine Geborgenheit in jenen Traditionen ein, die weitgehend sein Verhalten bedingt und beeinflußt hatten. Weder sagt dem Menschen wie dem Tier ein Instinkt, was er muß, noch sagen ihm heute die Traditionen, was er soll, und es ist zu fürchten, daß er eines Tages nicht mehr wissen wird, was er will. Nur um so mehr wird er dann entweder wollen, was andere tun, oder tun, was die anderen wollen. Mit anderen Worten, er wird dem Konformismus verfallen beziehungsweise für den Totalitarismus anfällig werden.

Dem existentiellen Vakuum arbeitet nun der Reduktionismus mit seiner Tendenz, den Menschen zu reifizieren, zu versachlichen und zu entpersönlichen, in die Hände. Es klingt wie ein overstatement, ohne aber eines zu sein, wenn der junge amerikanische Soziologe William Irwin Thompson erklärt: «Humans are not objects that exist as chairs or tables; they live, and if they find that their lives are reduced to the mere existence of chairs and tables, they commit suicide.» (Main Currents in Modern Thought 19, 1962.) Und sie tun es unter Umständen wirklich: Als ich an der Universität von Ann Arbor, Michigan, einen Vortrag gehalten und in dessen Rahmen das existentielle Vakuum besprochen hatte, behauptete in der Diskussion der Dean of Students, der Studentenbetreuer, dem existentiellen Vakuum begegne er in seiner Beratungsstelle täglich, und er sei bereit, mir eine ganze Liste zusammenzustellen von Studenten, die eben auf Grund ihres Zweifelns an einem Lebenssinn schließlich verzweifelt waren und Selbstmord begangen hatten.

Eine statistische Stichprobe, die einmal von mir improvisiert wurde, ergab unter meinen Hörern, daß 40 % das existentielle Vakuum aus eigenem Erleben kannten. Unter meinen amerikanischen Studenten waren es nicht 40, sondern 81 %. Es läßt sich also verstehen, daß in den Vereinigten Staaten der inneren Situation der Studenten nachgegangen wurde, und zwar von Edward D. Eddy und dessen Mitarbeitern, die zwei Jahre hindurch 20 amerikanische Universitäten hinsichtlich «The College Influence on Student Character» perlustrierten. Die Zusammenfassung des Ergebnisses der Erhebungen lautet folgendermaßen: «Student apathy was the one subject mentioned most often on our discussions with both faculty members and students.»

Aber der inneren Situation der Studenten wurde in den USA nicht nur nachgegangen, sondern auch auf den Grund gegangen, so zwar, daß die California College Association eine Diskussion veranstaltete, zu der Huston C. Smith, der Ordinarius für Philosophie am Massachusetts Institute of Technology, und ich als sein Partner eingeladen worden waren. Die Diskussion galt den «Value Dimensions in Teaching», der Wertproblematik des Hochschulstudiums. Die erste Frage, die mir Professor Smith nun stellte, lautete, ob und wie wir Professoren im Rahmen des Universitätsbetriebs den Studenten Werte vermitteln oder so etwas wie einen Lebenssinn geben können. Woraufhin ich zur Antwort gab: Werte können wir nicht lehren – Werte müssen wir leben. Und einen Sinn können wir dem Leben unserer Studenten nicht geben – was wir ihnen zu geben, mit auf den Weg zu geben vermöchten, ist vielmehr einzig und allein ein Beispiel: das Beispiel unserer eigenen Hingabe an die Aufgabe der Forschung. Daraufhin wollte Professor Smith wissen, ob denn nicht auch vom Inhalt und Gegenstand her Sinn und Werte herangetragen werden können an die Studenten, also nicht nur durch das Wie des Darbietens, sondern auch durch das Was des Lehrstoffs. Ich aber meinte, heute müssen wir schon froh sein, wenn die Auswahl des Lehrstoffs nicht darnach angetan ist, die ursprüngliche Ausrichtung und Hinordnung des jungen Menschen auf Sinn und Werte geradezu zu unterminieren. Dies aber ist genau das, was namentlich in den USA unentwegt geschieht. Dort wird nämlich im allgemeinen eben ein durchaus reduktionistisches Bild vom Menschen an die Studenten herangetragen, deren Enthusiasmus solcherart auf die Zerreißprobe gestellt wird. Zum Glück verfügen sie anscheinend über unerschöpfliche Ressourcen. Wie anders wären die vielen Meldungen zum Peace Corps zu verstehen ...

Und nun kam Professor Smith auf jene Apathie zu sprechen, die nach Edward D. Eddy nachgerade das Stigma der amerikanischen Studenten ausmacht, und fragte mich, wie ich mir denke, daß diese Apathie zustande kommt. Zunächst einmal definierte ich Apathie als Mangel an Initiative und Mangel an Interesse. Dann retournierte ich die Frage an meinen Partner, indem ich ihn fragte, woher denn der durchschnittliche Student Initiative beziehen soll, wenn er im Sinne eines Pandeterminismus (Frankl, Forschungen und Fortschritte 35, 36, 1961) indoktriniert wird, wenn er also sich selbst verstehen und deuten lernt als den Spielball des Kräftespiels von Triebkräften, als einen Kriegsschauplatz des Ich, Es und Überich, als die Resultante diverser Bedingungen, seien sie biologischer, psychologischer oder soziologischer Natur. Wer wüßte mehr als der Neurologe und Psychiater darum, wie abhängig der Mensch ist von all diesen Bedingungen, und wie angewiesen er ist auf sie. Denn der Mensch ist nicht frei von Bedingungen. Er ist überhaupt nicht frei von etwas, sondern frei zu etwas. Er ist nämlich frei zu einer Stellungnahme, dazu, so oder so zu den Bedingungen Stellung zu nehmen, und dafür, wie er zu ihnen Stellung nimmt, ist er nicht nur frei, sondern auch verantwortlich. Was aber den Mangel an Interesse anlangt, fragte ich Professor Smith, wofür denn der durchschnittliche Student Interesse aufbringen soll – für welche Werte? Für jene, die im Sinne eines Tiefenpsychologismus (der selbstverständlich nicht mit der Tiefenpsychologie verwechselt werden darf) definiert werden als «nothing but defense mechanisms and reaction formations»? Meine eigene Reaktion auf diese Reaktionsbildungstheorie war einmal die folgende: Was mich persönlich anlangt – nie und nimmer wäre ich bereit, um meiner Reaktionsbildungen willen zu leben oder gar meiner Abwehrmechanismen wegen zu sterben. Aber auch in den USA wurde die Abwehr gegen die Abwehrmechanismentheorie auf den Plan gerufen, und die Reaktion auf den entfesselten Reduktionismus in Form einer Rezension aus der Feder eines amerikanischen Psychiaters möchte ich Ihnen nicht vorenthalten: «In the 1538 pages the author portrays to us a genius (Goethe) with the earmarks of a manic-depressive, paranoid, and epileptoid disorder, of homosexuality, incest, voyeurism, exhibitionism, fetichism, impotence, narcissism, obsessive-compulsive neurosis, hysteria, megalomania, etc. The author seems to focus almost exclusively upon the instinctual dynamic forces that underlie the artistic product. We are led to believe that Goethe's work is but the result of pregenital fixations. His struggle does not really aim for an ideal, for beauty, for values, but for the overcoming of premature ejaculation.» (Journal of Existentialism 5, 229, 1964). Wieder war es William Irwin Thompson, der uns zu bedenken gab: «If the most educated members of our culture continue to look at geniuses as disguised sexual perverts, how can we be alarmed if the mass of our culture shows little regard for values and instead loses itself in an orgy of consumption, and crime?» (1. c.)

Meine Damen und Herren, wollen Sie mich bitte nicht mißverstehen: Die sich so nennende entlarvende Psychologie, also die Tiefenpsychologie, war zur Zeit ihres Aufkommens ein Fortschritt, der Vorstoß in die Region unbewußter Motivationen. Aber das Entlarven hat seine Grenzen, und es muß dort haltmachen, wo wir es mit dem zu tun haben, was echt ist und eben nicht mehr entlarvt werden kann. Macht das Entlarven vor dem Echten aber nicht Halt, dann entlarvt der entlarvende Psychologe eigentlich nur eines, und das ist seinen eigenen Zynismus. Die Sucht zu entlarven ist dann unbewußt motiviert durch eine Sucht, das Menschliche zu entwerten.

Um die Rettung des Menschlichen im Angesicht der reduktionistischen Aspirationen einer pluralistischen Wissenschaft bemüht waren nun wie kaum wer anderer Nicolai Hartmann mit seiner Ontologie und Max Scheler mit seiner Anthropologie. Sie unterschieden distinkte Stufen bzw. Schichten wie das Leibliche, das Seelische und das Geistige. Ihnen entspricht je eine Wissenschaft, dem Leiblichen die Biologie, dem Seelischen die Psychologie usw. usw. Der Verschiedenheit der Stufen beziehungsweise Schichten aber entspringt eben «der Pluralismus der Wissenschaften».

– und wo bleibt «die Einheit des Menschen»? Wo doch das Menschsein, wie eine Keramik von Rissen und Sprüngen, von «qualitativen Sprüngen» (Hegel) durchsetzt und durchzogen ist? Bekanntlich wurde die Kunst definiert als Einheit in der Mannigfaltigkeit. Nun, ich möchte den Menschen definieren als Einheit trotz der Mannigfaltigkeit. Denn es gibt eine anthropologische Einheit trotz der ontologischen Differenzen, trotz der Differenzen zwischen den unterschiedlichen Seinsarten. Die Signatur der menschlichen Existenz ist die Koexistenz zwischen der anthropologischen Einheit und den ontologischen Differenzen, zwischen der einheitlichen menschlichen Seinsweise und den unterschiedlichen Seinsarten, an denen sie teilhat. Kurz, die menschliche Existenz ist «Unitas multiplex», um mit dem Aquinaten zu sprechen. Ihr aber wird weder der Pluralismus noch ein Monismus gerecht wie der, dem wir in «Benedicti de Spinoza ethica ordine geometrico demonstrata» begegnen. Aber es sei mir im folgenden verstattet, eine Imago hominis «ordine geometrico demonstrata», ein Menschenbild zu skizzieren, das mit geometrischen Analogien operiert. Es handelt sich um eine Dimensionalontologie

(Frankl, Jahrbuch für Psychologie und Psychotherapie 1, 186, 1953), und es gibt zwei Gesetze der Dimensionalontologie, deren erstes lautet:

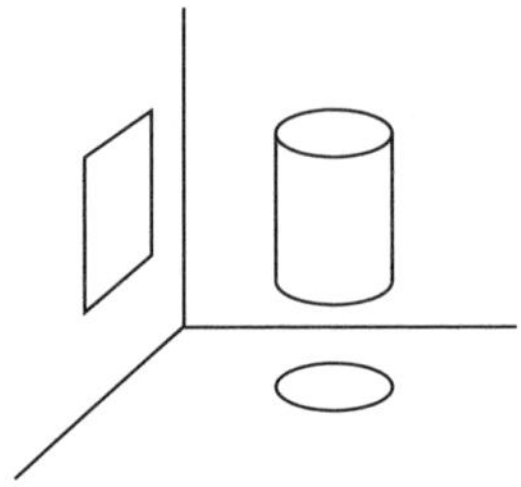

Ein und dasselbe Ding, aus seiner Dimension heraus in verschiedene Dimensionen hinein projiziert, die niedriger sind als seine eigene, bildet sich auf eine Art und Weise ab, daß die Abbildungen einander widersprechen. Projiziere ich beispielsweise das Trinkglas da, geometrisch ein Zylinder, aus dem dreidimensionalen Raum heraus in die zweidimensionalen Ebenen des Grund- und Seitenrisses hinein, dann ergibt dies im einen Falle einen Kreis, im anderen Falle jedoch ein Rechteck. Darüber hinaus ergibt die Projektion aber auch insofern einen Widerspruch, als es sich in jedem Falle um eine geschlossene Figur handelt, während das Trinkglas doch ein offenes Gefäß ist.

Das zweite Gesetz der Dimensionalontologie lautet:

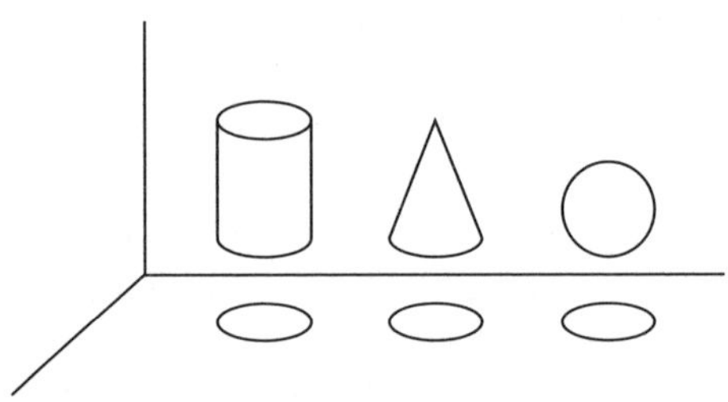

(Nicht ein und dasselbe, sondern) verschiedene Dinge, aus ihrer Dimension heraus (nicht in verschiedene Dimensionen, sondern) in ein und dieselbe Dimension hinein projiziert, die niedriger ist als ihre eigene, bilden sich auf eine Art und Weise ab, daß die Abbildungen (nicht einander widersprechen, sondern) mehrdeutig sind. Projiziere ich beispielsweise einen Zylinder, einen Kegel und eine Kugel aus dem dreidimensionalen Raum heraus in die zweidimensionale Ebene des Grundrisses hinein, dann ergibt dies in jedem Falle einen Kreis. Nehmen wir an, es handle sich um die Schatten, die der Zylinder, der Kegel und die Kugel werfen, dann sind die Schatten insofern mehrdeutig, als ich aus ihnen, die ja die gleichen sind, nicht darauf schließen kann, ob es ein Zylinder, ein Kegel oder eine Kugel ist, was sie wirft.

Wie sollen wir nun all dies auf den Menschen anwenden? Nun, auch der Mensch, um die Dimension des spezifisch Humanen reduziert und in die Ebenen der Biologie und der Psychologie projiziert, bildet sich auf eine Art und Weise ab, daß die Abbildungen einander widersprechen. Denn die Projektion in die biologische Ebene ergibt somatische Phänomene, während die Projektion in die psychologische Ebene psychische Phänomene ergibt. Im Lichte der Dimensionalontologie aber widerspricht der Widerspruch nicht der Einheit des Menschen. Er tut es ebenso wenig wie der Widerspruch zwischen dem Kreis und dem Rechteck der Tatsache widerspricht, daß es sich um die Projektionen ein und desselben Zylinders handelt. Wollen wir aber im Auge behalten: Die Einheit der menschlichen Seinsweise, welche die Mannigfaltigkeit der unterschiedlichen Seinsarten, an denen sie teilhat, überbrückt, also die Überbrückung von Gegensätzen wie Soma und Psyche, die Coincidentia oppositorum im Sinne von Nikolaus Cusanus werden wir vergebens in den Ebenen suchen, in die wir den Menschen projizierten. Vielmehr ist sie einzig und allein in der nächst höheren Dimension, in der Dimension des spezifisch Humanen zu finden.

Es kann also nicht die Rede davon sein, daß wir das psychophysische Problem lösen. Es mag aber sehr wohl sein, daß die Dimensionalontologie ein Licht darauf wirft, warum das psychophysische Problem unlösbar ist. Analoges gilt vom Problem der Willensfreiheit. Denn nicht anders als im Falle des offenen Gefäßes, dessen Projektion in die Ebenen des Grund- und des Seitenrisses geschlossene Figuren ergab, bildet sich der Mensch in der biologischen Ebene als ein geschlossenes System physiologischer Reflexe und in der psychologischen Ebene als ein geschlossenes System psychologischer Reaktionen ab. Wieder ergibt also die Projektion einen Widerspruch. Denn es gehört zum Wesen des Menschen, daß er ebenfalls offen ist, daß er «weltoffen» (Scheler, Gehlen und Portmann) ist. Mensch sein heißt auch schon über sich selbst hinaus sein. Das Wesen der menschlichen Existenz liegt in deren Selbsttranszendenz, möchte ich sagen. Mensch sein heißt immer schon ausgerichtet und hingeordnet sein auf etwas oder auf jemanden, hingegeben sein an ein Werk, dem sich der Mensch widmet, an einen Menschen, den er liebt, oder an Gott, dem er dient. Solche Selbsttranszendenz sprengt den Rahmen all der Menschenbilder, die im Sinne eines Monadologismus (Frankl, Der Nervenarzt 31, 385, 1960) den Menschen als ein Wesen hinstellen, das nicht über sich selbst hinaus nach Sinn und Werten langt und solcherart nach der Welt orientiert, sondern insofern ausschließlich an sich selbst interessiert ist, als es ihm um die Aufrechterhaltung beziehungsweise Wiederherstellung der Homöostase zu tun ist. Daß das Homöostaseprinzip nicht einmal in der Biologie, geschweige denn in der Psychologie durchgängig gilt, wie von Bertalanffy beziehungsweise Goldstein, Allport und Charlotte Bühler nachweisen konnten, wird vom Monadologismus ignoriert. Die Geschlossenheit der Systeme physiologischer Reflexe und psychologischer Reaktionen steht aber im Lichte der Dimensionalontologie in keinem Widerspruch zur Menschlichkeit des Menschen. Sie tut es ebenso wenig wie die Geschlossenheit des Grund- und des Seitenrisses des Zylinders zu dessen Offenheit in Widerspruch steht.

Nun wird uns auch klar, daß die in den niedrigeren Dimensionen gewonnenen Befunde innerhalb dieser Dimensionen nach wie vor in Geltung stehen, und dies gilt im gleichen Maße von so einseitigen Forschungsrichtungen wie Pawlows Reflexologie, Watsons Behaviorismus, Freuds Psychoanalyse und Adlers Individualpsychologie. Freud war genial genug, um zu wissen um die dimensionale Standortgebundenheit seiner Theorie. Schrieb er doch an Ludwig Binswanger: «Ich habe mich immer nur im Parterre und Souterrain des Gebäudes aufgehalten.» (Ludwig Binswanger, Erinnerungen an Sigmund Freud, Francke, Bern 1956, p. 115.) Der Versuchung des Reduktionismus in Form des Psychologismus, ja, ich möchte sagen, eines Pathologismus erlag Freud erst in dem Augenblick, in dem er zu folgendem Nachsatz ausholte: «Für die Religion habe ich eine Wohnstatt in meinem niedrigen Häuschen schon gefunden, seitdem ich auf die Kategorie ‹Menschheitsneurose› gestoßen bin.» (l. c.) Erst hier irrte Freud.

Sein Wort vom «niedrigen Häuschen» ist aber ein Stichwort. Muß doch klargestellt werden, daß, wann immer von niedrigeren beziehungsweise höheren Dimensionen die Rede ist, nicht eine Rangordnung präjudiziert und nicht ein Werturteil impliziert ist. Im Sinne der Dimensionalontologie besagt eine höhere Dimension vielmehr, daß wir es mit einer umfassenderen Dimension zu tun haben, die eine niedrigere Dimension in sich einschließt und einbegreift. Die niedrigere Dimension ist also in der höheren Dimension durchaus im mehrdeutigen Sinne von Hegel «aufgehoben». Und so ist denn auch der Mensch, einmal Mensch geworden, irgendwie Tier und Pflanze geblieben. Nicht anders als ein Flugzeug, das ja ebenfalls nicht die Fähigkeit verliert, sich gleich einem Auto in der Ebene, auf dem Boden zu bewegen. Freilich wird es sein Flugzeugsein erst unter Beweis stellen, sobald es vom Boden abhebt und sich in den Raum erhebt. Womit nicht bestritten werden soll, daß ein Fachmann bereits von der Konstruktion des Flugzeuges, solange es noch gar nicht fliegt, wird ablesen können, ob es überhaupt fähig ist zu fliegen. Damit möchte ich auf Portmann angespielt haben, der nachweisen konnte, daß sich die Menschlichkeit des Menschen bis in dessen Anatomie hinein verfolgen läßt. Denn selbst der Leib des Menschen ist immer schon von dessen Geist geprägt.

Die Wissenschaft hat aber nicht nur das Recht, sondern sogar die Pflicht, die Multidimensionalität der Wirklichkeit auszuklammern, die Wirklichkeit abzublenden, aus dem Spektrum der Wirklichkeit eine Frequenz herauszufiltern. Die Projektion ist also mehr als legitim. Sie ist obligat. Der Wissenschaftler muß die Fiktion aufrechterhalten, als ob er es mit einer unidimensionalen Realität zu tun hätte. Aber er muß auch wissen, was er tut, und das heißt, er muß um die Fehlerquellen wissen, an denen vorbei er die Forschung zu steuern hat.

Womit wir auch schon dort angelangt wären, wo sich das zweite Gesetz der Dimensionalontologie auf den Menschen anwenden läßt: Projiziere ich nicht dreidimensionale Gebilde in eine zweidimensionale Ebene, sondern Gestalten wie Fedor Dostojewski oder Bernadette Soubirous in die psychiatrische Ebene, dann ist für mich als Psychiater Dostojewski nichts als ein Epileptiker wie jeder andere Epileptiker und Bernadette nichts als eine Hysterikerin mit visionären Halluzinationen. Was sie darüber hinaus sind, bildet sich in der psychiatrischen Ebene nicht ab. Denn sowohl die künstlerische Leistung des einen als auch die religiöse Begegnung der anderen liegt außerhalb der psychiatrischen Ebene. Innerhalb der psychiatrischen Ebene aber bleibt alles so lange mehrdeutig, bis es transparent wird auf etwas anderes hin, das dahinter stehen mag, das darüber stehen mag, gleich dem Schatten, der insofern mehrdeutig war, als ich nicht feststellen konnte, ob es der Zylinder, der Kegel oder die Kugel war, was den Schatten warf.[2]

Alle Pathologie bedarf erst noch der Diagnose, einer Diagnosis, eines Durchblicks, des Hinblicks auf den Logos, der hinter dem Pathos steht, auf den Sinn, den das Leiden hat. *Alle* Symptomatologie bedarf erst noch der Diagnose, des Hinblicks auf eine Ätiologie, und in dem Maße, in dem die Ätiologie multidimensional ist, ist die Symptomatologie eben mehrdeutig.

---

2 Nehmen wir andere 3 Phänomene her, die im beschriebenen Sinne ebenfalls gelegentlich isomorph in Erscheinung treten können: Religion, Weltanschauung und Schizophrenie. Wohin es führt, wenn diese 3 Phänomene einseitig und ausschließlich innerhalb der psychiatrischen Ebene betrachtet werden, läßt sich an Hand eines Referates illustrieren, das auf dem Kongreß der Deutschen Gesellschaft für Psychiatrie und Nervenheilkunde in Bad Nauheim (1970) von J. v. Zedtwitz gehalten wurde und in dem es hieß: «Zwischen Religion, Weltanschauung und Schizophrenie bestehen auffällige Übereinstimmungen in der äußeren Erscheinungsform; wenn man sie in einer Tabelle nebeneinanderstellt, findet man, daß sogar die gleichen Bezeichnungen für viele korrespondierende Phänomene gebraucht werden. Diese Übereinstimmung läßt die Vermutung eines gemeinsamen Ursprungs aufkommen, und der wird tatsächlich in der» – Sie werden es nicht erraten – «Kastrationsangst gefunden. Zur Abwehr der Kastrationsangst, die als Gottesfurcht oder Gespensterangst auftritt, gebraucht jedermann in Gestalt der Religionsübung analoge Mechanismen wie der Schizophrene zu dem gleichen Zweck. Auch bei sich materialistisch nennenden Weltanschauungen treten die gleichen Phänomene auf, da auch hier ebenso Kastrationsangst vorhanden ist.» (Zentralblatt Neurologie *201,* 274, 1971.)

Greifen wir Angst auf: Für was alles kann Angst nicht symptomatisch sein? Was alles kann Angstneurosen nicht zugrundeliegen? Ich konnte nachweisen, daß es nicht nur psychogene, sondern auch somatogene Angstneurosen gibt. Ich konnte Fälle von basedowoider Platzangst und von tetanoider Klaustrophobie beschreiben. Aber es gibt auch noogene Angstneurosen, wie ich ebenfalls nachweisen konnte. Die amerikanischen Experimentalpsychologen Crumbaugh und Maholick konnten die noogenen Angstneurosen nicht nur verifizieren, sondern mit Hilfe ad hoc ausgearbeiteter Tests den prozentuellen Anteil noogener Fälle am durchschnittlichen Krankengut erheben. Es stellte sich heraus, daß es zirka 20 % sind. Es ist unschwer zu erraten, daß den noogenen Angstneurosen vor allem eines zugrundeliegt, und das ist das existentielle Vakuum.

Es versteht sich von selbst, daß die Multidimensionalität menschlichen Krankseins nicht nur diagnostisch, sondern auch therapeutisch im Auge behalten werden muß. Zwar wurde vor wenigen Jahren auf der McGill Conference von vielen Rednern hingewiesen auf «the great danger, inherent in shock treatment and drug treatment, that the medical management may become mechanized and the patient cease to be regarded as a person». Ich aber denke anders. Ich glaube, daß die Elektroschockbehandlung und die moderne Pharmakopsychiatrie nicht weniger indiziert sein können als die mehr oder weniger moderne Psychotherapie, die je nachdem mehr oder weniger über die psychologische Dimension hinaus die noologische Dimension mitberücksichtigt, mit der ich die Dimension des spezifisch Humanen meine. Ich stehe dafür ein, daß sich Elektroschocks applizieren lassen, ohne daß der Menschenwürde des Patienten auch nur im geringsten nahegetreten wird, während ich umgekehrt Tiefenpsychologen kenne, die es perhorreszieren würden, auch nur Medikamente zu verschreiben, gar erst Elektroschocks zu verordnen, aber durch die bloße Art und Weise, auf die sie die Krankheit des Patienten an dessen Menschsein vorbei interpretieren, die Menschenwürde des Patienten sehr wohl verletzen. Worauf es ankommt, ist nämlich nicht eine Technik, sondern der Geist, in dem die Technik gehandhabt wird, und es ist zweierlei, ob ich einen Apparat anwende oder den Patienten für einen Apparat und Mechanismus ansehe.

Meine Damen und Herren, ich hoffe, Ihnen einen Weg gewiesen zu haben, auf dem sich trotz des Pluralismus der Wissenschaften die Einheit des Menschen aufrechterhalten läßt. Aber wir müssen uns nicht nur der Einheit des Menschen bewußt bleiben, sondern auch der Einheit der Menschheit bewußt werden. Vor Jahrtausenden fand die Menschheit zum Monotheismus. Es scheint mir an der Zeit zu sein, einen weiteren Schritt zu tun und den Monotheismus zu ergänzen durch einen Monanthropismus, sit venia verbo, den Glauben an den einen Gott zu ergänzen durch das Wissen um die eine Menschheit, neben deren Einheit Parteifarben und Hautfarben verblassen.

Determinismus und Humanismus[1]

1 Deutsche Übersetzung eines in englischer Sprache gehaltenen Vortrags. Der Vortrag fand in Chicago statt, und zwar im Rahmen der 100-Jahrfeier der Loyola University.

Es ist bloße 4 Jahre her, daß meine eigene Alma mater, die Universität Wien, ihren 600. Geburtstag feierte, und auch anläßlich dieser Feier war ich eingeladen worden, einen Festvortrag zu halten. Nun, bei dieser Gelegenheit brachte ich meine Überzeugung zum Ausdruck, daß die zwei großen Probleme, das Leib-Seele-Problem und das Problem der Willensfreiheit, schlechterdings unlösbar sind. Das einzige, das sich aber sehr wohl tun läßt, ist die Feststellung des Grundes, warum sie unlösbar sind.

Was zunächst das psychophysische Problem anlangt, läuft es auf die Frage hinaus: Wie ist jene Einheit in der Vielfältigkeit möglich, als welche sich Menschsein präsentiert? Und wer wollte bestreiten, daß es solche Vielfältigkeit auch tatsächlich gibt? Konrad Lorenz sagt, «daß die Scheidewand zwischen den beiden großen Inkommensurablen, dem Physiologischen und dem Psychischen, unüberschreitbar ist», und «selbst eine Erweiterung der naturwissenschaftlichen Resultate auf psycho-physischem Gebiet brachte uns der Lösung des Leib-Seele-Problems nicht um Haaresbreite näher» (Über tierisches und menschliches Verhalten, Band II, München 1965, pp. 362 und 372). Was jedoch die Hoffnung anlangt, künftige Forschung vermöchte uns der Lösung näherzubringen, äußert sich Werner Heisenberg nicht weniger pessimistisch, wenn er behauptet, «wir erwarten keinen direkten Weg des Verständnisses zwischen den Bewegungen der Körper und den seelischen Vorgängen, da auch in der exakten Wissenschaft die Wirklichkeit in getrennte Schichten zerfällt».

Dies spiegelt sich ja auch, auf der Seite der Forschung, in dem, was ich den «Pluralismus der Wissenschaften» (Viktor E. Frankl, Der Pluralismus der Wissenschaften und die Einheit des Menschen, in: Die Sechshundertjahrfeier der Universität Wien, offizieller Festbericht im Selbstverlag der Universität Wien, 1965) nenne. Tatsächlich bilden die einzelnen Wissenschaften die Realität so verschieden ab, daß die betreffenden Abbildungen einander widersprechen. Nun behaupte ich, daß eben diese Widersprüche nicht der Einheit der Wirklichkeit widersprechen. Und dies gilt im besonderen von der menschlichen Realität ebenfalls. Um diese meine Behauptung zu veranschaulichen, brauchen wir uns nur zu vergegenwärtigen, daß sich jede einzelne Wissenschaft als ein ganz bestimmter Querschnitt auffassen läßt, der durch die Realität hindurch geführt wird. Schneiden wir nun aus einem Zylinder, dessen Durchmesser ebenso groß ist wie seine Höhe, einen horizontalen Querschnitt heraus, dann ergibt sich ein Kreis, während ein vertikaler Querschnitt ein Quadrat ergibt (s. Abb. nächste Seite). Nun gibt es bekanntlich keine «Quadratur des Kreises». Ebensowenig läßt sich aber auch die Kluft überbrücken, die den somatischen und den psychischen Aspekt menschlichen Daseins voneinander trennt. Die Coincidentia oppositorum, wie Nicolaus Cusanus sie genannt hat, ist nämlich nicht innerhalb der beiden Schnittebenen möglich, ja, überhaupt nicht in einer zweidimensionalen Ebene, sondern nur im dreidimensionalen Raum, also in der nächst höheren Dimension. Und der Mensch? Auch da werden wir auf der biologischen Ebene mit leiblichen und auf der psychologischen

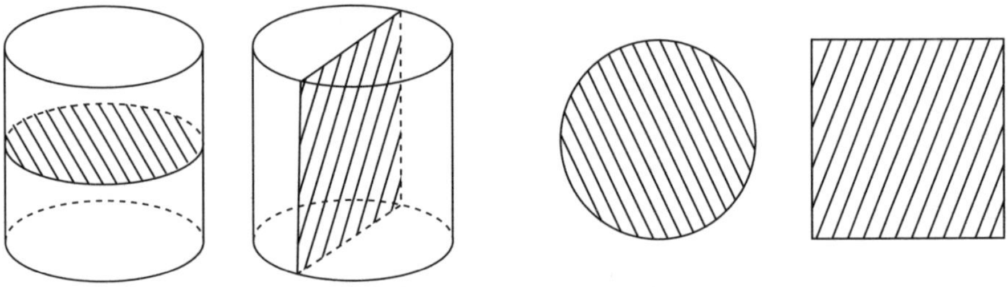

Ebene mit seelischen Phänomenen konfrontiert. Wieder müssen wir uns fragen, wo es – angesichts der Mannigfaltigkeit – eine Einheit gibt, und wieder ergibt sich, daß die Einheit nur in einer Dimension zu finden ist, die jenseits der biologischen beziehungsweise der psychologischen Schnittebene liegt, eben in der menschlichen Dimension, im Raum des Menschlichen, in der Dimension der spezifisch menschlichen Phänomene. Da ist die Unitas multiplex zu finden, als die der Aquinate den Menschen definiert. So handelt es sich denn eigentlich nicht um eine Einheit in der Mannigfaltigkeit, vielmehr so recht um eine Einheit trotz der Mannigfaltigkeit.

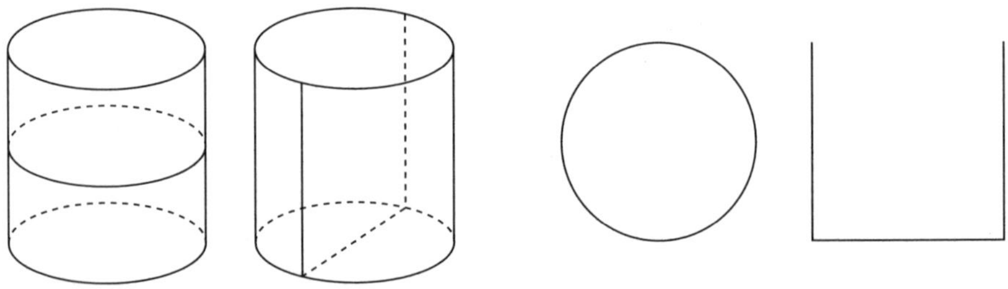

Was von der Einheit des Menschen gilt, gilt nun aber auch von dessen Offenheit. Stellen wir uns zunächst einmal vor, der Zylinder, durch den wir die beiden Querschnitte führen, sei ein offenes Gefäß, dann ist der horizontale Querschnitt nach wie vor ein geschlossener Kreis, der vertikale hingegen ist offen. Sobald wir in den beiden Figuren aber Querschnitte aus einem Zylinder sehen, sind Geschlossenheit und Offenheit durchaus miteinander kompatibel. Nun, auch der Mensch wird unter Umständen wie ein Wesen hingestellt, das ein geschlossenes System ist, innerhalb dessen es nur Ursachen und Wirkungen gibt, und zwar in Form von bedingten und unbedingten Reflexen, Conditioning processes und Reaktionen auf Reize. Andererseits wissen wir darum, wie sehr Menschsein durch Offenheit gegenüber der Welt charakterisiert ist (Max Scheler, Arnold Gehlen und Adolf Portmann), aus welchem Grunde Martin Heidegger vom Menschsein als einem In-der-Welt-Sein spricht. Ich möchte sagen, menschliche Existenz ist zutiefst durch ihre «Selbst-Transzendenz» (Viktor E. Frankl, Grundriß der Existenzanalyse und Logotherapie, in: Handbuch der Neurosenlehre und Psychotherapie, Band III, München-Berlin

1959, p. 690) charakterisiert. Menschsein weist über sich selbst hinaus, es verweist auf etwas, das nicht wieder es selbst ist. Auf etwas oder auf jemanden. Auf einen Sinn, den zu erfüllen es gilt, oder auf anderes menschliches Sein, dem wir begegnen. Auf eine Sache, der wir dienen, oder auf eine Person, die wir lieben. Und Menschsein ist in dem Maße gestört, in dem es diese Selbst-Transzendenz nicht verwirklicht und auslebt. Ich möchte dies an Hand einer Paradoxie erläutern. Die Fähigkeit des Auges, die Welt außerhalb seiner selbst wahrzunehmen, ist in dem Maße gestört, in dem das Auge auch nur im geringsten sich selbst beziehungsweise etwas innerhalb seiner selbst, etwa eine Linsentrübung, wahrnimmt. Auch unser Sehvermögen ist selbsttranszendent. (Anmerkung auf Seite 136.)

Eben diese Selbst-Transzendenz der Existenz, eben diese Offenheit menschlichen Seins ist es nun, was in die Ebene des einen wissenschaftlichen Querschnitts zu liegen kommt, während der andere es verfehlt. Wieder aber sind Geschlossenheit und Offenheit kompatibel. Nun, Analoges mag auch vom Gegensatz zwischen Determinismus und Freiheit gelten. Es gibt Determinismus innerhalb der psychologischen Dimension, und es gibt Freiheit innerhalb der noologischen Dimension, die als die Dimension der spezifisch menschlichen Phänomene zu definieren wäre. Und wenn sich hinsichtlich des Leib-Seele-Problems eine Einheit trotz der Mannigfaltigkeit ergibt, dann zeichnet sich im Zusammenhang mit dem Problem der Willensfreiheit etwas ab, das sich als eine Freiheit trotz aller Determiniertheit formulieren ließe. Dem Kenner entgeht nicht die Anspielung auf Nicolai Hartmanns Formulierung einer «Autonomie trotz Dependenz».

So ist denn Freiheit eines der menschlichen Phänomene. Sie ist aber auch ein allzu menschliches Phänomen. Menschliche Freiheit ist endliche Freiheit. Der Mensch ist nicht frei von Bedingungen, sondern nur frei, zu ihnen Stellung zu nehmen. Aber sie bestimmen ihn nicht eindeutig. Denn letzten Endes liegt es an ihm, zu bestimmen, ob er den Bedingungen unterliegt, ob er sich ihnen unterwirft. Es gibt nämlich einen Spielraum, innerhalb dessen er sich über sie hinaus erheben kann, womit er ja in die menschliche Dimension überhaupt erst sich aufschwingt. Nachdem ich im Rahmen eines Interviews als «Professor für Neurologie und Psychiatrie» apostrophiert worden war, der doch um die biologische, psychologische und soziologische Bedingtheit des Menschen wissen müsse, gab ich zu bedenken, daß ich nicht nur Professor auf 2 Gebieten, sondern auch Überlebender von 4 Konzentrationslagern bin und als solcher Zeugnis ablege von der Fähigkeit des Menschen, auch noch den ärgsten Bedingungen zu trotzen. Und wenn Sigmund Freud einmal meinte, «man versuche es, eine Anzahl der allerdifferenziertesten Menschen gleichmäßig dem Hungern auszusetzen. Mit der Zunahme des gebieterischen Nahrungsbedürfnisses werden alle individuellen Differenzen sich verwischen und an ihrer Statt die uniformen Äußerungen des einen ungestillten Triebes treten» (Gesammelte Werke, Band V, p. 209), so war eigentlich eher das genaue

Gegenteil der Fall. In den Konzentrationslagern wurden die Menschen differenzierter. Die Schweine demaskierten sich. Und die Heiligen taten es ebenfalls. Der Hunger entlarvte sie. Der war derselbe, im einen wie im anderen Falle. Die Menschen aber differenzierten sich. Wie lautet doch der Bestsellertitel? «Calories do not count.» (Auf die Kalorien kommt's nicht an.)

Letzten Endes wird menschliches Verhalten jedenfalls nicht von Bedingungen diktiert, die der Mensch antrifft, sondern von einer Entscheidung, die er trifft. Ob er es nun wissen mag oder nicht: Er entscheidet, ob er den Bedingungen trotzt oder weicht, mit anderen Worten, ob er sich von ihnen überhaupt und in welchem Maße er sich von ihnen bestimmen läßt. Selbstverständlich ließe sich einwenden, daß diese Entscheidung selber und ihrerseits irgendwie bedingt ist. Ebenso selbstverständlich ist aber auch, daß dies zu einem Regressus in infinitum führen würde. Aus welchem Grunde Magda B. Arnold beizustimmen ist, wenn sie meint, daß «alle Entscheidungen verursacht sind, aber verursacht durch den, der sie trifft» (The Human Person, New York 1954, p. 40).

Um aber auf die Querschnitte durch die Realität zurückzukommen, wie sie von den einzelnen Wissenschaften gelegt werden, versteht sich von selbst, daß die interdisziplinäre Einstellung zur Forschung mehr als eine einzige Schnittebene berücksichtigt und solcherart sehr wohl geeignet sein mag, uns vor jeder Einseitigkeit zu bewahren. Und was im besonderen das Problem der Willensfreiheit anlangt, bewahrt sie uns einerseits vor einer Verleugnung der deterministischen und mechanistischen Aspekte menschlichen Daseins, andererseits aber auch vor der Verleugnung der Freiheit, die es dem Menschen erlaubt und gestattet, sich über all diese Aspekte auch schon hinauszuschwingen. Eigentlich ist es aber nicht der Determinismus, der solche Freiheit verleugnet. Vielmehr ist es erst der «Pan-Determinismus» (Viktor E. Frankl, Dynamics, Existence and Values, Journal of Existential Psychiatry 2, p. 5, 1961), der sich die Verleugnung der menschlichen Freiheit zuschulden kommen läßt. In Wirklichkeit lautet die Alternative also nicht «Indeterminismus oder Determinismus», sondern «Determinismus oder Pan-Determinismus». Um aber wieder auf Freud zu sprechen zu kommen, huldigte er dem Pan-Determinismus nur in der Theorie. In der Praxis war er nichts weniger als blind für die Freiheit des Menschen, sich zu wandeln. Definierte er doch das Ziel, das er der Psychoanalyse gesetzt hatte, indem er stipulierte, die Psychoanalyse wolle «dem Ich des Kranken die *Freiheit* schaffen, sich so oder anders zu entscheiden» (Hervorhebung im Original) (Psychoanalyse und Libidotheorie, Gesammelte Werke, Band XIII, 1923, p. 280).

Die Freiheit des Menschen schließt dessen Freiheit in sich ein, zu sich selbst Stellung zu nehmen, sich selbst gegenüberzutreten und sich zu diesem Zwecke zunächst einmal von sich selbst zu distanzieren. Für gewöhnlich veranschauliche ich diese wesentlich menschliche Fähigkeit zur «Selbst-Distanzierung» (Viktor E. Frankl, Der unbedingte Mensch, Wien 1949, p. 104) an Hand einer Anekdote:

Während des Ersten Weltkriegs saß ein jüdischer Militärarzt mit seinem Freund, einem aristokratischen Oberst, im Schützengraben, als ein heftiges Bombardement einsetzte. Ihn hänselnd fragte der Oberst: «Jetzt haben Sie aber Angst, nicht wahr? Da sieht man wieder einmal, wie sehr die arische Rasse der semitischen überlegen ist.» Woraufhin der Militärarzt antwortete: «Sicher habe ich Angst. Aber warum sprechen Sie von der Überlegenheit der einen Rasse gegenüber der anderen? Wenn Sie, lieber Oberst, so viel Angst hätten wie ich, wären Sie vielleicht schon längst auf und davon gelaufen.» Worauf es ankommt, ist nämlich tatsächlich nicht die Angst oder was für Gefühle immer wir gerade haben mögen, vielmehr einzig und allein, wie wir zu ihnen Stellung nehmen, also unsere Einstellung. Diese Einstellung jedoch ist jeweils eine eben frei gewählte.

Die Freiheit, gegenüber unserer psychologischen Verfassung eine Einstellung zu wählen, läßt sich auch noch in pathologischen Fällen nachweisen. Immer wieder begegnen wir Psychiater Patienten, deren Einstellung zu dem, was an ihnen pathologisch sein mag, selber und ihrerseits nichts weniger als pathologisch ist. Ich kenne Fälle von Paranoia, die aus ihren Verfolgungswahnideen heraus ihre vermeintlichen Verfolger und Gegner getötet haben. Und ich kenne Fälle von Paranoia, die den vermeintlichen Feinden verziehen haben. Sie haben nicht aus ihrer Psychose heraus agiert, sondern auf diese Psychose reagiert, und zwar aus ihrer Menschlichkeit heraus. Und es gibt Patienten, die an Depressionen leiden und sich selbst töten, während es andere zustande bringen, ihre Selbstmordimpulse zu überwinden, sei es um einer Sache willen oder einer Person wegen.

Bei alledem bin ich überzeugt, daß eine Psychose wie eben die Paranoia beziehungsweise die endogene Depression zumindest primär somatogen ist, ihre Ätiologie also letzten Endes von der Biochemie her verständlich wird. Darum brauchen wir uns noch lange nicht zu fatalistischen Schlußfolgerungen hinreißen zu lassen. Die wären nicht einmal in Fällen gerechtfertigt, in denen die biochemische Substruktion bis zur Heredität zurückverfolgt werden kann. In diesem Zusammenhang möchte ich nur auf den von Johannes Lange wissenschaftlich bearbeiteten Fall von eineiigen Zwillingsbrüdern verweisen, von denen es der eine zu einem raffinierten Kriminellen und der andere zu einem raffinierten Kriminalisten gebracht hatte. Das Raffinement mag sehr wohl vererbt gewesen sein. Ob jemand jedoch kriminell wird, ist letzten Endes eine Frage der Einstellung. Die Vererbung stellt das Material zur Verfügung, mittels dessen der Mensch sich selbst aufbaut. Vererbt sind jeweils, um mich biblisch auszudrücken, die «Steine», die von den «Bauleuten» je nachdem «verschmäht» oder eben zum Bau herangezogen werden. Aber die Bauleute selbst bestehen nicht aus Steinen.

Noch weniger als von der Vererbung läßt sich von der Kindheit sagen, daß sie den Lebenslauf eindeutig bestimmt. Eine Leserin aus Alabama schrieb mir einmal: «Ich habe mehr unter dem Gedanken gelitten, daß ich Komplexe haben sollte, als an wirklichen Komplexen zu leiden. All das Schreckliche, das ich in meiner Kindheit erlebt und erfahren habe, würde ich um nichts in der Welt hergeben. Denn ich bin überzeugt, viel Positives ist aus ihm hervorgegangen.»

Es wird behauptet, es sei der Einfluß der Vaterimago, dem im konkreten Falle der Glaubensverlust eines Menschen zuzuschreiben ist. Nun, meine Mitarbeiter nahmen sich die Mühe, einer auslesefreien Serie des innerhalb 48 Stunden anfallenden Krankenguts hinsichtlich der Korrelationen nachzugehen, die sich zwischen Vaterimago und religiösem Leben aufhellen lassen. Im Laufe ihrer statistischen Untersuchung stellte sich nun heraus, daß 23 Personen eine mit durchaus positiven Zügen ausgestattete Vaterimago besaßen, während 13 nichts Günstiges auszusagen wußten. Und merkwürdig: Von den 23 unter einem guten pädagogischen Stern aufgewachsenen fanden später nur 16 zu einem ebenso guten Verhältnis zu Gott, während 7 ihren Glauben aufgaben; unter den 13 aber, die unter den Auspizien einer negativen Vaterimago aufgezogen worden waren, fanden sich nur 2, die als irreligiös qualifiziert werden konnten, während sich nicht weniger als 11 zu einem gläubigen Leben durchgerungen hatten. Es rekrutierten sich also die 27 in ihrem späteren Leben Religiösen keineswegs nur aus den Kreisen jener Leute, die in einem förderlichen Milieu aufgewachsen waren, wie denn auch umgekehrt die 9 irreligiös Gewordenen ihre Irreligiosität nicht etwa nur einer negativen Vaterimago zu verdanken hatten. Selbst wenn wir in den Fällen, in denen eine Korrelation zwischen Vaterimago und Gottesbild vorlag, ein Ergebnis der Erziehung zu sehen vermöchten, würden wir demgegenüber die Wirkung einer Entscheidung anzunehmen haben in den Fällen, in denen Vaterimago und Gottesbild nicht kongruent waren. Der entscheidungsmächtige Mensch ist eben imstande, den Scheindeterminanten seines Verhaltens auch zu trotzen (Viktor E. Frankl, Ärztliche Seelsorge, Wien 1971, p. 29 f.). Die Verheißung, die Wahrheit werde uns frei machen, darf sicherlich nicht in einem Sinne interpretiert werden, als wäre wahre Religiosität eine Garantie für Freiheit von Neurose. Umgekehrt dürfen wir aber auch ebensowenig der Illusion huldigen, Freiheit von Neurose garantiere automatisch echt religiöses Leben. Vor 3 Jahren hatte ich Gelegenheit, die Frage mit dem Prior eines mexikanischen Benediktinerklosters zu besprechen, der dafür bekannt war, daß er auf einer jahrelangen Psychoanalyse der ihm unterstellten Mönche bestand. Nach der zu Ende geführten Psychoanalyse verblieben 20 % im Orden. Wobei ich zu bedenken geben möchte, wie wenig Psychiater Psychiater geworden wären, hätte jemand unter ihnen eine ebenso strenge Auslese inszeniert, um eine neurotisch motivierte Berufswahl zu eliminieren. Wer sich für absolut frei von Neurose weiß, sei er Theologe oder Psychiater, werfe den ersten Stein auf mich.

Der Pan-Determinismus auf seiten des Psychiaters ist nur geeignet, den Patienten in jenem Fatalismus zu bestärken, der ohnehin für die Neurose charakteristisch und symptomatisch ist. Was von der Psychiatrie gilt, gilt aber auch von der Soziatrie. Dem Kriminellen verhilft der Pan-Determinismus zu einem Alibi. Nunmehr sind es die Mechanismen, auf die sich die Verantwortung abwälzen läßt. Dabei wird nur übersehen und vergessen, wie leicht dieser Mißbrauch des Pan-Determinismus zum Zwecke der Exkulpation sich selbst aufhebt. Wenn nämlich der Angeklagte argumentiert, er sei nicht frei und so denn auch nicht für die Tat verantwortlich, dann kann ja der Richter sich auf den gleichen Standpunkt stellen und für das strenge Urteil, das er unbeirrt spricht, ebenfalls die Verantwortung ablehnen.

Wie verhält es sich aber in Wirklichkeit? Zumindest nach dem Urteilsspruch ist den Kriminellen gar nicht recht, wenn sie als die bloßen Opfer psychodynamischer Mechanismen oder konditionierender Prozesse hingestellt werden. Scheler hat einmal darauf aufmerksam gemacht, daß der Mensch ein Recht darauf hat, für schuldig befunden zu werden, und einen Anspruch darauf, bestraft zu werden. Sehen wir ihn für das bloße Opfer von Umständen an, dann nehmen wir ihm mit der Schuld die Würde. Gehört es doch zum Wesen des Menschen, schuldig werden zu können. Zum Wesen des Menschen gehört aber nicht nur die Freiheit, schuldig zu werden, sondern auch die Verantwortung dafür, die Schuld zu überwinden. In diesem Sinne habe ich einmal auch vor den Gefangenen von San Quentin gesprochen, nachdem mich der Direktor dieses kalifornischen Zuchthauses zu einem Vortrag eingeladen hatte. Joseph B. Fabry von der University of California, der mich dorthin begleitet hatte, hat die Reaktion der Gefangenen – in San Quentin sind nur Schwerverbrecher untergebracht – beschrieben. «The psychologists always ask us about our childhood and the bad things in the past. Always the past – it's like a millstone around our necks. But Frankl talked about what we still can do, even in prison. Most of us don't even come any more to hear psychologists speak. I only came because I read that he'd been a prisoner, too.» («Die Psychologen fragen uns immer nach unserer Kindheit aus und nach all dem Schrecklichen, das es in der Vergangenheit gegeben hat. Immer die Vergangenheit – es ist nicht mehr auszuhalten – immer die Vergangenheit – sie drückt uns nieder wie ein Mühlstein, den wir mit uns herumschleppen. Die meisten von uns hören sich gar nicht mehr die Vorträge der Psychologen an. Ich hab' mir den Vortrag von Frankl nur angehört, weil ich gelesen hab', daß auch er einmal ein Gefangener gewesen ist.») Weitere Kommentare waren die folgenden: «They always treat us as hopeless criminals or as psychopaths, here in prison and also outside, and so we eventually give up trying – what's the use? Frankl said I have it in myself to change, and he's gone through it, he ought to know.» («Man behandelt uns wie hoffnungslose Verbrecher oder wie Psychopathen, hier im Gefängnis, aber auch draußen, und so geben wir denn schließlich auf, es einmal anders herum zu probieren. Wozu auch? Frankl hat etwas ganz anderes gesagt. Nach dem, was er sagt, liegt es durchaus an mir, mich zu ändern. Er muß es wissen. Er selbst hat einmal durch all das hindurch müssen.») (Joseph B. Fabry, The Pursuit of Meaning: Logotherapy Applied to Life, Boston 1968, p. 23 f.).

Carl R. Rogers hat sich einmal um «eine empirische Definition» (Discussion, Existential Inquiries 1, p. 9, 1960) der Willensfreiheit bemüht und sich auf Untersuchungen von W. L. Kell gestützt, der 151 Fällen heranwachsender Krimineller nachgegangen ist. Das Ergebnis war, daß sich ihr Verhalten weder auf Grund des Familienklimas vorhersagen ließ noch auf Grund der Erziehung, der Umgebung, der sozialen Situation, der kulturellen Einflüsse, der Vererbung oder der durchgemachten Erkrankungen. Vielmehr ließ einzig und allein das Ausmaß des Selbst-Verständnisses eine Vorhersage hinsichtlich des Rückfälligwerdens zu, indem es am ehesten mit dem späteren Verhalten korrelierte (0·84). Wir gehen wohl nicht fehl, wenn wir das Selbst-Verständnis als einen der Aspekte auffassen, in denen sich die von uns herausgestellte Fähigkeit zur Selbstdistanzierung darbietet. Eben diese Fähigkeit zur Selbstdistanzierung ist es aber auch, die der Pan-Determinismus beeinträchtigt.

Wie wäre es, wenn wir den Determinismus gegen den Pan-Determinismus wendeten, indem wir den einen auf den anderen anwendeten? Zu diesem Zwecke müssen wir uns zunächst einmal fragen, was den Pan-Determinismus verursacht. Nun, was ihm ursächlich zugrunde liegt, ist eine nicht genug exakte Unterscheidung, und zwar werden einerseits Ursachen mit Gründen verwechselt und andererseits wird Verursachung mit Bedingtheit verwechselt. Worin besteht nun der Unterschied zwischen Ursachen und Gründen? Wenn jemand Zwiebeln schneidet, dann weint er. Seine Tränen haben eine Ursache. Aber er hat keinen Grund zu weinen. Und einen Bergsteiger, der sich dem Gipfel eines Viertausenders nähert, mag Angst oder das Gefühl einer Beklemmung überkommen und beschleichen. Diese Gefühle haben entweder eine Ursache oder einen Grund. Die Ursache kann Sauerstoffmangel sein. Wenn der Bergsteiger aber weiß, daß er ungenügend ausgerüstet ist oder nicht genug trainiert hat, dann hat seine Angst nicht eine Ursache, sondern einen Grund.

Sofern Menschsein «In-der-Welt-sein» heißt, schließt «die Welt» eine Welt des Sinnes und der Werte ein. Sinn und Werte sind ja die «Gründe», die den Menschen zu seinem jeweiligen Verhalten und Handeln «bewegen». Es ist nun gerade diese Welt des Sinnes und der Werte als möglicher menschlicher «Beweggründe», die auch schon wieder ausgeschlossen wird, die wir aus dem Gesichtsfeld verbannen, sobald wir den Menschen im Sinne eines geschlossenen Systems interpretieren. Denn dann kann es so etwas wie Gründe und Motive von vornherein nicht mehr geben. Was bleibt, sind vielmehr Ursachen und Wirkungen. Die Wirkungen werden je nachdem repräsentiert von Reaktionen auf Reize oder bedingten Reflexen, während die Ursachen je nachdem repräsentiert werden von den (die bedingten Reflexe «bedingenden», also) konditionierenden Prozessen, Trieben oder «angeborenen Auslösemechanismen». Allein, die Triebe sind etwas, das mich eben treibt, während so etwas wie Sinn und Werte mich eher zieht, anzieht. In diese Dynamik geht ein Moment der Freiheit ein, d. h. ich kann zu einer Wertforderung ja oder nein sagen, ich kann mich also so oder so entscheiden. Das Moment der freien Stellungnahme gilt nämlich nicht nur gegenüber der eben bloß scheinbaren Nötigung durch die biologischen, psychologischen oder soziologischen Bedingungen, sondern auch gegenüber einer zu verwirklichenden Wertmöglichkeit (Viktor E. Frankl, 1. c, p. 74).

Sobald wir uns anthropologisch dem Modell eines geschlossenen Systems verschreiben, sind wir motivationstheoretisch blind für das, was den Menschen von außen anzieht, und bemerken nur noch, was ihn von innen treibt, also seine Triebkräfte und Triebregungen. Als Sie, meine Damen und Herren, heute morgen das Drake Hotel betraten, konnten Sie an den Eingangstüren «pull» lesen. Wenn Sie das Hotel verlassen werden, werden Sie «push» lesen. «Pull», also «ziehen», ist tatsächlich nur von außen zu lesen, also erst wenn Sie die Eingangstüren geöffnet und sich auf die Straße begeben haben. Nun, der Mensch ist mindestens so «offen» wie die Eingangstüren des Drake Hotel. Ist er doch «weltoffen», um mit Scheler zu sprechen. Er ist ja keine Monade ohne Tür und Fenster. Aber eine Psychologie, die seine Weltoffenheit von allem Anfang an ausgeklammert hat, mit anderen Worten, eine Psychologie, für die es keine Selbst-Transzendenz mehr gibt, mag sehr wohl zu einer Monadologie degenerieren. Im besonderen spiegelt sich diese Selbst-Transzendenz aber in der Intentionalität menschlicher Phänomene, wie sie von Franz Brentano und Edmund Husserl herausgestellt worden ist. Tatsächlich sind die menschlichen Phänomene jeweils auf einen intentionalen Gegenstand hingeordnet und ausgerichtet, und Sinn und Werte sind intentionale Gegenstände solcher Art. Sinn und Werte sind der Logos, auf den hin die Psyche sich selbst transzendiert. Soll die Psychologie diese Bezeichnung verdienen, dann muß sie beide Hälften ihres Namens anerkennen, den Logos genauso wie die Psyche.[2] (Anmerkung auf Seite 136.)

2 Wird die Selbst-Transzendenz der Existenz verleugnet, dann wird auch die Existenz selbst verfälscht. Sie wird reifiziert, das Dasein wird verdinglicht, die Person wird versachlicht, das Subjekt wird objektiviert. Denn es ist nur die Intentionalität, die Hinordnung und Ausrichtung auf intentionale Gegenstände als *eigene* Objekte, womit sich das Subjekt überhaupt als ein Subjekt ausweist. Die intentionalen Gegenstände, also Sinn und Werte, fungieren aber auch als Motive und Gründe. Sobald wir sie außer acht lassen, kann es für uns nicht mehr eine Motivation, sondern nur noch konditionierende Prozesse geben, und es steht uns frei, die Rolle der «geheimen Verführer» zu übernehmen und konditionierende Prozesse systematisch und methodisch zu arrangieren. Mit anderen Worten, den Menschen reifiziert zu haben, heißt auch schon, ihn manipulieren zu können. Die Reifikation öffnet der Manipulation Tür und Tor. Aber auch umgekehrt. Wer den Menschen manipulieren will, muß ihn reifizieren. Und vor allem muß er den Pan-Determinismus propagieren. «Dieses Modell verdankt seine Beliebtheit und Verbreitung dem Umstand, daß es so ausgezeichnet das Weltempfinden einer amerikanischen Geldzivilisation widerspiegelt. In der Tat entsprechen die Aspekte des ... conditioning usw. genau der ‹pecuniary philosophy› (Jules Henry) einer kommerzialisierten Gesellschaft, und sie liegen nicht nur der theoretischen Psychologie zugrunde, sondern gleicherweise der Praxis der Menschenbeeinflussung für kommerzielle oder politische Ausrichtung, wie sie durch Begriffe Madison Avenue, motivation research, brain washing usw. umschrieben wird.» (L. v. Bertalanffy, Zur Geschichte theoretischer Modelle in der Biologie, Studium Generale 18, p. 290, 1965.)

Ursachen werden nicht nur mit Gründen, sondern auch mit Bedingungen verwechselt, sagten wir. In einem bestimmten Sinne sind aber auch die Ursachen selber ihrerseits Bedingungen, und zwar «hinreichende» Bedingungen, im Gegensatz zu denen die Bedingungen im engeren Wortsinn nicht hinreichende, sondern nur «notwendige» Bedingungen sind. Über diese notwendigen Bedingungen hinaus gibt es anscheinend aber auch «mögliche» Bedingungen, wie ich sie nennen möchte. Ich meine Bedingungen, die weder hinreichend sind, um ein Geschehen zu verursachen, noch notwendig, um die Verursachung des Geschehens in Gang zu bringen. Vielmehr verstehe ich unter möglichen Bedingungen Faktoren, die als bloße Auslöser eine Rolle spielen. Sogenannte psychosomatische Erkrankungen, um mich auf dieses Beispiel zu beschränken, werden von psychischen Faktoren nicht verursacht – dann wären sie ja psychogen und nicht psychosomatisch – sondern sind von Haus aus somatogene Krankheiten, die von den psychischen Faktoren nur ausgelöst werden. Diese somatogenen Krankheiten können also psychisch ausgelöst sein, müssen es aber nicht, mit anderen Worten, ihre psychische Auslösung ist eine fakultative, aber nicht eine obligate. Das Psychische ist in solchen Fällen nur eine der möglichen Bedingungen.

Eine hinreichende Bedingung genügt, um ein Phänomen zu erzeugen, es zu schaffen. Sie bestimmt das Phänomen also nicht nur hinsichtlich seines Wesens, seiner Essenz, sondern auch hinsichtlich seines Daseins, seiner Existenz. Anders eine notwendige Bedingung. An und für sich genügt sie noch lange nicht, das Phänomen in die Welt zu setzen. So gibt es Fälle von Schwachsinn auf Grund einer Unterfunktion der Schilddrüse. Wird Schilddrüsenhormon eingenommen, dann erhöht sich der I. Q. Ist damit aber auch schon gesagt, daß Geist nichts anderes als Schilddrüsenhormon ist, wie der Verfasser eines Buches, das ich einmal zu besprechen hatte, allen Ernstes erklärte? Ich würde sagen, Thyreoideahormon ist «nichts als» eine notwendige Bedingung, die der Autor mit einer hinreichenden Bedingung verwechselt hatte. Ein anderes Beispiel, zur Abwechslung eine Unterfunktion der Nebennierenrinde betreffend. Ich konnte auf Grund von Laboratoriumsuntersuchungen nachweisen, daß sich Fälle von Depersonalisation auf die Unterfunktion der Nebennierenrinde zurückführen lassen. Auf Gaben von Desoxykortikosteronazetat hin stellt sich das Gefühl und Erlebnis des Personseins, des Selbst wieder ein. Dürfen wir darum auch schon hingehen und behaupten, das Selbst sei nichts als Desoxykortikosteronazetat?

Wir sind dort angelangt, wo der Pan-Determinismus in den Reduktionismus umschlägt. Tatsächlich ist es die Verwechslung von Ursachen und Bedingungen, die den Reduktionismus scheinbar dazu legitimiert, die menschlichen Phänomene auf subhumane Phänomene zu reduzieren, indem er die ersteren von den letzteren deduziert. Tatsächlich ist der Reduktionismus eigentlich ein Sub-Humanismus. Das Deduzieren von sub-humanen Phänomenen verwandelt aber auch die menschlichen Phänomene, mit einem Wort, es de-humanisiert sie.

Der Reduktionismus ist der Nihilismus von heute. Ich sage dies im Gegensatz zu der weit verbreiteten Meinung, es sei der Existentialismus, der diesen Platz einnehme. Mag der Titel des Hauptwerks von Jean-Paul Sartre auch lauten «Das Sein und das Nichts», so ist doch das Wahre am Existentialismus nicht die Nichtigkeit (nothingness), sondern die Nicht-Dinghaftigkeit (no-thingness) des Menschen. Der Mensch ist nicht ein Ding unter anderen Dingen. Dinge be-dingen einander. Der Mensch jedoch ist insofern unbedingt, als er der Selbst-Bestimmung fähig ist. Er selbst bestimmt jeweils, ob er sich von den Dingen bestimmen läßt oder nicht.

Während sich der Nihilismus von gestern durch das Gerede vom Nichts verriet, tut es der Nihilismus von heute durch die Redewendung «nichts als». Der Mensch wird hingestellt als nichts als ein «nackter Affe», um diesen Bestsellertitel aufzugreifen, oder ein Computer. Es ist durchaus legitim, den Computer als ein Modell für die Funktion des Zentralnervensystems zu verwenden. Die Analogia entis erstreckt sich sehr wohl noch bis zum Computer, also durch alle ontologischen Regionen hindurch. Zwischen diesen Regionen gibt es aber auch dimensionale Differenzen, und diese Differenzen nimmt der Reduktionismus nicht zur Kenntnis. Denken wir nur an das Gewissen: Eine typisch reduktionistische Theorie betrachtet dieses spezifisch menschliche Phänomen als das bloße Resultat konditionierender Prozesse. Ein Hund, der sich nicht zimmerrein verhält und mit eingezogenem Schwanz unters Bett kriecht, legt tatsächlich ein Verhalten an den Tag, das sich ohne weiteres als das Resultat konditionierender Prozesse auffassen läßt. Ist es doch von einer Art Erwartungsangst diktiert, nämlich der ängstlichen Erwartung von Strafe. Das Gewissen hat mit dergleichen Ängsten nichts zu tun. Solange Furcht vor Strafe, Hoffnung auf Lohn oder der Wunsch, dem Überich zu gefallen, menschliches Verhalten bestimmen, ist ja das wirkliche Gewissen noch gar nicht zu Worte gekommen.

Lorenz war vorsichtig genug, um von «moralanalogem Verhalten bei Tieren» zu sprechen. Anders die Reduktionisten. Für sie besteht kein Unterschied zwischen tierischem und menschlichem Verhalten. Spezifisch menschliche Phänomene existieren für sie gar nicht. Sie werden aber nicht auf Grund empirischer Befunde, sondern durchaus auf Grund einer apriorischen Überzeugung verleugnet. Für die Reduktionisten ist es von vornherein ausgeschlossen, daß sich etwas, das sich am Menschen feststellen läßt, nicht auch am Tier feststellen ließe. Die Reduktionisten könnten also das berühmte Glaubensbekenntnis der Sensualisten variieren und sagen, nihil est in homine, quod non prius fuerit in animalibus. Indem sie sich auf diese Art und Weise apriorisch auf eine vorgefaßte Meinung festlegen, nähert sich ihr Verhalten verdächtig dem eines Rabbi, an den sich, wie es in einem alten Witz heißt, zwei Gemeindemitglieder um Rat wandten. Der eine behauptete, die Katze des anderen habe ihm 2 kg Butter gestohlen und gefressen, während der andere bestritt, daß seine Katze jemals Butter fresse. Der Rabbi ließ sich die Katze kommen, und dann ließ er sich eine Waage kommen, und siehe da! Die Katze wog haargenau 2 kg. Woraufhin der Rabbi sagte: «Die Butter hätt' ich jetzt; wo aber ist die Katz'?» Er war von der apriorischen Annahme ausgegangen, wenn es 2 kg gibt, dann kann es sich nur um 2 kg Butter handeln. Aber ergeht es denn den Reduktionisten unter den vergleichenden Verhaltensforschern nicht ähnlich? Gehen nicht auch sie von der apriorischen Annahme aus, menschliches Verhalten müsse sich durch angeborene Auslösemechanismen erklären lassen, und zwar vollinhaltlich erklären lassen? Diese Verhaltensforscher finden dann ihre Auslösemechanismen – die hätten sie dann; wo aber ist jetzt der Mensch?

Wir haben Ursachen, Gründe und Bedingungen gegeneinander abgegrenzt, aber nicht die Ursache im Sinne einer Causa efficiens der Causa finalis gegenübergestellt. Noch haben wir nicht, über die Kausalität hinaus, die Finalität, die Teleologie besprochen. Für den Pan-Deterministen gibt es eine Teleologie von vornherein nicht. Für ihn existieren Zwecke ebensowenig, wie für ihn ein Sinn existiert. In dieser Hinsicht gleicht er der Goetheschen Karikatur eines Forschers.

> «Wer will was Lebendiges erkennen und beschreiben,
> Sucht erst den Geist herauszutreiben,
> Dann hat er die Teile in seiner Hand,
> Fehlt, leider! nur das geistige Band.
> *Encheiresin naturae* nennts die Chemie,
> Spottet ihrer selbst und weiß nicht wie.»
> (Faust, 1. Teil)

In der Tat, im naturwissenschaftlichen Welt- und Menschenbild «fehlt das Band», das die einzelnen Phänomene miteinander verknüpft, indem es sie miteinander in Zusammenhang bringt. Insofern, als dieser Zusammenhang jeweils von einem Sinn hergestellt wird, ist der Sinn ein «missing link». Daß die Naturwissenschaft eine Welt des Sinnes und der Zwecke nicht kennt, heißt aber nicht, daß es Sinn und Zwecke nicht gibt, sondern nur, daß die Naturwissenschaft für Sinn und Zwecke blind ist.[3] Innerhalb der Grenzen der bloßen Naturwissenschaft scheint der Sinn nicht auf. Der Querschnitt, den die Naturwissenschaft durch die Realität hin-

3 Nach E. Schrödinger «müssen wir bekennen, daß es uns jedenfalls bisher nicht gelungen ist, ein einigermaßen verständliches Weltbild aufzubauen, ohne unseren eigenen Geist, den Schöpfer des ganzen Weltbildes, daraus zu verbannen, derart, daß darin für ihn kein Platz ist. Aus dem gleichen Grunde mangelt der Welt der Naturwissenschaft alles, was eine Bedeutung in bezug auf das wahrnehmende Wesen hat; vor allem denke ich an die Werte, an alles, was auf Sinn und Zweck des ganzen Geschehens Bezug hat. Am schmerzlichsten ist das völlige Schweigen unseres ganzen naturwissenschaftlichen Forschens auf unsere Fragen nach Sinn und Zweck des ganzen Geschehens». Und von F. von Weizsäcker stammt der Ausspruch: «Das physikalische Weltbild hat nicht unrecht mit dem, was es behauptet, sondern mit dem, was es verschweigt.» (Zum Weltbild der Physik, S. 29.)

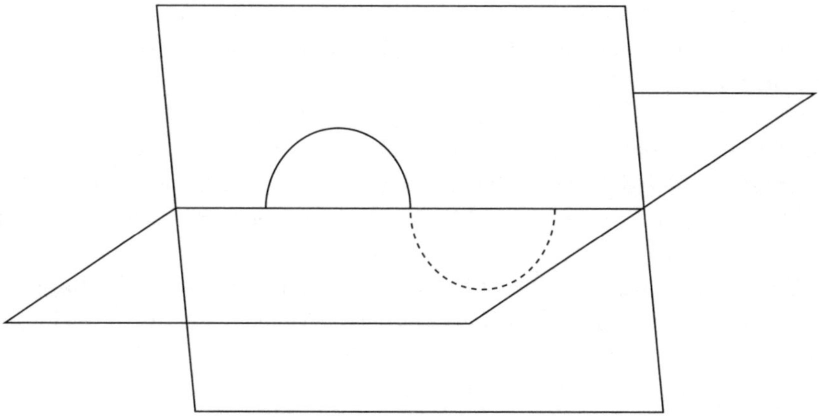

durchführt, trifft ihn nicht. Nehmen wir an, eine Kurve liegt in einer vertikalen Ebene, die von einer horizontalen Ebene geschnitten wird. Was in der horizontalen Ebene von der Kurve bleibt, ist nichts als die Schnittpunkte, isolierte Punkte, die scheinbar nicht miteinander zusammenhängen. Aber sie tun es nur scheinbar nicht. Denn in Wirklichkeit werden sie von der Kurve miteinander verbunden. Die Verbindungen liegen aber nicht innerhalb, sondern außerhalb der horizontalen Ebene, nämlich oberhalb und unterhalb ihrer. Übertragen wir nun, was wir aus dem Gleichnis lernen konnten, auf Ereignisse, die ebenfalls einen «sinnvollen» Zusammenhang vermissen lassen, sagen wir, auf die scheinbar sinnlosen Mutationen, so läßt sich verstehen, warum sie – und mit ihnen die ganze Evolution – sich in der Schnittebene «Naturwissenschaft» als bloße Zufälle abbilden müssen, während der je nachdem «höhere» oder «tiefere» Sinn – nicht anders als die oberhalb beziehungsweise unterhalb der horizontalen Ebene liegende Kurve – erst in einer anderen Schnittebene zum Vorschein kommen kann. Um es zu pointieren: Nicht alles läßt sich im Sinne sinnvoller Zusammenhänge, also teleologisch beziehungsweise final verstehen (sondern eben nur kausal erklären); aber zumindest können wir verstehen, warum dem so ist und sein muß, warum etwas scheinbar sinnlos ist und sein muß, und warum wir dennoch an einen Sinn glauben dürfen, der dahinter steckt, der darüber steht, wenn auch in einer anderen Schnittebene, in die hinein wir ihm eben zu folgen haben.

Was vom Sinn gilt, gilt nur um so mehr von einem letzten Sinn. Je umfassender ein Sinn ist, um so weniger faßlich ist er. Der unendliche Sinn ist für ein endliches Wesen überhaupt nicht faßlich. Hier gibt die Wissenschaft auf, und die Weisheit hat das Wort. Und zwar die Weisheit des Herzens, von dem Blaise Pascal einmal gesagt hat: «Le coeur a ses raisons, que la raison ne connaît point.»[4] Wir können

4 Auch der Psalmist spricht von einer Sapientia cordis (Psalm 89).

aber auch von einem ontologischen Selbst-Verständnis des Menschen sprechen. Erst eine methodisch saubere phänomenologische Analyse der Art und Weise, wie der schlichte und einfache Mensch, der «Mann von der Straße», sich selbst versteht, würde auch uns beibringen, daß der Mensch mehr ist als ein Kriegsschauplatz für die Konflikte von Ich, Es und Überich, wie Fulton J. Sheen einmal gemeint hat, und daß der Mensch mehr ist als ein Spielball von Mechanismen und konditionierenden Prozessen. Der Mann von der Straße mag uns beibringen, daß Menschsein heißt, ständig mit Situationen konfrontiert zu sein, von denen jede gleichzeitig Gabe und Aufgabe ist. Was sie uns «aufgibt», ist die Erfüllung ihres Sinnes. Und was sie uns gleichzeitig «gibt», ist die Möglichkeit, durch solche Sinnerfüllung uns selbst zu verwirklichen. Jede Situation ist ein Ruf, auf den wir zu horchen, dem wir zu gehorchen haben.

Wir sind ausgegangen vom Determinismus als einer Einengung der Freiheit. Abschließend sei darum die Rede vom Humanismus als einer Ausweitung der Freiheit. Tatsächlich ist die Freiheit die halbe Wahrheit. Freisein ist der negative Aspekt eines Phänomens, dessen positiver Aspekt Verantwortlichsein heißt. Freiheit schlägt in Willkür um, wenn sie nicht im Sinne von Verantwortlichkeit gelebt wird. Und das ist auch der Grund, warum ich dafür zu plädieren pflege, daß zur Freiheitsstatue an der Ostküste das Pendant errichtet werde, nämlich eine Statue der Verantwortlichkeit an der Westküste.

Anmerkung zu Seite 125: Was ich Selbsttranszendenz nenne, hat primär mit Transzendenz nichts zu tun. Vielmehr handelt es sich um einen anthropologischen und nicht um einen theologischen Begriff. Und vom anthropologischen Standpunkt aus ist auch die Religion selbst zunächst einmal eine Einübung in die spezifisch menschliche Fähigkeit, etwas *einer Sache wegen* zu tun oder eine Person *um ihretwillen* zu lieben – oder *eben Gott zuliebe* sein Dasein mit möglichst viel Sinn anzureichern.

Anmerkung zu Seite 131: Scheinbar geht die Motivationstheorie der Individualpsychologie von Alfred Adler über die der Psychoanalyse von Sigmund Freud wesentlich hinaus, indem sie an die Stelle der psychischen Kausalität eine psychische Finalität setzt. In Wirklichkeit bleibt aber auch die individualpsychologische Motivationstheorie monadologistisch. Denn die von ihr eingeführte Finalität ist eine intrapsychische. Im Rahmen des individualpsychologischen Menschenbilds transzendieren die Ziele, nach denen der Mensch strebt, nicht die Psyche. Vielmehr ist der Mensch für Alfred Adler jemand, dem es eigentlich nur um die Überwindung von Minderwertigkeitsgefühlen und andere Kompensationsmechanismen, jedenfalls um die (Wieder-) Herstellung bloß intrapsychischer Konstellationen geht.

Über Logotherapie[1]

1 Erweiterte Fassung von Vorträgen, die an der Medizinischen Universitätsklinik Erlangen (1968) und an der Psychiatrischen Universitätsklinik Hamburg (1970) gehalten wurden.

Versuch einer Ortsbestimmung

Wenn wir uns fragen, welche Mission die einzelnen Schulen der Psychotherapie zu erfüllen hatten, dann ließe sich zunächst einmal hinsichtlich Sigmund Freuds sagen, daß die Leistung der Psychoanalyse in der Entlarvung des Neurotikers bestand. Sein manifestes Verhalten wurde auf eine latente Psychodynamik hin analysiert, seine bewußten Motive auf unbewußte Motivationen hin gedeutet. Inzwischen konnte aber nachgewiesen werden, daß jede Interpretation auf dem – nun ihr selbst «unbewußten» – Hintergrund eines vorgefaßten Menschenbilds, einer impliziten Anthropologie vor sich geht. Ja, es stellte sich heraus, daß sich die diesbezügliche Ideologie auf Seiten des Analytikers nolens volens auf den Patienten überträgt. J. Ehrenwald (American Journal of Psychotherapy *11*, 369, 1957) konnte zeigen, daß die Patienten von Freudianern von Ödipuskomplexen, die von Adlerianern von Machtkonflikten und die von Jungianern von Archetypen träumen. William Sargant (Battle for the Mind, New York 1957) zitiert sogar einen Psychiater, der von einem Freud-Schüler *und* von einem Jung-Schüler analysiert wurde und je nach der Orientierung des Analytikers verschiedene Typen von Träumen produzierte. Analoges gilt für die freien Assoziationen, von denen erst unlängst der angesehene Analytiker Judd Marmor (Archives of General Psychiatry *22*, 160, 1970) sagte: «Free associations are never truly ‹free›». Wie denn überhaupt «das Unbewußte als eine carte blanche verwendet wurde, auf der praktisch jede beliebige Deutung eingetragen werden konnte» (Psychology Today, Del Mar 1970).

So ist es denn verständlich, daß Carl R. Rogers bemüht war, eine Methode und Technik zu entwickeln, in deren Rahmen von vornherein auf jede Interpretation verzichtet wurde und solcherart nach Tunlichkeit vermieden wurde, den Patienten zu beeinflussen. Mit anderen Worten, es ist das Verdienst von Rogers, nach der «Entlarvung des Neurotikers», die Freud besorgt hatte, die Ent-ideologisierung der Psychoanalyse in die Wege geleitet zu haben. Inzwischen hatte die Psychoanalyse aber ohnehin an Boden verloren. Um abermals Marmor (American Journal of Psychiatry *125*, 131, 1968) zu zitieren, war in den letzten 10 Jahren das Prestige der Psychoanalyse in akademischen und wissenschaftlichen Kreisen signifikant gesunken, was Marmor folgendermaßen begründet: «Over the years psychoanalysis has been oversold as an optimal psychotherapeutic technique. Whether or not classical psychoanalysis is truly the optimal approach for any specific form of psychopathology still remains to be conclusively proved, but at best it is indicated in only a small proportion of cases.»

T. P. Millar (British Journal of Psychiatry *115*, 421, 1969) zitiert Burness Moore, den Vorsitzenden des public information committee der American Psychoanalytic Association, der im offiziellen Organ dieser Association zugibt, daß in den letzten

Jahren eine zunehmende Geringschätzung für die Psychoanalyse sich bemerkbar mache und darum die Association sich entschlossen habe, einen Konsulenten für public relations anzustellen. Millar fragt nun, ob es nicht vernünftiger wäre, wenn die Psychoanalyse nicht damit sich begnügte, ihr Image aufzufrischen, sondern dazu überginge, endlich ihre Grundlagen zu revidieren.

Harold Kelman, der Herausgeber des American Journal of Psychoanalysis, konfrontierte die American Psychiatric Association mit folgenden Ziffern: 1945 wünschte praktisch jeder angehende Psychiater, sich einer Lehranalyse zu unterziehen. 1960 war es einer unter sieben, und 1969 war es einer unter zwanzig. Allein, wenn die Psychoanalyse an Boden verlor, dann lag dies nicht zuletzt am Aufkommen einer neuen Richtung, von der sie überrundet wurde, und zwar beziehe ich mich auf die Verhaltenstherapie.

Einer ihrer Proponenten, H. J. Eysenck, beklagte bereits 1960, daß «experimentell und klinisch für die Theorien der Psychoanalyse kein Beweis» vorliegt. «Freudian theories are outside the realm of science. The fact that so-called symptomatic cures can be achieved which are long-lasting and do not produce alternative symptoms argues strongly against the Freudian hypothesis» (Behaviour Therapy and the Neuroses, New York 1960). Insbesondere wendet sich Eysenck gegen die Ansicht, einer sogenannten symptomatischen Psychotherapie müßten über kurz oder lang andere Symptome folgen, da die Neurose selbst noch nicht geheilt sei. «This Freudian belief is precisely this – a belief; it has no empirical or rational foundation. The notion has been acceptet without proof in the first place, and has been perpetuated through indoctrination» (1. c.).

Wir selbst hatten bereits 1947 «einmal die Neurose bewußt aus der Perspektive eines Reflexologen betrachtet», wie Friedrich M. Benedikt hervorhebt, der dem Vergleich der Logotherapie mit der Verhaltenstherapie das Kapitel einer Dissertation (Zur Therapie angst- und zwangsneurotischer Symptome mit Hilfe der «Paradoxen Intention» und «Dereflexion» nach V. E. Frankl, München 1968) widmet. Und zwar zitiert Benedikt die folgenden Worte von uns, für die wir auch noch heute, 34 Jahre nachher, einstehen. «Bekanntlich kann man die Neurose in einem gewissen Sinne und mit einem gewissen Recht auch als bedingten Reflex-Mechanismus auffassen. Allen vornehmlich analytisch orientierten seelenärztlichen Behandlungsmethoden geht es dann vorwiegend darum, die primären Bedingungen des ‹bedingten Reflexes›, nämlich die äußere und innere Situation des erstmaligen Auftretens eines neurotischen Symptoms, bewußtseinsmäßig zu erhellen. Wir aber sind der Ansicht, daß die eigentliche Neurose – die manifeste, die bereits fixierte – nicht nur durch ihre primäre Bedingung verursacht ist, sondern durch ihre (sekundäre) *Bahnung*. Gebahnt jedoch wird der bedingte Reflex, als welchen wir das neurotische Symptom jetzt aufzufassen versuchen, durch den Circulus vitiosus der Erwartungsangst! Wollen wir demnach einen eingeschliffenen Reflex sozusagen entbahnen, dann gilt es allemal, die Erwartungsangst zu beseitigen, und zwar in jener angegebenen Art und Weise, als deren Prinzip wir die paradoxe Intention hingestellt haben» (Die Psychotherapie in der Praxis, Wien 1947).[2]

Tatsache ist, daß die von uns vertretene These von der Wichtigkeit der Sprengung sekundärer Zirkelmechanismen in der Verhaltenstherapie ihre Bestätigung findet. So oder so, mit Hilfe der Logotherapie oder der Verhaltenstherapie, wirkt sich die Psychotherapie im Sinne des Durchbrechens sogenannter «feedback mechanisms» aus. Was die therapeutischen Effekte der paradoxen Intention, besonders deren Dauerresultate anlangt, werden zwar immer wieder Zweifel laut. Wie unbegründet diese Zweifel sind, geht aber aus einer Arbeit von J. Lehembre hervor, in der es heißt: «Nous avons pratiqué cette technique chez quatorze malades. Nous n'avons observé qu'une seule fois un déplacement de symptôme» («L'intention paradoxale», procédé de psychothérapie, Acta neurol. belg. *64*, 725, 1964). Anscheinend ist das vielfach geäußerte Bedenken, es müsse einer Symptombeseitigung in solchen Fällen notwendigerweise die Bildung eines Ersatzsymptoms folgen, wirklich «eine völlig unbegründete Behauptung», um mit J. H. Schultz zu sprechen (Handbuch der Neurosenlehre und Psychotherapie, herausgegeben von Viktor E. Frankl, Victor E. v. Gebsattel und J. H. Schultz, München 1959). Im besonderen gilt das folgende statement von Eysenck: «Abolition of the symptom does not leave behind some mysterious complex seeking outlet in alternative symptoms» (1. c.). Eysenck zufolge ist die Neurose auch nicht auf einen Komplex zurückzuführen und von einem Konflikt herzuleiten, sondern er sieht in ihr ein «erlerntes Verhaltensmuster».

---

2 H. Dilling, H. Rosefeldt, G. Kockott und H. Heyse (Max-Planck-Institut für Psychiatrie) erwähnen im Rahmen einer Arbeit, die sie der «Verhaltenstherapie bei Phobien, Zwangsneurosen, sexuellen Störungen und Süchten» (Fortschr. Neurol. Psychiat. *39*, 293, 1971) widmen, «daß mit der von V. E. Frankl eingeführten Methode der ‹paradoxen Intention›, die zwar von einem ganz anderen als dem lerntheoretischen Ansatz ausgeht, deren Wirkung möglicherweise aber mit einfachen Prinzipien der Lernpsychologie erklärt werden könnte, gute und zum Teil sehr rasche Erfolge erzielt wurden. Lernpsychologisch betrachtet würde man im Falle einer erfolgreichen Behandlung eine Lösung der konditionierten Verbindung zwischen auslösendem Reiz und Angst annehmen. Um neue, angepaßtere Reaktionsweisen auf bestimmte Situationen hin aufzubauen, muß das Meidungsverhalten mit seiner ständig verstärkenden Wirkung aufgegeben werden und die betreffende Person neue Erfahrungen mit den angstauslösenden Reizen gewinnen. Obwohl die Methode der ‹paradoxen Intention› nach V. E. Frankl ursprünglich nicht lernpsychologisch konzipiert wurde, liegt ihr möglicherweise ein ähnlicher Wirkungsmechanismus wie bei den Flooding und Implosive Therapy genannten Behandlungsformen zugrunde.» Was die zuletzt genannte Behandlungsform anlangt, verweist I. M. Marks ebenfalls auf «certain similarities to the paradoxical intention technique» (Fears and Phobias, Academic Press, New York 1969). (Anmerkung auf Seite 160 f.

Wie aus alledem hervorgeht, ließe sich der Beitrag, den wir der erfreulich nüchternen Verhaltenstherapie verdanken, wohl am treffendsten mit den Worten «Entmythologisierung der Neurose» umschreiben. Dies wäre nicht einmal gar so weit hergeholt. Schließlich war es Freud selbst, der sagte: «Die Trieblehre ist sozusagen unsere Mythologie», und «die Triebe sind mythische Wesen» (Gesammelte Schriften, Band 12, Seite 249).

Und doch blieb, nachdem Rogers die Psychoanalyse ent-ideologisiert und Eysenck die Neurose ent-mythologisiert hatte, ein Unbehagen zurück. In einem Zeitalter wie dem unseren, im Zeitalter der Entpersönlichung und Entmenschlichung läßt sich der Massenneurose, dem Sinnlosigkeitsgefühl, einfach nicht beikommen, wofern die menschliche Dimension, die Dimension der menschlichen Phänomene, nicht einbezogen wird in das Menschenbild, von dem wir ausgehen. Selbst eine erklärte Materialistin wie Christa Kohler, Leiter der Abteilung für Psychotherapie und Neurosenforschung der Psychiatrischen Klinik an der Karl-Marx-Universität Leipzig, hält dafür, daß sich «die behavioristisch orientierten Psychotherapeuten Eysenck und Wolpe ein Abgleiten auf biologistisch-mechanistische Positionen» zuschulden kommen lassen (Beiträge zu einer allgemeinen Theorie der Psychiatrie, herausgegeben von Lothar Pickenhain und Achim Thom, Jena 1968).

Nikolaus Petrilowitsch sah nun in der Logotherapie «einen geglückten Versuch», die Psychotherapie «zu rehumanisieren». Im Gegensatz zur Psychotherapie im engeren Wortsinn bleibe nämlich die Logotherapie nicht in der Dimension stehen, in der sich die Neurose bewegt, sondern transzendiere sie (Über die Stellung der Logotherapie in der klinischen Psychotherapie, Die medizinische Welt 2790, 1964). Was mag Petrilowitsch da vorgeschwebt sein? Die psychoanalytische Theorie führt die Neurose auf bestimmte psychodynamische Vorgänge zurück, und demgemäß versucht die psychoanalytische Therapie, einen anderen psychodynamischen Vorgang, sagen wir in Form der Übertragung, ins Spiel zu bringen. Die reflexologische Theorie und die Learning theory meinen wieder, die Neurose sei das Produkt bestimmter bedingter Reflexe beziehungsweise das Resultat bestimmter Conditioning processes, und dementsprechend bemüht sich die Behavior therapy, den Kranken umlernen zu lassen, ihn dazu zu veranlassen, daß er es verlernt, neurotisch zu sein. Mit alledem verbleibt die Psychotherapie aber in der Ebene, in der sich die Neurose abspielt, während die Logotherapie Petrilowitsch zufolge in den Raum der im eigentlichen Wortsinn menschlichen Phänomene einsteigt, um Ressourcen zu mobilisieren, die einzig und allein in dieser Dimension erhältlich sind. Um die von mir eingeführten Ausdrücke zu gebrauchen, handelt es sich um die menschlichen Fähigkeiten zur «Selbstdistanzierung», auf deren

Mobilisierung die paradoxe Intention abzielt, und zur «Selbsttranszendenz», die Bedingung der Möglichkeit der «Dereflexion».[3]

Es gehört zur guten alten Tradition, daß der Dirigent den Applaus für seine Person zurückweist und dem Orchester zustatten kommen läßt. Und so möchte denn auch ich zu bedenken geben, daß nach der Entlarvung des Neurotikers, nach der Entideologisierung der Psychoanalyse und nach der Entmythologisierung der Neurose die Rehumanisierung der Psychotherapie nicht nur von der Logotherapie, sondern auch von Ludwig Binswangers Daseinsanalyse und der Humanistischen Psychologie von G. W. Allport, Charlotte Bühler und A. H. Maslow in Angriff genommen wurde. Tatsächlich wird die Logotherapie in den USA sowohl in die humanistisch-psychologische als auch in die existentiell-psychiatrische Richtung eingeordnet.

Um auf die Selbsttranszendenz zurückzukommen, verstehe ich darunter den grundlegenden Tatbestand, daß Menschsein über sich selbst hinaus auf etwas verweist, das nicht wieder es selbst ist, – auf etwas oder auf jemanden: auf einen Sinn, den zu erfüllen es gilt, oder auf mitmenschliches Sein, dem es begegnet. Den einen Aspekt der Selbsttranszendenz, den grundlegenden Tatbestand, daß Menschsein immer über sich selbst hinaus nach einem Sinn langt, den zu erfüllen – und zunächst einmal überhaupt zu entdecken – es gilt, pflege ich mit dem motivationstheoretischen Konzept eines «Willens zum Sinn» zu umreißen. Maslow unterstreicht und betont, daß er den Willen zum Sinn als das ursprüngliche Anliegen des Menschen ansieht: «I agree entirely with Frankl that man's primary concern is his will to meaning» (Comments on Dr. Frankl's Paper, Reading in Humanistic Psychology, herausgegeben von A. J. Sutich und M. A. Vich, New York 1969). Inzwischen wurde dieses Konzept empirisch von Elisabeth S. Lukas bestätigt, nachdem sie 1340 Versuchspersonen befragt und die Daten mittels eines Computers verarbeitet hatte (Logotherapie als Persönlichkeitstheorie, Dissertation, Wien 1971).

Freilich, heutzutage ist dieser Wille zum Sinn nur allzu oft frustriert. In der Logotherapie sprechen wir in diesem Zusammenhang von einer existentiellen Frustration. Patienten, auf die diese Diagnose zutrifft, pflegen über ein Sinnlosigkeitsgefühl oder über eine innere Leere zu klagen. In der logotherapeutischen Terminologie wird daher in solchen Fällen von einem «existentiellen Vakuum» gesprochen. In Fällen, in denen sich die existentielle Frustration in neurotischen Symptomen niederschlägt, haben wir es mit einem neuen Typus von Neurose zu

---

3 H. Dilling, H. Rosefeldt, G. Kockott und H. Heyse (1. c.) verweisen auf H. O. Gerz, der die Nähe der paradoxen Intention zur Verhaltenstherapie durchaus erkenne, jedoch der Meinung sei, «daß Frankls Logotherapie die mechanistische reflexkonditionierende Therapie vermenschlicht habe».

tun, will heißen mit einer noogenen Neurose, um diesen logotherapeutischen Terminus einzuführen. James C. Crumbaugh, der Direktor eines Forschungszentrums in den USA, hat eigens einen Test ausgearbeitet und 1151 Versuchspersonen getestet, um die noogene Neurose empirisch zu verifizieren. Abschließend erklärt der Autor, daß seine Befunde die Hypothese, zu den psychogenen Neurosen trete heutigentags eine neue, die noogene Neurose, durchgehend bestätigen (Cross Validation of Purpose-in-Life Test Based on Frankl's Concepts, Journal of Individual Psychology *24,* 74, 1968).[4] Wie statistische Untersuchungen in Europa und Amerika übereinstimmend ergaben, ist anzunehmen, daß 20 Prozent der Neurosen noogen sind. Unter ihnen aber lassen sich die meisten auf ein existentielles Vakuum zurückführen.

Für den Freudianer braucht die noogene Neurose nicht im geringsten ein Ärgernis zu sein. Albert Görres verdanken wir den folgenden Hinweis: «In der Neurose können Fehldeutungen des Daseinssinnes eine Bedingung der Erkrankung und Richtigstellung dieser Fehldeutung eine Bedingung der Heilung sein. Das wäre beachtenswert, selbst wenn es sich nicht auf alle Neurosen, sondern nur auf einige unter ihnen bezöge.» Und die Logotherapeuten sprechen von nicht mehr als 20 Prozent. «Mögliche Überwindung der Fehldeutung von Sinnbezügen ist schon in der ersten Beschreibung des psychotherapeutischen Prozesses enthalten, in der Freud das Wirken des Psychotherapeuten beschreibt als ‹das Wirken eines Lehrers, eines Aufklärers, eines Künders einer neueren und besseren Weltauffassung›» (Praxis der Psychotherapie *14,* 184, 1969). Allein, wir sollten das Wirken des Psychotherapeuten nicht überschätzen. Seine Allwissenheit ist ein Mythos.

---

4 «The validation of logotherapy's basic concepts, the ‹will to meaning›, ‹existential vacuum› and ‹noogenic neurosis›, has been approached upon three levels: First, the systematic ability of these concepts to explain the data of motivation which would otherwise be handled by the conventional theories of personality and psycho-dynamics; second, the fit of the concepts to the empirical data of everyday experience and of case histories and psychotherapeutic practice; and third, the confirmation of the concepts by experimental investigation. Evidence is presented that the fundamental assertions of logotherapy can be supported at each of these levels, and it is concluded that Frankl's postulation of noogenic neurosis – a vacuum of meaning and purpose in life in interaction with conventional psychodynamic symptomatology, which he holds to be the special product of the human condition today – very likely has a basis in fact. The results of 1,151 cases support the hypothesis of the existence of noogenic neurosis and lend credence to the concept of the will to meaning as a fundamental human need, the frustration of which does appear to result in this neurosis in many patients. The studies quoted represent reasonable evidence that Frankl's will to meaning cannot be explained away as merely philosophical apparel for traditional dynamic concepts, that it does have a basis in the human reality of today, and that the classical dynamic psychotherapies need to be supplemented by the logotherapeutic approach in order to take account of noetic factors in the illnesses of many patients.» (James C. Crumbaugh, The Validation of Logotherapy, in: Direct Psychotherapy, edited by R. M. Jurjevich.)

Seine Allmacht ist ein Aberglaube. Nur seine Allgegenwart ist eine Tatsache. Sie macht sich auf internationalen Kongressen bemerkbar.

In Fällen von noogener Neurose ist die Logotherapie indiziert. Selbstverständlich kann nicht davon die Rede sein, daß die Logotherapie dem Leben des Patienten einen Sinn gibt. Den muß der Patient selbst und selbständig finden. Es kann nicht einmal davon die Rede sein, daß die Logotherapie dem Patienten einen Willen zum Sinn einflößt. Der muß keimen, und er keimt, sobald sich ihm ein Sinn anbietet. Ich kann niemandem befehlen, von Herzen zu lachen. Wenn ich will, daß er von Herzen lacht, dann muß ich ihm wohl oder übel einen Witz erzählen. Ebensowenig kann ich jemandem aber auch befehlen, einen Willen zum Sinn zu haben. Der Wille zum Sinn ist vielmehr ein intentionaler Akt, der sich nicht selber und seinerseits intendieren läßt. Soll er zustande kommen, dann muß ein Objekt gegeben sein.

Die Anwendung auf die Psychotherapie in der Praxis wurde von mir anderswo (Encounter: The Concept and Its Vulgarization) erörtert. «How wise was J. H. Schultz when he ordered his patients during the relaxation training to imagine their arms becoming heavy. This automatically induces relaxation. If he had *ordered* these patients to relax their tenseness would have increased rather than decreased, because they would have intensely striven for it. Incidentally, something analogous holds for the treatment of inferiority feelings. The patient cannot overcome them in a direct way. If he is to get rid of them he has to do so on a detour, e. g., by going places despite the inferiority feelings, by doing his job in spite of them. Anyway, as long as he centers attention on the inferiority feelings within himself he continues suffering from them. As soon as he focuses attention on something without himself they are doomed to atrophy.»

Die Logotherapie ist aber nicht nur in Fällen von noogener Neurose, sondern auch in Fällen von Alkoholismus, Kriminalität und Rauschgiftsucht indiziert. Mehr oder weniger liegt ihnen ja ebenfalls ein existentielles Vakuum zugrunde. Konnte doch Annemarie von Forstmeyer in 90 Prozent der Fälle von schwerem Alkoholismus ein abgründiges Sinnlosigkeitsgefühl feststellen. Crumbaugh testete Alkoholiker, von denen je eine Gruppe mit alcoholic treatment, marathon therapy (sensitivity training) und group logotherapy behandelt wurden, vorher und nachher hinsichtlich des Grades, in dem ein existentielles Vakuum nachweisbar war. «Only logotherapy showed a statistically significant improvement» (Changes in Frankl's Existential Vacuum as a Measure of Therapeutic Outcome, im Erscheinen).

Was Kriminalität anlangt, liegt mir ein Bericht von Milton E. Burglass vor, der das Rehabilitationsprogramm eines amerikanischen Gefängnisses leitet und eine Serie von Experimenten abgeschlossen hat, in deren Rahmen 3 Gruppen von je 16 Personen 72 Stunden hindurch mit Freudscher Psychoanalyse, behavioristischer Therapie und Logotherapie behandelt wurden, während eine gleich große Kontrollgruppe unbehandelt blieb. Das Ergebnis wurde nun nicht nur in entsprechenden Gesprächen, sondern auch auf Grund exakter Tests erstellt und lautete: allgemeine Unzufriedenheit mit der psychoanalytischen Behandlung (7 von den 16 Versuchspersonen waren überhaupt ausgesprungen); Interesselosigkeit gegenüber der behavioristischen Therapie; ausgesprochen positive Reaktionen auf die logotherapeutische Behandlung. Bemerkenswert ist, daß der durchschnittliche Intelligenzquotient der so behandelten Patienten nicht höher als 78 war. Mit anderen Worten: Die Suche nach einem Sinn ist nicht die Angelegenheit einer intellektuellen Minorität, sondern jedes einzelnen Menschen. Die Möglichkeit, im Leben einen Sinn zu finden, ist aber ebenfalls nicht einigen wenigen Intellektuellen vorbehalten.

Louis S. Barber war Jahre hindurch in einem Rehabilitationszentrum («an example of a logotherapeutic environment») tätig, in dem juvenile delinquents behandelt werden. Es habe nun kaum einen Fall gegeben, meint er, in dem nicht ein Sinnlosigkeitsgefühl nachzuweisen gewesen wäre. «We have one of the highest rehabilitation rates in the United States, a recidivism rate of less than 17 %.» (Der Durchschnitt ist 40 %!) Den Erfolg schreibt er einem Vorgehen zu, das er mit den Worten «logo-education in practice» umschreibt. Auf Grund von Tests ließ sich feststellen, daß in den von ihm behandelten Fällen der Wille zum Sinn von 86.13 auf 103.46 angestiegen war. Seine Erfahrungen faßt er in die Worte zusammen: «A logotherapeutic approach offers great possibilities in the field of rehabilitation.»

Alvin R. Fraiser wandte die Logotherapie wieder auf narcotic addicts an, und zwar im Rahmen eines Rehabilitationszentrums in Kalifornien. «As a result of logotherapy, I have become the only counselor in the history of the institution to have three consecutive years of the highest success rate (success meaning that the addict is not returned to the institution within one year after release). My approach to dealing with the addict has resulted in a three year forty (40) percent ‹success rate› as compared to an institutional average of about eleven (11) percent, using the established approach.»[5]

5 Betty L. Padelford konnte an Hand von 136 von ihr getesteten Studenten zwischen Rauschgiftmißbrauch und Sinnlosigkeitsgefühl einen Korrelationskoeffizienten von +.56 feststellen.

Die logotherapeutische Technik der paradoxen Intention

In seinem Vorwort zu einem Buch über Logotherapie nennt Allport die Logotherapie eine der in den USA unter der Bezeichnung «existential psychiatry» subsumierten Richtungen. Robert C. Leslie jedoch behauptet, daß die Logotherapie gerade in dieser Hinsicht eine «beachtliche Ausnahmestellung« einnehme, so zwar, daß sie im Gegensatz zu den anderen existentiell psychiatrischen Richtungen imstande gewesen sei, aus ihrem Schoß eine richtiggehende Technik hervorgehen zu lassen. Analoge Hinweise finden sich im einschlägigen Schrifttum bei Donald F. Tweedie, Aaron J. Ungersma, Godfryd Kaczanowski und Crumbaugh. Es handelt sich um die paradoxe Intention, wie sie bereits in meiner 1939 publizierten Arbeit «Zur medikamentösen Unterstützung der Psychotherapie bei Neurosen» (Schweizer Archiv für Neurologie und Psychiatrie *43,* 26) beschrieben ist.

Was geht nun vor, wenn die paradoxe Intention angewandt wird? Um dies zu verstehen, wollen wir vom Phänomen der sogenannten Erwartungsangst ausgehen, unter der wir die ängstliche Erwartung verstehen, ein Ereignis könnte sich wiederholen. Es liegt nun im Wesen der Angst, daß sie heraufbeschwört, wovor sich jemand fürchtet. Analog löst die Erwartungsangst das Symptom aus, auf das sie sich bezieht. Das Symptom erzeugt eine Phobie, die Phobie verstärkt das Symptom, und das solcherart verstärkte Symptom bestärkt den Patienten in der Phobie.

Tatsächlich gehört zu dem, was am ängstlichsten erwartet wird, die Angst selbst – so daß wir in diesem Sonderfall von Erwartungsangst füglich auch von Angsterwartung sprechen können. Letztlich und eigentlich ist es aber doch nicht die Angst selbst, die da gefürchtet wird; geht man nämlich der Sache buchstäblich auf den «Grund», fahndet man im Gespräch mit den betreffenden Patienten nach dem wahren Grund zur «Angst vor der Angst», so zeigt sich, daß sie fürchten, ihre ängstliche Erregung könnte irgendwelche gesundheitsschädigenden Folgen haben; in diesem Sinne fürchten sie sich in erster Linie vor drei Dingen: Sie könnten vor lauter Aufregung zusammenfallen – oder sie könnten zusammenbrechen entweder vom Herzschlag oder vom Hirnschlag getroffen. Mit anderen Worten: hinter der Angst vor der Angst steht, sie motivierend, typischerweise eine Kollapsphobie, eine Infarktphobie oder eine Insultphobie.

Und nun gelangen wir zum ersten der zu besprechenden pathogenen Reaktionsmuster: Wie reagiert der Patient aus Angst vor der Angst – wie reagiert er in Angsterwartung? Aus Furcht vor der Angst begibt er sich auf die Flucht vor der Angst. Mit einem Wort: Er läuft vor der Angst davon – paradoxerweise, indem er daheim bleibt; denn dieses erste Reaktionsmuster ist charakteristisch für die Agoraphobie.

Unsere Hypothese, der zufolge der Angstneurose die Flucht vor der Angst und der Flucht vor der Angst «Angst vor der Angst» zugrundeliegt, wurde von Valins und Ray bestätigt, und zwar experimentell. «Students with snake phobias were given false auditory feedback of their heart sounds while watching slides of snakes. They were led to believe that their heart rate did not increase on seeing the snakes. This procedure led to significantly decreased avoidance of snakes.»

Der «Mechanismus» der Erwartungsangst ist dem Psychotherapeuten geläufig. Irgendein – an sich meist flüchtiges und harmloses – Symptom erzeugt die phobische Befürchtung seiner Wiederkehr, diese Furcht verstärkt nun das Symptom, und das solcherart verstärkte Symptom bestärkt den Patienten schließlich nur noch mehr in seiner Befürchtung. Wie sollen wir diesen Teufelskreis durchbrechen? Das ist durch psychotherapeutische und pharmakotherapeutische Maßnahmen möglich. Was das pharmakotherapeutische Vorgehen anlangt, sei auf die von mir beschriebenen basedowoiden Agoraphobien und tetanoiden Klaustrophobien verwiesen, die einer mehr oder weniger spezifischen Pharmakotherapie zugänglich sind. Es versteht sich von selbst, daß in den basedowoiden und tetanoiden Fällen die jeweilige somatische Grundlage eine bloße Angstbereitschaft und noch nicht eine ausgesprochene, ausgewachsene Angstneurose hervorbringt. Zur Angstneurose wächst sich die Angstbereitschaft erst aus, sobald eben die Erwartungsangst einklinkt. Darum empfiehlt es sich, den Zirkelmechanismus, den die Erwartungsangst ins Rollen bringt, womöglich auf beiden Seiten, ebenso auf der psychischen wie auf der somatischen, anzugehen. An der psychotherapeutischen Front geschieht dies nun durch die paradoxe Intention, das heißt, daß sich der Patient nunmehr wünscht und vornimmt, wovor er sich fürchtet. Mit einem Wort, der Erwartungsangst wird der Wind aus den Segeln genommen.

Der Erwartungsangst in Fällen von Angstneurose entspricht ein anderer Zirkelmechanismus in Fällen von Zwangsneurose. Die betreffenden Patienten haben nicht, wie die vom ersten Reaktionsmuster, Angst vor der Angst selbst, sondern sie haben Angst vor sich selbst. Der Patient wird die Vorstellung nicht los, er könnte sich oder einer anderen Person etwas antun oder die absurden Einfälle, die ihn quälen, könnten auf eine psychotische Erkrankung hinweisen. Darum kämpft der Patient gegen all diese Zwangsvorstellungen an; aber Druck erzeugt nur Gegendruck, und der Gegendruck vermehrt wieder den Druck. Gelingt es uns umgekehrt, den Patienten so weit zu bringen, daß er im Zuge der paradoxen Intention dieses Ankämpfen aufgibt, dann lassen die Symptome nach und verfallen schließlich einer Art Inaktivitätsatrophie.

Schließlich sollte die paradoxe Intention jeweils so humoristisch wie möglich formuliert werden. Tatsächlich ist der Humor ein wesentlich menschliches Phänomen und ermöglicht als solches dem Menschen, sich von allem und jedem und so denn auch von sich selbst zu distanzieren, um sich vollends in die Hand zu bekommen. Dieses wesentlich menschliche Vermögen der Distanzierung zu mobilisieren, ist unser eigentliches Anliegen, wann immer wir die paradoxe Intention anwenden. Sofern dies mit Humor geschieht, ist Konrad Lorenz' Warnung, «daß wir den Humor noch nicht ernst genug nehmen», überholt.

Da der Humor thematisch aufscheint, mag er methodisch am Platze sein, und darum ist es wohl statthaft, im folgenden eine Anekdote zu zitieren, die wenn auch drastisch, so doch plastisch die Inversion der Intention charakterisiert, die ja für die paradoxe Intention so typisch ist: Ein Schuljunge kommt zu spät zur Schule und entschuldigt sich wie folgt: «Auf der Straße gibt es ein so arges Glatteis – wann immer ich einen Schritt vorwärts gemacht hab', bin ich zwei Schritte rückwärts gerutscht.» Woraufhin der Lehrer triumphierte: «Wenn dem wirklich so gewesen wäre – wie hättest du dann überhaupt zur Schule kommen können?» Allein, unser junger Lügner war nur verlogen, aber nicht verlegen: «Ganz einfach: Ich hab' mich umgedreht und bin nach Haus' gegangen ...»

Das Wesen der paradoxen Intention sieht Gustav Lebzeltern (Angstzustände und deren Überwindung, Graz 1967) darin, daß «der Mechanismus der Erwartungsangst durchbrochen» wird und «an seine Stelle der Mechanismus der Hoffnung» tritt. «Wenn es einmal gelingt, wenn auch nur für kurze Zeit, Symptome auszuschalten, so ist damit der Mechanismus der Hoffnung an die Stelle des Erwartungsangstmechanismus getreten: Bernheim hat mit Hypnose dasselbe erreicht, was im Grunde Frankl mit seiner paradoxen Intention erreichte: eine einmalige, beispielhafte Überwindung des krankhaften Symptoms.» Ganz entschieden verneint Lebzeltern die Behauptung Hans Hoffs, H. Strotzkas, A. M. Beckers und E. Wiesenhütters, daß die paradoxe Intention «technisch weitgehend» der alten Persuasion entspreche, beziehungsweise die Persuasion nach Dubois «in Form der Logotherapie eine neuerliche Wiederauferstehung erlebte». Hans Otto Gerz (Zur Behandlung phobischer und zwangsneurotischer Syndrome mit der «Paradoxen Intention» nach Frankl, Zeitschrift für Psychotherapie und medizinische Psychologie *12,* 145, 1962, und Über 7jährige klinische Erfahrungen mit der logotherapeutischen Technik der paradoxen Intention, Zeitschrift für Psychotherapie und medizinische Psychologie *16,* 25, 1966) und Donald F. Tweedie konnten nachweisen, daß sich im besonderen die paradoxe Intention nicht auf bloße Suggestiveffekte zurückführen läßt. Benedikt konnte beobachten, daß «die meisten Patienten zu Beginn sogar ausgesprochen skeptisch gegenüber der Methode sind und gar nicht an deren Erfolg glauben. Ein Patient sagte sogar einmal: ‹So a Blödsinn, damit soll ma' g'sund werd'n?› Und häufig gehen die Kranken auch mit großer Angst weg, wenn sie aufgefordert werden, paradox zu intendieren und die Übungen durchzuführen. Sie meinen: ‹Das kann doch nicht helfen!› Dann kommen die Patienten zum Arzt und sagen: ‹Ich kann es kaum glauben, es hat doch gewirkt.›» Wie Benedikt in seiner Dissertation über die paradoxe Intention ausführt, erwiesen sich Patienten, bei denen diese logotherapeutische Technik mit ausgesprochenem Erfolg angewandt worden war, bei Suggestibilitätstests sogar als unterdurchschnittlich suggestibel. (Anmerkung 18 auf Seite 214.)

Die paradoxe Intentionsbehandlung ist jedoch auch dann möglich, wenn der sie handhabende Arzt hinsichtlich seiner theoretischen Überzeugungen nichts weniger als logotherapeutisch orientiert ist. Im Rahmen der Wiener neurologischen Poliklinik bediente sich ein rein psychoanalytisch eingestellter Kollege als der in diesem Rahmen einzig möglichen Kurzbehandlung der logotherapeutischen Technik. Ein Mitglied der Wiener psychoanalytischen Gesellschaft versuchte, die mit dieser Behandlungsmethode von ihm erzielten Erfolge psychodynamisch zu erklären. Die amerikanische Psychoanalytikerin Edith Weißkopf-Joelson äußerte sich in einer ihrer Arbeiten über Logotherapie folgendermaßen: «Psychoanalytisch orientierte Therapeuten könnten behaupten, daß sich durch Methoden wie die Logotherapie keine wirkliche Besserung erreichen läßt, da ja die Pathologie in ‹tieferen› Schichten nicht angegangen wird, der Therapeut sich vielmehr auf die Festigung von Abwehrmechanismen verlegt. Derartige Schlußfolgerungen sind jedoch nicht ungefährlich. Es könnte nämlich sein, daß sie uns von wesentlichen Möglichkeiten der Psychotherapie ablenken, und zwar lediglich aus dem Grunde, weil diese Möglichkeiten zufällig nicht in unsere persönliche Neurosentheorie hineinpassen. Vor allem sollten wir nicht vergessen, daß es sich im Falle von ‹Abwehrmechanismen›, ‹tieferen Schichten› und ‹Fortbestehen der Neurose› in diesen tiefern Schichten um rein theoretische Konstruktionen und keineswegs um empirische Beobachtungen handelt.» «Jedenfalls ließe sich sagen», erklärt Gerz, «daß Phobien, die sich als Produkt verdrängter Aggressionen interpretieren lassen, demgemäß auch beseitigt werden können, wenn der Patient – eben auf dem Wege der paradoxen Intention – dazu angehalten wird, genau das zu tun, wovor ihn seine Angst so sehr abzuhalten pflegt, mit anderen Worten, seine Aggressionen zumindest symbolisch auszuleben.»

Glenn G. Golloway von der Psychiatrischen Klinik in Ypsilanti, Michigan, USA, hat einmal gesagt: «Paradoxical intention is aimed at manipulating the defenses and not at resolving the underlying conflict. This is a perfectly honorable strategy and excellent psychotherapy. It is no insult to surgery that it does not cure the diseased gall bladder it removes. The patient is better off. Similarly, the various explanations of why paradoxical intention works do not detract from paradoxical intention as a successful technique.»

J. L. Harrington erklärt: «Frankl's paradoxical intention is an attempt to consciously initiate the automatic defense erecting counterphobic attitude described by Fenichel. In a psychoanalytic model, paradoxical intention may be viewed as releaving symptoms by utilizing defenses which require less expenditure of psychic energy than the phobic or obsessive-compulsive symptom itself. Each time paradoxical intention is successfully applied, the id impulses are gratified, the superego becomes an ally to the ego, and the ego itself gains strength and becomes less restricted. This results in decreased anxiety and diminishes symptom formation.»

Vor mir liegt ein Brief, aus dem ich die folgende Stelle zitieren möchte: «After one of your lectures in Columbus I heard one of the men asking you how to treat his fear of flying. I listened all the more carefully since this was also one of my phobias. Scarcely a month later I was to fly about 2500 miles, and as usual I was scared. My hands were sweaty and my heart was palpitating, and your ‹paradoxical intention› technique came to mind. When the plane landed, I was calm and even enjoyed an eagle's view of the land. I am not now convinced that paradoxical intention is the superficial treatment of symptoms I had imagined. Being a Freudian in training and therapy, I have found myself wondering about the deeper levels of one's pathology that paradoxical intention does not touch. Yet I am now wondering if there are not therapeutic resources that are even deeper than the pathological ones, resources that are basically human and that can be released by paradoxical intention. I still have many questions, but the questioning you have started within me may have been one of the most liberating experiences I've encountered. At least my plane rides will be more comfortable.»

«So wichtig und vordringlich die große analytische Psychotherapie für die Forschung ist», sagt Görres (Denkschrift zur Lage der Ärztlichen Psychotherapie und der Psychosomatischen Medizin, im Auftrage der Deutschen Forschungsgemeinschaft verfaßt unter besonderer Mitwirkung von Robert Heiß, Helmut Thomä und Thure v. Uexküll, Wiesbaden 1964), «so dringlich ist die pragmatische Psychotherapie für den praktischen Arzt und für den Facharzt, die nur solange analytische Therapie üben können, wie ihre Praxis wenig beansprucht wird. Zur pragmatischen Psychotherapie gehören übende Verfahren wie das autogene Training, die suggestiven Verfahren und andere Methoden, z. B. die ‹paradoxe Intention und Dereflexion› nach Frankl.»

Kohler (Leiter der Abteilung für Psychotherapie und Neurosenforschung der Psychiatrischen Klinik an der Karl-Marx-Universität Leipzig) bescheinigt «dieser Behandlungsmethode die Wirklichkeitsnähe» und meint, der letzteren sei zu verdanken, daß «sich die paradoxe Intention mit Erfolg in praxi durchgesetzt» habe. Gerz, der klinische Direktor des Connecticut State Hospital in den USA, verfügt über eine ausgedehnte Kasuistik. Auf Grund seiner jahrelangen klinischen Erfahrungen erblickt Gerz in der paradoxen Intention eine in phobischen, angst- und zwangsneurotischen Fällen nahezu spezifisch wirksame Technik. Über spezielle Erfahrungen mit der Methode der paradoxen Intention verfügen R. Volhard, D. Langen, Hans Joachim Prill, Ledermann in London, Bazzi in Rom, Kvilhaug in Norwegen und Hans Joachim Vorbusch von der Psychiatrischen Klinik der Vanderbilt University in Nashville, Tennessee, USA. R. W. Medlicott, Professor für Psychologische Medizin an der University of Otago, hält die paradoxe Intentionstechnik für sehr hilfreich (New Zealand Medical Journal *70*, 155, 1969). «I have over recent years applied the principle of paradoxical intention, especially in phobic states, and found it extremely helpful even to an analytically orientated psychiatrist.»

Die paradoxe Intention eignet sich sogar für chronische Fälle. Im «Handbuch der Neurosenlehre und Psychotherapie» wird beispielsweise über eine 65 Jahre alte Patientin berichtet, die nicht weniger als 60 Jahre hindurch an einem schweren Waschzwang gelitten hatte und dennoch von einer meiner Assistentinnen erfolgreich behandelt werden konnte. Eva Niebauer-Kozdera und Kurt Kocourek ist es mit Hilfe der paradoxen Intention gelungen, selbst alte Patienten mit inveterierten Zwangsneurosen kurzfristig so weit zu bessern, daß sie wieder arbeitsfähig werden konnten.

Daß die Logotherapie verhältnismäßig kurzfristig durchgeführt werden kann, ergibt sich bereits aus einem Bericht von Eva Niebauer-Kozdera über die statistischen Ergebnisse der nach existenzanalytisch-logotherapeutischen Prinzipien von ihr geführten Psychotherapieambulanz: Sie weist 75,7 % Heilungen und Besserungen auf – Besserungen in einem Ausmaß, daß jede Weiterbehandlung sich erübrigte –, bei durchschnittlich 8 Sitzungen (Wiener klinische Wochenschrift *67*, 152, 1955). Harrington beruft sich auf Gerz, der über 240 Patienten mit paradoxer Intention behandelt hat. «Approximately 90 per cent were either recovered or improved. Many of his patients had been previously unsuccessfully treated by psychoanalysis and other forms of psychotherapy for from 2–16 years.»

Die bemerkenswerten Erfolge, wie sie von den verschiedensten Autoren referiert werden, dürfen uns nicht zu der Annahme verführen, die Logotherapie sei ein Allheilmittel. *Keine* Psychotherapie ist ein Allheilmittel! Oder, wie ich es vor meinen Studenten darzustellen pflege: die Psychotherapie-Methode der Wahl – in einem gegebenen Fall – ist sozusagen eine Gleichung mit 2 Unbekannten:

$$\Psi = x + y,$$

wobei x die unbekannte, weil jeweils einmalige und einzigartige Individualität des Patienten darstellt, und y die ebenso einmaligeinzigartige Persönlichkeit des Therapeuten. Einfacher ausgedrückt: Nicht jede Methode eignet sich auch für jeden Fall – und nicht jeder Arzt ist fähig, mit jeder Methode gleich erfolgreich zu arbeiten. Und dies gilt sehr wohl auch von der Logotherapie – sie stellt da keine Ausnahme vor; so daß wir die obige Formel auch erweitern können und sagen:

$$\Psi = x + y = \lambda.$$

Daß aber auch die Psychoanalyse keine Ausnahme ist, ist zumindest den progressiven Analytikern von heute bereits seit langem bewußt geworden. Auch die Psychoanalyse hat, wie der prominente amerikanische Freudianer – eine Zeitlang Präsident der American Academy of Psychoanalysis – Marmor zugibt, ihre spezifischen Indikationen und ist daher nur in bestimmten Fällen anwendbar. Ein anderer Psychoanalytiker wieder hat jedoch auch bestätigt, daß meine zweite Einschränkung ebenfalls auch für die Psychoanalyse gilt, daß also die Psychoanalyse nicht nur nicht in allen Fällen, sondern auch nicht von jedem Arzt anwendbar ist. Und zwar wurde von diesem Psychoanalytiker folgendes erklärt: «This technique has proved to be the only method suited to my individuality; I do not venture to deny that a physician quite differently might feel impelled to adopt a different attitude toward his patients and the task before him.»[6] Wer dies sagte, war immerhin – Freud selbst ...

Jede Psychotherapie bedarf also ihrer Ergänzung durch die anderen Richtungen! Und dessen ist man sich nicht nur heute bewußt, sondern die wirklich Großen waren sich dessen immer schon bewußt, und auch der Größte – Freud – wußte darum, wenn er einmal schrieb: «Alle unsere Darstellungen warten darauf, ergänzt, überbaut und dabei berichtigt zu werden.»[7] Eine solche Berichtigung und vor allem Ergänzung wird der Psychoanalyse aber auch nicht erspart bleiben, wenn sie nicht früher oder später als Sekte betrachtet werden will – und nicht als einer unter den vielen möglichen wissenschaftlichen Gesichtspunkten.

Woher immer die Erneuerung der Psychoanalyse im besonderen und, in einem damit, die Vervollständigung der Psychotherapie im allgemeinen kommen mag – sie wird sich in erster Linie bemühen müssen um eine Vervollständigung des Menschenbildes der Psychotherapie, ihrer anthropologischen Grundlagen. Und in dieser Beziehung wird sie vor allem versuchen müssen, den Menschen in seiner Ganzheit in den Blick zu bekommen, und zu dieser seiner Ganzheit gehört wesentlich seine Gerichtetheit auf Sinn und Werte. Müssen wir uns doch vor Augen halten, daß auch eine an und für sich keineswegs noogene Symptomatik besonders gedeiht, wenn sie in ein existentielles Vakuum hineinwuchern kann. Dies dürfte auch Crumbaugh vorgeschwebt haben, wenn er meint, daß «die logotherapeutische Begegnung über den Punkt hinausführt, vor dem die meisten andern Therapien, besonders die analytisch orientierten Methoden, haltmachen: Wir halten dafür, daß die Behandlung vergeblich bleibt, sofern nicht die Sinnproblematik

6 Zitiert in Sandoz Psychiatric Spectator *2* (No. 1). Das Zitat wurde verwendet während des American Academy of Psychoanalysis Midwinter Meeting, das im Dezember 1966 in New York stattfand.

7 Zitiert nach H. Schipperges, Arzt und Christ *15*,1, 1969.

geklärt ist, da sonst die Ätiologie zurückbleibt und die Symptomatologie zurückkehrt.»

Daß die Logotherapie, indem sie den Menschen als ein Wesen «auf der Suche nach Sinn» (siehe den Titel meines Vortrags vor dem Wiener Weltkongreß der Philosophen) auffaßt, eine Saite im Menschen von heute zum Klingen bringt, scheint ein Faktum zu sein. In diesem Sinne scheint Paul E. Johnson – der grand old man der amerikanischen Pastoralpsychologie – recht zu haben, der behauptet, daß zumindest in Amerika die Logotherapie «zu den Nöten der Zeit spricht». Und in diesem Sinne scheint das American Journal of Psychiatry nicht unrecht zu haben, wenn es sagt: «Die Botschaft der Logotherapie lautet: ‹Bedingungsloser Glaube an einen unbedingten Sinn.› Was könnte für die siebziger Jahre zeitgemäßer sein?» (Anm. 19 auf S. 214.)

Die paradoxe Intention in der Praxis

Auf den folgenden Seiten wird eine Reihe von Fällen wiedergegeben, die der Dissertation von Benedikt entnommen sind. Es handelt sich um Patienten, die im Rahmen der Wiener Neurologischen Poliklinik von deren Oberarzt Kocourek behandelt worden waren. Die Auswahl richtete sich nach der Schwere der Fälle; denn es sollte der Eindruck vermieden werden, als ob die Logotherapie in allen Fällen, in denen sie Erfolg hat, diesen Erfolg auch in so kurzer Zeit zustande bringt wie in den Fällen, die ich zu zitieren pflege, weil sie sich didaktisch eignen. (Anmerkung auf Seite 161.)

Patientin U. Alter: 25 Jahre. Beruf: Hausfrau. Die Patientin wirkt verstört. Ängstlich um sich blickend, sitzt sie zusammengekauert auf ihrem Stuhl. Die Patientin beginnt plötzlich zu weinen, dann erklärt sie: «Jetzt muß ich im Zimmer etwas zählen.» Anamnese: Großvater mütterlicherseits: Suizid 1950. Die Eltern hätten eine Neigung zu depressiven Verstimmungen gezeigt. Die Patientin wuchs als folgsames Einzelkind auf. Bereits mit Beginn des elften Lebensjahres seien die ersten Zwangsmechanismen aufgetreten: So könne sie sich erinnern, sie habe nie auf Karos gehen können, sondern immer die geraden Linien des Fußbodens betreten müssen, da sonst die Großmutter gestorben wäre, wie sie meinte. Als sie damals viel von Krebs sprechen hörte, fürchtete sie, sie selbst könne daran erkrankt sein. Die Furcht vor einer möglichen Schizophrenie habe sie, seit sie in einem Hörspiel die Schilderung des Lebens eines schizophrenen Mannes hörte und dabei Parallelen zum eigenen Leben entdeckte. Geht sie an fahrenden Autos vorbei, so befürchtet sie, sie könnte sich unter diese werfen. Sie befürchte, sie könne sich von Treppenhäusern oder hoch gelegenen Fenstern stürzen. Außerdem habe sie Angst vor dem «Eingesperrtsein» (sie verriegelt die Toilettentüre nie) und vor dem «Alleinsein», «da ich Angst habe, ich könnte etwas tun, was man nicht tun darf, z. B. mich umbringen». Nach einem Weinanfall meint sie: «Es ist alles furchtbar quälend für mich, wenn ich nur frei wäre! Ich komme mir vor, als müßte ich einen Panzer abstreifen und könnte erst dann wieder frei sein und von vorne beginnen. Ich habe Angst, ich könnte aus irgendeinem Trieb heraus mir und den Kindern etwas antun oder Gedächtnislücken bekommen und ‹überschnappen›.»

Die psychotherapeutische Behandlung: Der Arzt sagt der Patientin u. a., sie solle in keiner Weise mehr gegen ihre Gedanken ankämpfen, sondern sie humorvoll zu karikieren versuchen. Zum Exempel solle sie folgendermaßen intendieren: «Gut, jetzt soll ich einfach geisteskrank werden, meinetwegen soll ich an meiner Geisteskrankheit sterben.» Damit sie die Methode praktisch durchführen kann, wird ihr geraten, tags darauf spazieren zu gehen, mit der Straßenbahn zu fahren usw. Dabei solle sie sich stets vornehmen: «Gut, jetzt gehe ich auf die Straße, um verrückt zu werden. Prima, jetzt ist gerade eine günstige Gelegenheit, jetzt werde ich mich wieder einmal unter ein Auto werfen, hab's ja schon so lange nicht mehr getan.» Oder der Patientin wird empfohlen, allein Treppen zu steigen; oben angekommen, solle sie sich sagen: «Herrlich, gestern bin ich fünfmal hinuntergesprungen, heute werde ich zehnmal hinunterspringen; mal sehen, was dann mit mir geschehen wird.» Auf ähnliche Weise bespricht der Arzt die verschiedensten Situationen, die ihr früher unüberbrückbare Schwierigkeiten bereitet haben. Er übt mit ihr die richtige Bildung der Formulierungen und spielt ihr vor, wie sie sich innerlich dabei zu verhalten habe.

Tags darauf beginnt die Patientin mit den Übungen. Als erstes steigt sie die Stufen im Flur des Krankenhauses hinauf und intendiert genau, wie sie es am Vortage gelernt hatte. Nach mehrmaligem «Auf und Ab» gelingt es ihr, ohne Angstgefühle und Zwangsgedanken die höchste Stelle des Treppenhauses zu erreichen. Sofort nach dem erstmaligen Versuch kommt sie zur Besprechung zum Arzt. Dort meint sie, der Effekt sei für sie völlig überraschend. Sie habe anfangs nur mit Widerwillen die Formeln gesprochen und dabei noch starke Angst verspürt in der Meinung, ihre Angst könnte sich durch dieses Tun vergrößern. Erst, als sie mehrmals die Übung wiederholt hatte, habe sie bemerkt, wie sie mit diesen Formulierungen und ihrem Verhalten ihre Befürchtungen zu meistern vermochte. Sogar zum Geländer sei sie gegangen. Sie sei fähig gewesen, sich anzulehnen und hinunterzuschauen, ohne dabei Furcht zu empfinden. «Als ich oben stand und mir sagte: ‹So, jetzt spring ich halt mal hinunter, nicht nur einmal, sondern fünfzigmal, jetzt will ich doch einmal sehen, was mir passieren wird›, konnte ich mir nicht vorstellen, daß mit so einem ‹Blödsinn›, dieser Formulierung nämlich, meine Angst verschwunden sein sollte. Ich stand aber tatsächlich am Rande des Geländers, sah in die Tiefe und konnte es kaum glauben, daß ich nach Jahren wieder ohne Furchtgedanken von einem Stiegengeländer hinunterschauen konnte.»

Am dritten Tag berichtet sie von ihrem Ausgang am Vortage: «Im großen und ganzen war die Angst minimal.» Im Autobus habe sie sich beengt gefühlt. Sie habe das Gefühl gehabt, als würde ihr übel werden. «Prima, gleich soll mir noch schlechter werden», sei die Formel gewesen, welche sie sich selbst gebildet habe. Auf dem Nachhauseweg sei ihr wieder der Gedanke gekommen, sie könne sich unter ein Auto werfen. «Dann habe ich mir gesagt: ‹Gestern wollte ich mich zehnmal unter ein Auto werfen, so werde ich es heute zwanzigmal tun. Das Blut soll nur so spritzen.› Als ich dann weiterging, mußte ich über mich selbst lachen.» Der Arzt legt größten Wert darauf, daß die Patientin sämtliche Übungen, die ihr bisher gelungen sind, mehrmals wiederholt. Sie gewinnt dadurch zunehmende Sicherheit.

In der zweiten Woche bereitet ihr der tägliche Spaziergang auf der Straße nicht mehr die üblichen Angstzustände. Sie meint: «Ich kann nicht mehr verstehen, wieso ich mich früher auf der Straße so geängstigt habe.»

Die Patientin muß in den darauffolgenden Tagen Kaufhäuser, Lichtspieltheater, Kaffeehäuser usw. aufsuchen und die «Paradoxe Intention» in den verschiedensten Variationen üben. Der Arzt legt ihr zu diesem Zweck einen regelrechten Ausgangs- und Übungsplan zurecht. Beschwerden, die erst während ihrer zahlreichen Ausgänge auftreten, schildert sie am nächsten Tag. Diesen wird dann bei ähnlichen Ausgängen mit der geeigneten Formulierung begegnet.

Am fünfzehnten Behandlungstag antwortet sie auf die Frage, wie es mit ihrer Angst stünde: Angstgedanken habe sie, bis auf geringe Reste, keine mehr. Auch könne sie wieder überall hingehen, ohne Furcht zu empfinden. Die Methode übe sie schon aus eigener Initiative. Heute sei sie mehrmals allein im Aufzug gefahren, damit sie sich ihre Angst vor Lifts auch noch abgewöhnen könne. Vor einigen Tagen sei sie zum erstenmal im Leben allein im Kino gewesen.

Die Patientin fuhr über das Wochenende nach Hause zu Mann und Kindern, um zu erproben, wie es ihr dort ergehen werde. Vorher erhielt sie eine genaue Instruktion, wie sie sich dort zu verhalten habe.

Am fünfundzwanzigsten Behandlungstag berichtet sie: Es sei ihr zu Hause gut ergangen, sie habe ein normales Leben führen können. Während der Autofahrt habe sie für ca. 5 Minuten starke Angstgefühle bekommen, als ihr der Schal am Halse bewußt wurde und sie geglaubt habe, sie könnte sich erhängen. Sie habe aber sofort die Formel angewendet: «Gestern habe ich mich fünfmal mit meinem Schal erwürgt, heute werde ich mich zehnmal erwürgen ... Ich habe keine Furcht mehr, geisteskrank zu werden ... Ich weiß ja nun, wie ich mit meinen dummen Gedanken umgehen muß.»

Letzter Tag der stationären Behandlung: Vor der Entlassung spricht der Arzt mit der Patientin nochmals ihre diversen Angst- und Zwangsgedanken durch. Außerdem gibt er ihr Beispiele, wie sie sich neu auftretenden Gedanken gegenüber zu verhalten habe. Auffällig ist die gelockerte Stimmung der Patientin. War sie zu Behandlungsbeginn verkrampft, ängstlich, von Weinkrämpfen geschüttelt, so ist sie jetzt ausgeglichen, heiter, sie lacht viel und karikiert sich selbst. Angst- und Zwangsgedanken sind im großen und ganzen seit Tagen nicht mehr aufgetreten.

34 Tage nach Behandlungsbeginn wird Patientin U. in die ambulante Behandlung entlassen. Da Frau U. an einem entfernten Ort wohnt, erschien sie nur dreimal zur Behandlung.

7 Monate nach Behandlungsbeginn: Ihre Angstgefühle seien völlig verschwunden. Sie könne spazieren gehen, Kaffeehäuser und Kinos aufsuchen, ohne dabei irgendwelche Angstgedanken zu haben. Zwangshandlungen seien selten vorgekommen. Beispielsweise würde sie manchmal noch bestimmte Gegenstände zählen. «Immer beginne ich sofort mit der ‹Paradoxen Intention›; die Gedanken verlieren sich dann schnell.» Die Patientin ist heiter und gelockert. «Ich fühle mich wohl und bin froh, daß ich über den Berg bin», meinte sie abschließend. Ein Symptomwandel oder neu aufgetretene Symptome konnten bei Patientin U. nicht beobachtet werden.

Patientin M. Alter: 27 Jahre. Beruf: Hausfrau. Anamnese: Der Großvater habe Suizid begangen. Die Patientin könne sich erinnern, sie sei schon als Kind pedantisch gewesen. So habe sie ihre Aufgaben oft zweimal geschrieben, damit sie sauber gefertigt seien. Ihre Bleistifte hätten immer in einer Reihe liegen müssen. Fehlte ein Knopf an ihrer Kleidung – und war es auch an einer nicht sichtbaren Stelle –, so habe sie stets an diesen fehlenden Knopf denken müssen. Ihren jetzigen Zustand, auf Grund dessen sie sich in Behandlung begab, schildert sie: «Kurz gesagt, ich habe Angst vor dem Schmutz.» Vor drei Jahren habe sie geglaubt, sie könne mit ihren Schuhen den Boden beflecken. Sie habe unzählige Male am Tag ihre Schuhe nach möglichem Schmutz absuchen müssen. «Bei jedem Schritt, den ich tat, war die Angst da, ich könnte etwas beschmutzen.» Wusch sie sich die Hände, so glaubte sie, sie könnte einige Tropfen verspritzen und diese im Zimmer breittreten und dadurch Schmutzflecken verursachen. Heute noch habe sie «höllische Angst» vor dem Brotschneiden und Brotessen. Sie glaube, sie verstreue Krümel auf dem Boden. Im Jahre 1963 habe sie sich ununterbrochen die Hände waschen müssen. Dieser Drang sei völlig unerträglich geworden. «Ich hatte andauernd das Gefühl, ich bin schmutzig und mache alles schmutzig. Ich tat den ganzen Tag nichts anderes als aufräumen und immer wieder aufräumen.» Die Patientin erzählt, sie wasche sich mehrmals täglich den ganzen Körper ab und habe dann immer noch das Gefühl, nicht sauber zu sein. «Ich dachte, es geht nicht mehr. Wollte ich abends einschlafen, so hatte ich schon Angst vor dem nächsten Tag, weil ich wußte, dieselbe Qual würde wieder von neuem beginnen. Lange Zeit habe ich geglaubt, ich würde verrückt werden. Ich habe Angst, mein jetziger Zustand könnte sich noch verschlimmern. Ich bin noch jung, ich möchte leben!» Ihr Gatte mußte oftmals von der Arbeitsstelle nach Hause geholt werden, weil die Patientin ihren Zustand nicht mehr allein ertragen konnte. Sie wurde drei Jahre lang von einer Fachärztin erfolglos behandelt. Zur stationären Behandlung wurde sie in die Klinik aufgenommen.

Erster Tag der psychotherapeutischen Behandlung: Sie solle sich nicht etwa bloß mit dem Schmutz abfinden, sondern mehr als dies: einmal versuchen, absichtlich noch schmutziger zu werden.

Da sie gewillt schien, die Übungen wunschgemäß durchzuführen, begann sie schon am zweiten Tag mit den Ausgängen.

Am dritten Tag berichtet sie von ihrem ersten Ausgang in die Wohnung ihrer Eltern: Die Angst vor dem Schmutz sei an diesem Tage nicht so hervorgetreten. Trotzdem habe sie absichtlich, um sich zu beschmutzen, der Mutter Geschirr spülen geholfen, damit sie bei dieser Gelegenheit die Formulierungen der «Paradoxen Intention» anwenden konnte. Die Patientin wird angewiesen, sofort in ihre Wohnung zu gehen und dort ihre alltägliche Arbeit zu verrichten. Sie solle so viel Schmutz wie möglich machen. Sie möge sich Brötchen kaufen und möglichst viele Brösel auf dem Boden verkrümeln.

Am siebenten Tag berichtet sie: «Es erging mir gut, aber leicht war es bestimmt nicht.» Sie habe für die Familie gekocht und den Abwasch stehen lassen, damit die Küche nur «schön schmutzig» bleibe. Auch Brötchen habe sie sich gekauft, um nur recht viele Brösel verstreuen zu können. Sie habe sogar absichtlich Wasser im Zimmer verspritzt. «Das hätte ich früher nie getan.» Und weiter berichtet sie von zu Hause: Gestern habe sie seit langer Zeit wieder richtig lachen können; als sie nämlich die Krümel in der Wohnung verstreut habe und ihr Gatte dabei zusah, da konnten sie beide das Lachen nicht mehr verhalten. Beim Verstreuen der Krümel sei ihr so richtig zum Bewußtsein gekommen, wie «blödsinnig» sie sich doch bisher verhalten habe. «Was machen mir die Brösel schon? Jetzt werde ich bröseln, einen richtigen Bröselteppich soll es geben», war ihre eigene Formulierung.

Bereits am achten Tag berichtet sie von ihrem zweiten Ausgang: «Meine Kinder waren da, haben ‹Dreck› gemacht. Aber ich habe alles ausgehalten. Ich verlebte einen ganz normalen Tag, beinahe so wie vor Beginn meiner Erkrankung.»

13. Tag: Die Patientin war täglich und über das Wochenende zu Hause. Ihren Zwang, sich mehrmals täglich baden zu müssen, habe sie völlig verloren. Sie habe gar nicht mehr das Bedürfnis, sich ständig waschen zu müssen. «Jetzt habe ich mich einmal sauber gemacht, jetzt wird nicht mehr gewaschen, jetzt werde ich einfach ‹dreckig› bleiben.»

Am fünfzehnten Tag antwortet sie auf die Frage, wie es ihr erginge, sie glaube, insofern beschwerdefrei zu sein, als nun ihre Angst, sie könnte verrückt werden, *auch* ausgeblieben sei. Ihre tägliche Arbeit könne sie wieder verrichten. Schon seit

Tagen könne sie in ihrer Wohnung ein normales Leben führen. «Und wenn der Schmutzgedanke wieder einmal da ist, dann läßt er mich völlig kalt», meint sie abschließend.

Am sechzehnten Tag nach Behandlungsbeginn wird Frau M. entlassen und ambulant weiterbehandelt.

Die Kranke erschien eineinhalb Monate lang zweimal wöchentlich, dann ca. vierzehntägig zur ambulanten Behandlung. Die Übungen führt sie weiterhin durch. Einen Monat kam sie überhaupt nicht zur Behandlung, weil sie – ihrer Meinung nach – keinen Arzt benötigte.

Bei einer längeren Nachuntersuchung, 8 Monate nach Klinikaufnahme, bot die Patientin folgendes Bild: Die in der Anamnese angegebenen Angst- und Zwangsgedanken sind entweder vollkommen verschwunden oder treten nur mehr selten auf. «Tagelang denke ich überhaupt nicht an den Schmutz, und wenn wieder ein Gedanke kommt, dann lasse ich mich von ihm nicht mehr in die Enge treiben.» Auf die Frage, ob sie noch immer glaube, sie könne verrückt werden, lacht sie. «So ein Gedanke kommt mir gar nicht mehr. Wenn die Kinder bröseln, dann denke ich mir: Irgend jemand wird die Krümel schon wegkehren. Ich bin schon so weit, daß ich bei schönem Wetter meine unaufgeräumte Wohnung stehen lasse und spazieren gehe. Früher hätte ich geputzt und gescheuert, bis alles sauber gewesen wäre, und dann wäre ich immer noch nicht fertig gewesen. Ich hatte effektiv das Lachen verlernt, nun bin ich wieder zu jeder ‹Blödelei› bereit. Wenn ich meinen jetzigen Zustand mit dem vor Behandlungsbeginn vergleiche, so ist das wie das Verhältnis 1 zu 100.» Ein Symptomwandel oder neu aufgetretene Symptome konnten bei der Patientin nicht festgestellt werden.

Patient P. Alter: 44 Jahre. Beruf: Buchhalter. Er sei ein humorvoller Mensch gewesen; man habe ihn sogar als Komiker engagieren wollen. Erst seit etwa zwei bis drei Jahren – dem Beginn seiner Erkrankung – habe er sich immer mehr zurückgezogen und sei ein Einzelgänger geworden. «Mein Vater war sehr pedantisch und verübte 1956 einen Selbstmordversuch, der mißlang.» Herr P. gibt an, er sei seit jeher pedantisch, gewissenhaft, genau und ehrgeizig gewesen. Von Kindheit an sei er ängstlich und nervös. Während der Militärzeit sei er allerdings völlig beschwerdefrei gewesen. Im September 1964 verstarb sein Vater nach langem Leiden. Er habe seither an Angstzuständen gelitten, welche sich vorerst um die Familie konzentrierten. Zu Weihnachten 1964 nahmen die Angstzustände an Intensität zu, konzentrierten sich aber jetzt auf die eigene Person. Er befürchtete, sterben zu müssen, einen Kreislaufkollaps zu erleiden, oder sein Herz könnte aussetzen. Während der Arbeitszeit: Ständiges Überlegen, wie er nach Hause kommen könnte. Nach der Arbeit mußte er sich sofort zu Hause hinlegen. Die letzten Monate sei er immer nur mit dem Taxi nach Hause gefahren. In der Straßenbahn mit ihren pneumatischen Türen habe er das Gefühl gehabt, nicht mehr durchatmen zu können und kollabieren zu müssen. Nervosität den ganzen Tag über. Er ging überhaupt nicht mehr aus, sondern blieb Tag für Tag zu Hause. Nun sei er völlig erschöpft, grüble viel, sei antriebs- und freudlos. Der Patient wurde seit 5 Jahren regelmäßig von Fachärzten auf «vegetative Dystonie» – ohne erkennbaren Erfolg, wie er angibt – behandelt.

Während der organischen Durchuntersuchung wurden die Zeichen einer akuten Gastroduodenitis festgestellt. In den ersten 5 Wochen wird diese Erkrankung medikamentös behandelt. In der fünften Woche nach Klinikaufnahme beginnt die intensive Behandlung mit «Paradoxer Intention», die er bei Ausgängen übt. Bereits beim ersten Versuch gelingt ihm eine längere Fahrt mit der Straßenbahn, die er ein Jahr lang nicht mehr betreten hatte. Die notwendige Formulierung konnte er vorher in der Klinik üben: «Jetzt wird in die Straßenbahn gegangen. Dort werde ich denen einmal zeigen, wie ich kollabieren kann.»

In der darauffolgenden Woche übt er Fahrten in der Schnellbahn, im Autobus; er unternimmt die verschiedensten Touren und intendiert, es solle ihm nur noch schlechter werden, er solle an einem «Kollapstod» zugrunde gehen.

Auch in der siebenten Woche übt er mit Elan weiter. Formeln und Gespräche, die alle in der Anamnese angegebenen Symptome «aufs Korn nehmen», werden miteinbezogen. Er ist schon so weit, daß er selbst Formulierungen bildet.

Am Ende der achten Behandlungswoche, ca. 4 Wochen nach Beginn der Behandlung mit «Paradoxer Intention», wird Herr P. in die ambulante Behandlung entlassen. Angstgedanken habe er überhaupt keine mehr, gab er an; er sei fähig, wieder in seinem Beruf zu arbeiten.

Der Patient nahm sofort seine Arbeit wieder auf. Nach zwei Monaten bezeichnete er sich als eine «vollwertige Arbeitskraft». Um seine Kollapsfurcht im Autobus erproben zu können, hat er sich als besonderen «Clou» einen zweistöckigen Bus ausgesucht, in dem er stolz im Oberdeck mitfuhr. «Ich bin froh, daß ich heute darüber lachen kann», entgegnete er, als er nach seiner Furcht, sterben zu müssen, gefragt wurde.

Sieben Monate nach Behandlungsbeginn bot der Patient folgendes Bild: Er lebt ohne jegliche Angstzustände. Er fuhr nach einem Jahr wieder selbst mit einem Auto und war überhaupt zum erstenmal beim «Heurigen». Ein Symptomwandel oder neu aufgetretene Symptome konnten bei Herrn P. nicht beobachtet werden.

Anmerkung zu Seite 141: Schließlich bleiben auch Dietfried Müller-Hegemann «manche Ähnlichkeiten» zwischen der Verhaltenstherapie und der paradoxen Intention nicht verborgen (Medizinische Psychotherapie, Gustav Fischer-Verlag, Stuttgart 1976). Raymond Battegay und Udo Rauchfleisch meinen ebenfalls, daß «die Frankl'sche Methode der ‹paradoxen Intention›» im Grunde auf einem «verhaltenstheoretischen Ansatz» beruhe und darauf ausgehe, «das angstverstärkende Vermeidungsverhalten aufzugeben und neue Erfahrungen zu gewinnen»; sie unterstreichen und betonen in diesem Zusammenhang aber auch, daß die paradoxe Intention «gründliche und umfassende psychiatrische Erfahrung erfordert» (Medizinische Psychologie, Huber, Bern 1974). Schließlich wird im Rahmen der von Rüdiger Ullrich und Rita Ullrich de Muynck entwickelten Reizüberflutungsmethode «das Vermeidungsverhalten verbal aversiv gemacht», indem «bei den In-vivo-Übungen Frankls paradoxe Intention als Zusatztechnik angegangen wird» (Implosion, Reizüberflutung, Habituationstraining, in: Handbuch der Verhaltenstherapie, herausgegeben von Christoph Kraiker, Kindler, München 1974). (Anmerkung 20 auf Seite 214.)

Über all den «Ähnlichkeiten» dürfen aber auch die Verschiedenheiten zwischen Logotherapie und Verhaltenstherapie nicht vergessen werden. Eine Illustration dafür, wiesehr sich etwa die paradoxe Intentionsmethode von der «Token»-Technik unterscheidet, verdanke ich Elizabeth Bedoya: «Herr und Frau ... waren sehr besorgt um ihren 9 Jahre alten Sohn, der noch immer ins Bett näßte, und zwar Nacht für Nacht. Sie baten meinen Vater um Rat und sagten ihm auch, daß sie den Sohn geprügelt, aber auch beschämt hätten, ihm zugeredet, aber auch ihn ignoriert, alles ohne Erfolg. Der Zustand wurde immer ärger. Mein Vater sagte dem Jungen nun, für jede Nacht, in der er ins Bett nässen würde, werde er ihm 5 Cent schenken. Der Junge versprach mir prompt, mich ins Kino und auf eine Tafel Schokolade auszuführen, so sicher war er, daß er bald zu Geld kommen werde. Als ich ihn wiedersah, hatte er nur 10 Cent verdient. Und meinem Vater sagte er, daß er sein Möglichstes getan hätte, um jede Nacht ins Bett zu nässen und auf diese Art und Weise möglichst viel Geld zu verdienen, aber zu seinem Leidwesen wäre es einfach nicht gegangen. Und er könne das einfach nicht verstehen, denn bis dahin hätte es mit dem Bettnässen ja noch immer geklappt.»

Anmerkung zu Seite 154: Hans O. Gerz behandelte einmal eine Inderin, die nicht weniger als 36 Jahre hindurch an schwerer Bakteriophobie mit konsekutivem Waschzwang gelitten hatte. Mit Hilfe der paradoxen Intention konnte er sie kurzfristig so weit bringen, daß sie begann, «die Bakterien zu lieben, und in New York eine Bakterienfabrik eröffnen» wollte. Im Gefolge solcher paradoxen Intentionen «berichtete sie strahlend, daß sie zum 1. Male in 36 Jahren die Türklinke anfassen konnte, ohne sich stundenlang zu waschen». (Persönliche Mitteilung.)

Auszüge aus den Aufzeichnungen über die logotherapeutische Behandlung eines psychoanalytischen Kollegen

1. Besprechung: Patient ist Professor an einer der bedeutendsten amerikanischen Universitäten. Hat die Lehranalyse hinter sich. Klagt über anxiety. Seitdem er sich erinnern kann. Was er als sources bezeichnet, scheinen bloß auslösende Ursachen zu sein: Vorlesungen halten und dergleichen. Die Psychoanalysen hätten alles auf seine Rebellion gegenüber der Mutter zurückgeführt. Keine nennenswerten Tagesschwankungen. Patient nimmt eher regelmäßig Schlafmittel und Valium. Geglaubt habe er zu keiner Zeit seines Lebens an etwas. Seine Stellung zur Religion entspreche beiläufig der «Zukunft einer Illusion» von Freud. Welchen Werten er nachhänge? Einfach denen seines Berufs: seinen Patienten helfen, der Wissenschaft dienen. «Tun Sie dies auf rationaler oder emotionaler Ebene?» Ausschließlich auf rationaler Ebene: schließlich ... «We need some type of illusions to live by.» Und die Psychiatrie sei diesbezüglich recht tauglich; denn sie biete etwas, das würdig sei, sich ihm zu widmen. «At times», sagt er jedoch, «I doubt that, too, of course.» Dann glaubt er nicht einmal an das, was er selbst in seinem eigenen Buch sagt. Es wird auf Gehlen hingewiesen, der einmal behauptet, es sei unmöglich, gleichzeitig etwa daran zu glauben, daß man nur aus sublimiertem Sadismus heraus Chirurg sei, und weiterhin mit Leidenschaft ein begeisterter Chirurg zu bleiben. Dennoch behauptet Patient, er fühle sich relativ noch am wohlsten, wenn er etwas tue, was er könne. An Werte aber glaube er eigentlich überhaupt nicht. Das einzige, was er zu unterschreiben vermöchte, wäre folgende Feststellung: «We need some sort of belief system in order to be free of a sense of meaninglessness.» Patient wird daraufhin darauf aufmerksam gemacht, daß Werte, die nicht um ihrer selbst willen verwirklicht werden, sondern nur um irgendeinen Gefühlszustand loszuwerden, also um *unser* selbst willen, gar keine echten Werte seien. Sichtlich – und dies wird ihm auch vorgehalten – mißversteht *er* jedoch Werte in einem durchaus *pragmatistischen* Sinne. Ob er denn nichts auf dem Gebiete wirklich moderner Philosophie gelesen habe. Dies sei für ihn «blank area». Nun wird ihm klargemacht, daß er im Sinne einer bestimmten, allerdings armseligen «Philosophie» sogar indoktriniert sei (nämlich im Sinne von Reduktionismus). Und nun wird ihm eröffnet, daß er anscheinend nicht an einer psychogenen Neurose leide, sondern seine anxiety hereditär überkommen, von den Eltern übernommen sei, nach Art einer Eysenckschen konstitutionellen Neigung zu neuroticism (auf vegetativer Grundlage?). All dies bedeute aber praktisch gar nichts, wenn da nicht ein Vakuum sei, in das hinein die betreffenden Mechanismen wuchern. Dies sei aber genau das, worunter er leide. Das Vakuum bestehe in seinem Falle in totaler Glaubenslosigkeit – natürlich nicht hinsichtlich eines Gottes, vielmehr hinsichtlich dessen, was er tue: Er glaube nicht daran, daß er es um der Sache selbst willen tue, er glaube also letzten Endes auch nicht an die Echtheit und Ehrlichkeit seiner eigenen Motive; am allerwenigsten aber glaube er daran, daß es überhaupt dafür stünde, etwas um der Sache willen zu tun – und nicht nur um irgendwelcher Gefühlszustände willen. Sobald er jedoch eines Tages wieder davon überzeugt sein werde, daß es etwas gibt, das wert sei, um seiner selbst willen getan zu werden, dann werde seine Nervosität einfach nicht mehr zählen – sie werde uninteressant geworden sein für ihn, sobald er einmal seine Selbsttranszendenz auszuleben fähig ist, und das heißt, to be immersed in something, to be absorbed by it (in etwas aufzugehen). Wann immer er dann auf seine hang-ups (amerikanisches Modewort für Komplexe, «Achillesfersen» o. dgl.) stoße – und wer hätte keine? – werde er sich nur fragen: so what (und wenn schon)? Im Rahmen einer existentiellen Selbstanalyse müsse er zurückfinden zu jenen existentiellen Gründen, auf denen seine (faktisch *emotionale!)* Hingabefähigkeit aufruhe: zu jenen Werten, die er nicht adoptiert habe, die er vielmehr «sei». Das Malheur sei eben, daß er tatsächlich an die erwähnten Berufswerte hingegeben sei, in ihnen aber nichts Eigentliches sehe, sondern sie für Lebenslügen halte – auf Grund der psychodynamischen Indoktrination, der er im Laufe seiner Lehranalyse unterworfen war! Wann sich behaupten ließe, daß er die betreffenden Werte «sei» und nicht bloß aus bestimmten psychodynamischen Konstellationen heraus brauche bzw. sich einrede, daß es sich um Werte handle? «Stellen Sie sich doch einfach vor, ein Kranker erbarmt Sie, Sie haben Mitleid mit ihm, Sie fühlen mit ihm und möchten ihm helfen: Tun Sie es dann, um ein Sinnlosigkeitsgefühl los zu werden, oder einfach, weil Sie es *müssen,* das heißt, weil Sie das Mitleid mit dem Kranken eben ‹sind› – Sie ‹sind› dann der Wert, genannt ‹anderen Menschen helfen›. *Das* heißt existentielle Verankerung von Werten!» «Aber ich kann den Gedanken nicht los werden, daß auch dies nur eine Illusion wäre – auch dieser Glaube an einen Wert jenseits meiner eigenen Bedürfnisse.» «Soll das heißen, daß Sie an keine Wahrheit glauben können?» «Genau.» «Bedenken Sie doch, daß Sie faktisch an eine Wahrheit glauben – wie denn sonst könnten Sie das Wort Illusion überhaupt in den Mund nehmen, wären Sie nicht zutiefst davon überzeugt, daß es trotz allem eine Wahrheit gibt; denn ‹Illusion› kann doch nur einen Sinn haben, wenn sie etwas entgegengesetzt wird, das eben *nicht* Illusion, sondern die Wahrheit ist.» Bemerkenswert ist noch, daß der Patient einmal, und zwar mokant, fragt, ob denn nicht mein Hinweis, das Sprechen von Illusionen setze eine Wahrheit voraus, genau so zu entkräften sei, wie ich selbst es in meiner «Ärztlichen Seelsorge» tue, nämlich, es einkleidend in die Anekdote eines Mannes, der meinte, es gebe doch keinen Storch. Und zwar glaubt er, ich zitiere dies, um die Existenz Gottes zu beweisen. In Wirklichkeit – und dies wird ihm gegenüber auch richtiggestellt – will ich damit aufzeigen, daß die Verfälschung und der Mißbrauch von etwas noch lange nicht dagegen – im Gegenteil: daß sie sogar dafür sprechen, daß dieses Etwas zunächst einmal auch wirklich und unverfälscht existiert haben muß. Nach etwa einer Stunde wird Patient wiederbestellt mit der Anweisung, niederzuschreiben, was ihm im Zusammenhang mit dem Besprochenen in den Sinn kommt. Entlassen wird er mit dem Hinweis darauf, daß er eigentlich nur eine einzige Illusion hege: die nämlich, daß seine Hingabe im Dienst am Kranken oder aber an der Wahrheit – nichts als Illusion sei …

2. Besprechung: Patient beharrt darauf, daß alle menschliche Motivation und so denn auch meine eigene letzten Endes keineswegs objektiv, vielmehr ausschließlich subjektiv bestimmt sei. Wir handeln nicht, meint er, etwa for the sake of a cause, sondern das Motiv ist: it gives me a great deal of narcissistic pleasure. Wir Wissenschaftler hätten auch etwas, das er als Bedürfnis nach Unsterblichkeit bezeichnet. Demgegenüber wird ihm jedoch zu verstehen gegeben, daß zumindest im Falle eines reifen Menschen dessen Motivation insofern objektiv sei, als es ihm um die Sachen selbst gehe und nicht bloß um sein eigenes Gleichgewicht oder dergleichen. «Unsterblichkeit würde mich nicht interessieren, wenn sie nicht Sinn hätte. Wenn es mir ums Vergnügen ginge, würde ich in die Dolomiten klettern gehen und Zeitschriften lesen, aber nicht Bücher und Aufsätze schreiben und Vorträge und Vorlesungen halten. Mit ihnen untergrabe ich meine Gesundheit und verkürze ich mein Leben. Aber was wäre mein Leben, wenn es Selbstzweck wäre? Sinnlos. Ich behaupte ja nicht, daß ich frei von weiß Gott welchen unbewußten Motiven bin. Ich behaupte nur, daß ich erst dann und nur dort als reifer Mensch handle, wo solche Motive nicht zum Zug kommen. Wollte ich etwas um des bloßen Vergnügens willen tun, dann würde ich sogar Schiffbruch erleiden.» Denn Glück muß sich als Nebenwirkung einstellen. Seine Behauptung, daß jeder Mensch nur nach Glück strebe, könne also von vornherein nicht richtig sein. Aus demselben Grunde sei es aber auch gar nicht nötig, die subjektiven, egoistischen Motive unseres Handelns – die er für die wahren hält – vor uns selbst möglichst zu verbergen, indem wir keep them unconscious. Abgesehen davon, daß dies auch gar nicht möglich wäre, da wir nicht bewußt etwas unbewußt machen können.

3. Besprechung: Patienten wird klargemacht, daß er eigentlich gar nicht an einer Neurose leide und ebensowenig einer Therapie bedürfe. Seine konstitutionelle Nervosität lasse sich nötigenfalls durch Sedativa beherrschen. Was er aber wirklich brauche, sei eine existentielle Selbstanalyse. Gehe es doch darum, ihn zu de-ideologisieren, von einem verfälschten, verkürzten Menschenbild zu befreien, auf das hin er im Rahmen der Lehranalyse indoktriniert worden sei. Zu diesem Zwecke benötige er freilich ausgedehnter philosophischer Lektüre, die zur Erweiterung seines anthropologischen Horizonts und zur Überwindung seines Nihilismus beitragen würde. (Der scheint übrigens bereits erschüttert zu sein, und es scheint ein echtes Anliegen auf seiner Seite zu sein, daß auch seine Studenten, auf die sein Nihilismus abgefärbt haben mag, gegen diesen Nihilismus immunisiert werden, indem er mich einlädt, eine seiner Vorlesungen über Psychoanalyse zu übernehmen und über Logotherapie zu sprechen.) Seine existentielle Selbstanalyse würde über kurz oder lang dazu führen, daß er zu jenen echten Werten zurückfindet, die weder auf Freudsche noch auf Adlersche Mechanismen zurückzuführen seien, sondern die er «sei». Darüber hinaus würde eine phänomenologische Analyse weitere Fakten ins Bewußtsein heben, und zwar die folgenden: daß es unmöglich ist, Sinn zu erzeugen oder zu erfinden, daß Sinn vielmehr entdeckt werden muß – in jeder einzelnen Lebenssituation, in der, wie etwa Max Wertheimer sagt, ein «Forderungscharakter» darauf wartet, im Sinne einer «Gestalt» wahrgenommen zu werden. Ein weiteres Faktum, das die phänomenologische Analyse ins Bewußtsein heben würde, beträfe den verschütteten Glauben an einen letzten Sinn – ein Glaube, der ebenso wie die Überzeugung von der Objektivität der Sinnforderungen in einer Tiefe verankert ist, die es nicht mehr zuläßt, wirklich ihm abzuschwören, und zwar aus dem einfachen Grunde nicht, weil wir dieser Glaube «sind»: Er ist «transzendental» im Sinne von Kant und, im Sinne von Heidegger, ein «Existential». Aber nicht nur, daß Patient keiner Therapie bedürfe, also kein «Fall» sei: ich biete mich ihm als «Fall» an, ich enthülle ihm, wie ich in jungen Jahren ein Nihilist war und diesen meinen Nihilismus zu überwinden hatte, mit anderen Worten, wie ich mir einen Balken aus dem eigenen Auge zu reißen hatte, um den Splitter im Auge von anderen sehen – und ihnen den Star stechen zu können. Auf diesem Wege wird versucht, ihm jede Beschämung zu ersparen.

4. Besprechung: Patient präzisiert seinen Standpunkt dahingehend, daß ein Wille zum Leben unleugbar darnach trachte, sein Leben zu erhalten. Um solcher Lebenserhaltung willen könne er nun nicht umhin, die Verzweiflung auszuschalten, die aus dem Wissen um die letztliche Sinnlosigkeit des Lebens resultiere. Aus diesem Grunde müsse er tun, was jedermann immer schon tue, nämlich, die Sinnlosigkeit des Daseins wieder verdrängen. «Sartre und ich sind aber zur Unfähigkeit verdammt, bewußt etwas unbewußt zu machen, unbewußt werden zu lassen», meint er. Demgegenüber wird eingewandt, daß es in Wirklichkeit gar nicht ein Wille zum Leben sei, der ihn zur Erfindung oder Aufrechterhaltung irgendwelcher Lebenslügen – vor allem der Illusion, das Leben *habe* einen Sinn – bewege, und zwar sei dies aus dem einfachen Grunde nicht der Fall, weil ich doch, wenn das Leben keinen Sinn hat, auch keinen Wert darauf lege, eine Sinnillusion aufrechtzuerhalten, bloß um der Unannehmlichkeit zu entgehen, mit der wirklichen Sinnlosigkeit der Existenz konfrontiert zu sein. Wenn mein Leben keinen Sinn hat, dann bin ich auch nicht daran interessiert, um des Überlebens willen irgendwelchen Illusionen nachzuhängen. Ist er aber dazu bereit, dann beweist er nur, daß er zutiefst – unbewußt – tatsächlich an einen Lebenssinn glaubt. Mit anderen Worten, seine Überzeugung, es gebe notwendige Lebenslügen, widerspreche eigentlich sich selbst. Wenn es keinen Sinn hat, überhaupt zu leben, dann hat es auch keinen Sinn, vergnügt zu sein und, um auch vergnügt bleiben zu können, sich selbst zu belügen. Er wendet nun ein, solche Konsequenz auf meiner Seite sei eben nichts als die Art und Weise, auf die ich mich mit dem Leben arrangiere. Doch gibt er zu, es stehe Aussage gegen Aussage – ja, mehr als dies: Letzten Endes, meint er, laufen unsere beiden Anschauungen auf dasselbe hinaus. Und zwar insofern, als er ja nicht anders als ich der Ansicht ist, die Psychotherapie müsse auf eine Sinnorientierung hinauslaufen. Nur daß er der Ansicht ist, zumindest der Arzt habe seine Kenntnis von der Sinn*losigkeit* des Lebens wieder unbewußt zu machen. Während ich die Ansicht vertrete, der am Lebenssinn Zweifelnde habe sich wieder bewußt zu werden dessen, was er auf Grund eines präreflexiven ontologischen Seins- und Selbstverständnisses immer schon erahnt hatte: des bedingungslosen Lebenssinns. Wenn er recht hat, dann ist mein approach eine gewagte Abkürzung auf dem Wege zur Wahrheit. Wenn ich recht habe, dann ist sein approach ein unnötiger Umweg auf diesem Wege.

5. Besprechung: Wer von uns beiden recht hat, ist eine Frage, deren Beantwortung suspendiert werden muß. Wer immer recht haben mag: Er möge, wenn auch nur im Sinne eines «als ob», die Hingabe an sein Werk nicht mehr so sehr anzweifeln, sondern diesbezüglich sich selbst vertrauen. Die Unrast und Unruhe aber, die sich seiner bemächtigt habe, rühre nicht nur von seinen hang-ups und, wie ich meine, darüber hinaus von seiner vegetativen Konstitution her, sondern letzten Endes von einem Drang, eine Aufgabe zu erfüllen, deren Umrisse sich nicht einmal abzeichnen, die er vielmehr erst im Laufe einer existentiellen Selbstanalyse herauszufinden habe.

6. Besprechung: Die Wissenschaft, wird ihm erklärt, sei ein bloßer Querschnitt durch die multidimensionale Realität, und so sei es denn sehr wohl möglich, daß sich ein Sinnzusammenhang in ihrer Ebene nicht abbilde. In einer höheren Dimension könne er trotzdem bestehen. Wer mir sage, fragt er nun, daß eine höhere Dimension überhaupt existiere. Daraufhin erkläre ich, nur eine Überschätzung und Vergötzung der Wissenschaft verhindere ihn, andere Zugänge auszuschließen. Und zwar tue er dies, weil er sich vor der volldimensionalen Realität verschließe, während es uns – nicht zuletzt uns Forschern – abverlangt und aufgetragen sei, offen zu sein gegenüber der Fülle von Wirklichkeiten – und Möglichkeiten.

7. Besprechung: Er möge doch seine Unzulänglichkeit annehmen, sich zu seiner Unvollkommenheit – als Aspekt seiner Menschlichkeit – bekennen; aber nicht, indem er nun sein «Gottähnlichkeitsstreben» (Alfred Adler) – das ja hinter allem Sich-nichts-nachsehen-Können stehe – im Sinne eines strengen Überichs auslege, also als ein Geschehen (und nicht als eine Entscheidung). Vielmehr habe er die

Verantwortung dafür zu übernehmen, daß er seinen Perfektionismus überwinde. Vor allem wäre es ratsam, dies in Form eines scherzhaften Umgangs mit sich selbst in die Tat umzusetzen: «Ich hätte eigentlich Zeit genug gehabt, zu merken, daß ich nicht der einzige Mensch bin, der nicht unfehlbar ist ...» Was für eine Technik ich hiebei anwende? Ich pflege mich nicht darnach zu fragen, ich mag nicht Patienten entwerten, indem ich ihnen als Techniker gegenüber trete und sie solcherart manipuliere. Sondern ich improvisiere. Ob die Logotherapie nicht systematisch sei? Ihre anthropologischen Grundlagen seien es; aber hinsichtlich ihrer Technik sei eine Methodologie noch ausständig. Im übrigen wird hervorgehoben, daß die Logotherapie keineswegs unechte Motive verleugne; aber sie bestehe darauf, daß es auch echte Motive gebe – ja, mehr als dies: Die unechten können nicht durchschaut und überwunden werden, wenn die Analyse die echten nicht gelten lasse; denn soll ich mich ändern, dann muß dies einen Sinn haben – und mein Wille zum Sinn als echt anerkannt werden. Wenn hingegen alles – auch das Echte – als unecht hingestellt («entlarvt») wird, dann baut die Psychoanalyse auf Sand; denn sie entzieht den Patienten jeden festen Boden unter den Füßen, sie nimmt den Patienten den Halt.

8. Besprechung: Wann immer er sich selbst verurteile, möge er nicht übersehen und vergessen, daß eben dieses Sich-selbst-Verurteilen immer schon ein Sich-über-sich-selbst-Erheben voraussetze. Die Einsicht in die Fehler, die er begangen haben mag, sei Grund genug, auch an seine Besserungsfähigkeit zu glauben. Wenn er sich seiner selbst schäme, dann rücke ein neues Ich vom alten Ich ab, und solches Über-sich-selbst-Hinauswachsen sei nur möglich, wenn er in eine höhere Dimension hineinwachse. Selbstverständlich sei dies nicht genug, vielmehr müsse er sich auch wandeln; aber auch dies ist nur möglich, wenn es Schritt für Schritt geschehe. Seine Menschlichkeit stelle er also unter Beweis, indem er sich selbst richte, und zu seiner Nur-Menschlichkeit bekenne er sich, wenn er sich damit abfinde, daß er sich nur Schritt für Schritt bessern könne, sich aber auch zum jeweils nächsten Schritt wirklich aufraffe.

Kritik der reinen Begegnung[1]

Wie humanistisch ist die Humanistische Psychologie?

1 Deutsche Übersetzung eines Auszuges aus den am Logotherapy Institute an der United States International University gehaltenen Vorlesungen (1971).

Was heute der Psychotherapie not tut, ist der Einstieg in die eigentlich menschliche Dimension, in die Dimension der menschlichen Phänomene. Die Frage lautet nun, wie weit dies von der sogenannten Humanistischen Psychologie besorgt wird. Charlotte Bühler vertritt in ihrem soeben erschienenen Buch «Introduction into Humanistic Psychology» die Ansicht, daß die Logotherapie zu den humanistisch-psychologischen Richtungen gehört. Dennoch wollen wir im vorliegenden Rahmen die Logotherapie aus der Humanistischen Psychologie zumindest heuristisch heraushalten, um zu ihr kritisch Stellung nehmen zu können, und zwar in erster Linie zu dem weithin mißverständlichen und mißbräuchlichen Begriff der Begegnung, wie er seitens Humanistischer Psychologen immer wieder ins Treffen geführt wird.

Eigentlich wurde dieser Begriff ja nicht von den Humanistischen Psychologen eingeführt, sondern von den sogenannten Existentialistischen Philosophen. Bekanntlich geht er auf Martin Buber und Ferdinand Ebner zurück. Aber auch Jacob L. Moreno verdient, in diesem Zusammenhang berücksichtigt zu werden («Einladung zu einer Begegnung», Wien 1914). Alles in allem ließe sich sagen, daß der Beitrag der genannten Denker zur Existenzphilosophie in einer Interpretation der menschlichen *Existenz* als einer *Ko-existenz* bestand. Im besonderen wurde die Koexistenz als eine Ich-Du-Beziehung interpretiert und als solche von vornherein als eine Beziehung angesehen, die sich, ich möchte sagen, nicht auf einer subhumanen, sondern auf der humanen, ja, auf der personalen Ebene abspielt.

Und doch wurde nicht mehr und nicht weniger als eine ganze Dimension noch immer ausgelassen. Um welche Dimension es sich handelt, mag klar werden, sobald wir uns der von Karl Bühler geschaffenen Sprachtheorie zuwenden. Er unterschied eine dreifache Funktion der Sprache, und zwar insofern, als die letztere für den Sprechenden eine Ausdrucksfunktion besitzt, für den jeweils Angesprochenen die Funktion eines Appells und hinsichtlich der jeweils besprochenen Tatsachen und Sachverhalte eine Darstellungsfunktion. So ließe sich denn sagen, daß ich, während ich mich an meinen Gesprächspartner wende, um ihm etwas *zur Kenntnis* zu bringen, mich selbst *zum Ausdruck* bringe. Solange es aber nur um diesen Ausdruck meiner selbst geht, habe ich es noch nicht mit der wirklichen Sprache zu tun, vielmehr mit einer bloßen Pseudo-Sprache, wie sie uns unter Umständen in Fällen von Schizophrenie gegenübertritt. Tatsächlich konnte ich in den frühen dreißiger Jahren einen Fall beschreiben, in dem die Patientin mit den von ihr «kreierten», erfundenen (französisch klingenden) Worten nachweislich nicht etwas «meinte», sondern einzig und allein ihr (preziöses) Lebensgefühl eben zum Ausdruck bringen wollte. Analoges gilt ja von der Art und Weise, auf die wir mit unseren Haustieren umzugehen pflegen, nämlich nur scheinbar und nicht wirklich mit ihnen «sprechend»: Wir sprechen jeweils «zu» ihnen, aber nicht «von» etwas.

Mit der Anerkennung der für die menschliche Sprache so bedeutenden Darstellungsfunktion wird eine Dimension betreten, die für die menschliche Ko-existenz, für alles menschliche Einander-Begegnen, nicht weniger von Bedeutung ist. Wir meinen die Dimension, in die, Brentano und Husserl zufolge, die «geistigen Akte» bis zu ihren «intentionalen Gegenständen» vorstoßen. Der Gesamtbereich der intentionalen Gegenstände jedoch, mit einem Wort, der Gesamtbereich des von den geistigen Akten jeweils Angepeilten, ist identisch mit der Welt, von der die Existenzphilosophen nicht müde werden, zu beteuern, daß sie menschliches Dasein, eben im Sinne von «In-der-Welt-Sein», als dessen Horizont immer schon umfaßt. Diese Struktur menschlichen Daseins bringt es mit sich, daß der Mensch eigentlich oder zumindest ursprünglich über sich selbst hinaus nach etwas langt, das nicht wieder er selbst ist, nämlich entweder nach einem Sinn, den zu erfüllen es gilt, oder nach anderem menschlichen Sein, dem zu begegnen und das zu lieben es gilt. Mit anderen Worten, der Mensch transzendiert sich selbst in die Welt hinein, auf den Sinn hin, auf den Logos hin. Und eine Psychologie, die diesen Namen verdient, bezieht *beide* Hälften ihres Namens ins Gesichtsfeld mit ein: den Logos ebenso wie die Psyche.

Buber und Ebner haben nicht nur auf die Bedeutung der Begegnung hingewiesen, sondern auch auf ihren dialogischen Charakter. Ich möchte nun zu behaupten wagen, daß ein echter Dialog nicht zustande kommt, solange nicht die Dimension des Logos betreten wird. Ein Dialog ohne den Logos läuft auf einen Monolog à deux hinaus. Die Partner sind dann nicht mehr mit einem intentionalen Gegenstand befaßt, sondern nur noch damit beschäftigt, sich selbst zum Ausdruck zu bringen. In einem damit begeben sie sich der Selbst-Transzendenz, wie sie alles menschliche Dasein zutiefst charakterisiert. Und zwar verstehe ich unter Selbst-Transzendenz den grundlegenden Tatbestand, daß Menschsein heißt, immer schon über sich selbst hinaus und auf etwas gerichtet sein, das nicht wieder es selbst ist, – auf etwas oder auf jemanden, auf einen Sinn, den es erfüllt, oder auf anderes menschliches Sein, dem es liebend begegnet. Und die Intentionalität der geistigen Akte, stellt sich heraus, ist der kognitive Aspekt der Selbst-Transzendenz – dieses umfassenderen menschlichen Phänomens. Ein Dialog, der sich auf bloßes Sich-selbst-zum-Ausdruck-Bringen beschränkt, entbehrt jedoch der die menschliche Existenz auszeichnenden Selbst-Transzendenz. Denn die echte Begegnung ist nicht nur auf den Logos hin orientiert, sondern verhilft dem Partner auch dazu, auf den Logos hin sich selbst zu transzendieren.

Die Selbst-Transzendenz der menschlichen Existenz geht entweder im Dienst an einer Sache oder in der Liebe zu einer *Person* vor sich, also entweder auf den Logos an sich und als solchen oder auf *einen «inkarnierten» Logos* hin. Von der Begegnung unterscheidet sich nun die Liebe dadurch, daß die Liebe den Partner nicht nur in dessen Menschlichkeit gelten läßt, sondern auch der Einmaligkeit und

Einzigartigkeit des Partners gewahr wird, dieser beiden Privilegien, die erst ein humanes Wesen in den Stand eines personalen Wesens erheben.

Im Gegensatz zum Begriff der Begegnung, wie wir ihn Buber und Ebner verdanken, ist nun der dem encounter group movement zugrundeliegende verwässerte Begegnungsbegriff insofern pseudo-humanistisch, als er die Selbst-Transzendenz allen Mensch-seins außer acht läßt. Für ihn ist der Mensch nicht ein über sich selbst hinaus gehendes Wesen, sondern eine Monade ohne Fenster (die den geistigen Akten den Blick auf deren intentionale Gegenstände freigeben würden). Was ihm zugrunde liegt, ist nicht eine wirklich humanistische Psychologie, sondern eigentlich eine Monadologie. Im besonderen ist diese *pseudohumanistische Psychologie* noch immer nicht frei von der von Peter R. Hofstätter mit Recht so gegeißelten «Libidohydraulik», der Auffassung vom Menschen als einem Wesen, dem es nicht etwa darum geht, in der Welt etwas zu besorgen, sondern eben nur darum, in sich selbst für den Ausgleich von Spannungen zu sorgen.

Im folgenden wird ein Fall wiedergegeben, der diese Fehlauffassung vom Menschen illustrieren mag. Die Patientin hatte sich einer encounter group angeschlossen und brachte im Rahmen einer Sitzung ihre Erregung und ihren Ärger zum Ausdruck, die auf ihren in Scheidung begriffenen Mann gerichtet waren. Der group leader forderte sie nun auf, auf einen Luftballon einzustechen und solcherart ihrem Ärger und ihrer Aggression «Luft zu machen». Der Ballon trat also an die Stelle des ursprünglich gemeinten Objekts ihrer Aggression, nämlich ihres Mannes. Es ließe sich aber auch sagen, der Ballon sei an die Stelle des Subjekts einer Explosion getreten, denn anscheinend war der Zweck des Arrangements weniger, ihn zur Explosion zu bringen, als vielmehr, die Patientin davor zu bewahren, daß sie vor lauter Aggression explodiert. Nach der Prozedur wird sie sich auch leichter gefühlt haben. Dürfen wir aber auch annehmen, daß die von ihr empfundene Erleichterung echt war? War sie nicht eher das Ergebnis und die Wirkung einer Indoktrination, der Übertragung einer Ideologie? Wurde da nicht ein mechanistisches Menschenbild vom Therapeuten auf die Patientin übertragen? Die Erleichterung ist nur zu verstehen, wenn die Patientin sich selbst mißversteht, indem sie sich für ein geschlossenes System hält, das, soll es nicht Schaden leiden, vor einem Übermaß von Spannungen bewahrt werden muß, wie der Ballon, der angestochen werden muß, damit er nicht explodiert. Jemand, dessen natürlicher Realismus weder von einer Neurose noch von deren Therapie in einen Solipsismus verkehrt wurde, sagt sich: «Wenn ich meine Erregung auch noch so sehr los bin, ändert sich nichts, zumindest in der Welt ändert sich nichts, nach wie vor habe ich Grund, mich aufzuregen, und der Grund, aus dem ich mich aufrege, ist es, was mich interessiert.» Tatsächlich ist für ihn seine eigene emotionale Reaktion verhältnismäßig uninteressant.

Was auf den Ärger zutrifft, gilt auch von der Trauer. Wie wird ein Trauernder nach dem Tod des von ihm Geliebten auf das Angebot reagieren, eine Tranquilizer-Tablette einzunehmen? «Daß ich vor der Wirklichkeit meine Augen verschließe, macht sie noch lange nicht unwirklich. Daß ich einschlafe und dann vom Tod des von mir Geliebten nichts mehr weiß, macht ihn ebensowenig wieder lebendig. Das ist es einzig und allein, was mich interessiert: ob er lebendig ist oder nicht, und nicht, ob ich mich nun aufreg' oder nicht.» Das mögen seine Worte sein. Worum es dem Trauernden geht, ist nicht so sehr, ob er glücklich ist oder nicht, wie vielmehr, ob er zu dem einen oder anderen Grund hat. Eine *Psychologie ohne Logos* (um auf Wilhelm Wundts «Psychologie ohne Psyche» anzuspielen) kennt aber keine Gründe, auf die hin wir unser Verhalten einrichten. Sie kennt nur Ursachen, und die gibt es nicht etwa draußen in der Welt, sondern in uns selbst, in unserer eigenen psychophysischen Verfassung. Ursachen sind aber nicht dasselbe wie Gründe. Wenn jemand Zwiebeln schneidet, dann weint er. Seine Tränen haben eine Ursache. Aber er hat keinen Grund zu weinen. Und wenn er unglücklich ist und einen Whisky zu sich nimmt, dann wird er weniger unglücklich sein, und der Whisky ist die Ursache dafür. Aber der Grund dazu, unglücklich zu sein, wird damit noch lange nicht aus der Welt geschafft. In der Welt ändert sich ja nichts. Wie wäre es aber, wenn er seine Einstellung zur Welt änderte? Wie wäre es, wenn er Gebrauch machte von der Fähigkeit des Menschen, das Leiden in eine Leistung zu verwandeln? Wie wäre es, wenn die in Scheidung begriffene Frau von ihrer Fähigkeit Gebrauch machte, auf dieser menschlichen Ebene zu ihrer in Brüche gegangenen Ehe Stellung zu nehmen, indem sie sich nicht dem Ärger überläßt, sondern eine Aussöhnung herbeiführt, und zwar entweder, wenn es noch möglich ist, mit ihrem Mann, oder, wenn es wirklich nicht mehr gehen sollte, mit ihrem Schicksal, dem Schicksal einer geschiedenen Frau? So oder so würde sie etwas unternommen haben, jedenfalls mehr, als wenn sie nur dafür gesorgt hätte, die Aggression zu ventilieren. Sie hätte ihr Schicksal in die Hand genommen. Erst dann hätte sie als Mensch agiert und nicht nur als Apparat reagiert. Blockiert aber nicht eine Psychologie, die den Menschen nicht als ein Stellung nehmendes, sondern nur als ein von Mechanismen und Impulsen gesteuertes Wesen ansieht, die Fähigkeit des Menschen, auf menschlicher Ebene eine Situation zu meistern, indem er nicht nur äußerlich ihr gewachsen ist, sondern auch innerlich an ihr über sich hinaus wächst? Blockiert nicht eine Psychologie ohne Logos, die nur Ursachen und Wirkungen kennt, aber keinen Sinn, der noch das Leiden zu krönen vermöchte, blockiert nicht diese Psychologie, wenn sie vom Therapeuten auf den Patienten übertragen wird, des letzteren Fähigkeit, äußere Tragödien in innere Triumphe zu verwandeln und Zeugnis abzulegen vom humanen Potential, das in ihm schlummert? Und läßt sie nicht in unserem Fall die Patientin bei ihrem Glauben, sie sei abhängig davon, ob sich irgendein Mann von ihr scheiden läßt oder nicht und ob irgendwelche gegen ihn gerichteten, in ihr gestauten Aggressionen dräniert werden oder nicht?

Aggressionen können bekanntlich auch gegen das Ich gerichtet sein, und auf diese Selbst-Aggression führt bekanntlich die Psychoanalyse den Selbstmord zurück. Paul H. Blachly von der Medizinischen Fakultät der Universität von Oregon geht nun ebenfalls von dieser Hypothese aus, wenn er in Life-Threatening Behavior, dem offiziellen Organ der American Association of Suicidology, folgende Überlegungen anstellt: «The suicidal person wants to destroy his whole body. He may find an alternative in sacrificing just part of it by donating either blood or an organ to the person who needs it to live.» Blachly nimmt aber nicht etwa an, was doch so nahe läge, nämlich, daß sich jemand für den Suizid entscheidet, wenn ihm sein Leben sinnlos erscheint, und daß ihm geholfen werden kann, wenn sein Leben wieder Sinn hat, wenn er seinem Leben Sinn *gibt,* indem er das Leben eines anderen rettet. Dem ist nicht so. Für Blachly ist der Mensch nicht auf der Suche nach einem Lebenssinn und verzweifelt, wenn er am Lebenssinn zweifelt. Für Blachly ist der Suizid nicht die Konsequenz der Frustration eines «Willens zum Sinn» (Viktor E. Frankl, Homo patiens, Versuch einer Pathodizee, Wien 1950), sondern die Manifestation eines Todestriebes, der sich auch manipulieren lassen müßte, indem er dazu bewogen wird, nicht mehr auf der Destruktion des Ich zu bestehen, sondern sich auf die Spende einer Niere zu beschränken.

Sowohl der psychologisch unterbaute Begriff der Aggression im Sinne der Psychoanalyse von Sigmund Freud als auch der biologisch untermauerte im Sinne der Vergleichenden Verhaltensforschung von Konrad Lorenz entbehren des Hinblicks auf die Intentionalität, die das menschliche Seelenleben und so denn auch das menschliche Triebleben als solches, als menschliches, charakterisiert. In der noologischen Dimension, in der Dimension der menschlichen Phänomene, gibt es einfach nicht eine Aggression, die in einer bestimmten Menge da ist, auf ein Ventil drängt und mich, ihr hilfloses Opfer, dazu treibt, nach irgendwelchen Objekten Ausschau zu halten, an denen ich sie endlich einmal auslassen, «abreagieren» könnte. Mag die Aggression auch noch so sehr biologisch präformiert und psychologisch substruiert sein: Auf menschlicher Ebene lasse ich sie eingehen, lasse ich sie (im Sinne von Hegel) «aufgehen» in etwas ganz anderes: Auf menschlicher Ebene *hasse* ich! Und der Haß ist, eben im Gegensatz zur Aggression, intentional gerichtet auf etwas, das ich hasse, und leider auch auf jemanden, den ich hasse (denn sinnvoll ist nur, etwas an ihm zu hassen und nicht ihn selbst: Hasse ich ihn selbst, dann hypostasiere ich das an ihm Hassenswerte, identifiziere ihn mit dem an ihm Hassenswerten und blockiere in ihm die Fähigkeit, es jemals abzustreifen). Haß und Liebe sind menschliche Phänomene, weil sie intentional sind, weil der Mensch jeweils Grund hat, etwas zu hassen und jemanden zu lieben. Es handelt sich jeweils um einen Grund, auf den hin er es tut, und nicht um eine (psychologische oder biologische) Ursache, die «hinter seinem Rücken» und «über seinen Kopf hinweg» Aggressivität und Sexualität zur Folge hat. Dergleichen ist uns ja seit W. R. Heß' Experimenten vertraut, in deren Rahmen er von Elektroden aus, die in subkortikale Zentren des Katzengehirns versenkt worden waren, Wutanfälle auslösen konnte.

Heute ist es eine Mode geworden, Kongresse dem Thema «Aggression» zu widmen. Aber auch die Friedensforschung konzentriert sich auf dieses Thema. Solange sie aber nur das subhumane Phänomen «Aggression» interpretiert und nicht das humane Phänomen «Haß» analysiert, ebenso lange ist sie zur Sterilität verurteilt. Der Mensch wird nicht zu hassen aufhören, wenn man ihm einredet, daß er von Mechanismen und Impulsen beherrscht wird, sondern er wird erst dann seine Aggressivität überwinden, wenn wir ihm nachweisen, daß er erstens keinen Grund hat, den Mitmenschen zu hassen, daß er zweitens, was nicht seine Aggressivität selbst, sondern seine Stellungnahme zu ihr anlangt, frei ist und daß er drittens dafür verantwortlich ist, ob er sich mit dieser seiner Aggressivität identifiziert oder von ihr distanziert. Worauf es jeweils ankommt, sind nämlich nicht die subhumanen Mechanismen und Impulse an sich und als solche, sondern die personale Einstellung zu ihnen. Von der letzteren hängt auch die «Stärke» der ersteren ab. Analoges kennen wir schließlich von Suizidimpulsen. Tests, die dazu bestimmt sind, ihre Stärke zu messen, sind praktisch bedeutungslos. Was jeweils zählt, ist nämlich nicht, wie intensiv die Suizidimpulse sind, sondern wie der Patient zu ihnen Stellung nimmt, und dies hängt davon ab, ob für ihn das Leben, ob für ihn ein Weiter-am-Leben-Bleiben Sinn hat oder nicht. Daß es auch einen Test gibt, um von diesem je nachdem fundierten oder frustrierten Sinnwillen her das wirkliche Suizidrisiko zu ermessen, gehört auf ein anderes Blatt (Viktor E. Frankl, Ärztliche Seelsorge, 10. Auflage, Wien 1979). Insofern, als sich die Friedensforschung mit dem Weiter-am-Leben-Bleiben der ganzen Menschheit befaßt und beschäftigt ist, muß sie sich davor hüten, wie gebannt auf die aggressiven Mechanismen und Impulse zu starren, als ob sie auf menschlicher Ebene isoliert existierten und nicht immer schon von der personalen Einstellung zu ihnen überformt worden wären. Dieser Fatalismus verschafft mir eine Ausrede, um weiter zu hassen. Er weiß nicht darum, daß, wann immer ich aggressiv bin, nicht die Mechanismen und Impulse zählen, die es in mir, die es in meinem Es geben mag, sondern daß ich es bin, der da haßt, und daß es keine Entschuldigung dafür gibt, sondern nur Verantwortung.

Wie der Haß zur Aggressivität, so verhält sich die Liebe zur Sexualität: Mein Sexualtrieb «treibt» mich zu einem Partner, während ich auf menschlicher Ebene von dem am Partner Liebenswerten zur Liebe bewogen werde, also mich selbst transzendierend in einem intentionalen geistigen Akt aufgehe, der sich im Sexualakt nur zum leiblichen Ausdruck bringt, also «inkarniert». Erst auf menschlicher

Ebene, erst vom reifen Menschen, der sich auf sie begibt, wird die ureigenste Möglichkeit der Sexualität verwirklicht: von der Liebe in Dienst genommen zu werden. Für die Sexualität existieren nur Objekte, die sich mit der Libido besetzen lassen, und Mittel zum Zweck, die gerade recht und tauglich sind, um die sexuelle Spannung zu entladen. Diese Entwertung des Partners ist charakteristisch für die sexuelle Neurose. Es sind sexualneurotische Patienten, die ihre Partnerinnen als Mittel zum Zweck betrachten, um ihr Sperma loszuwerden, wie sie sich auszudrücken pflegen. Die Partnerinnen hören solcherart auf, Subjekte zu sein (und meines Erachtens ist das Merkmal eines Subjekts, daß es, auf Grund seiner Intentionalität, *eigene* Objekte besitzt, eben seine eigenen intentionalen Gegenstände, auf die hin es sich selbst transzendiert). Auf menschlicher Ebene betrachte ich den Partner nicht als ein Mittel zum Zweck, sondern werde in der Begegnung seiner Menschlichkeit ansichtig und in der Liebe seiner Einmaligkeit und Einzigartigkeit.

In der Begegnung transzendiere ich mich selbst, wenn sie echt ist, und bringe nicht nur mich selbst zum Ausdruck. Und zwar transzendiere ich mich selbst auf den Logos hin. Die Pseudo-Begegnung basiert aber nicht auf einem echten Dialog, sondern auf einem Dialog ohne den Logos, und dient daher nur als ein Forum, um sich gegenseitig zum Ausdruck zu bringen. Was mag nun der Grund sein für die gegenwärtige und gegenwärtig zunehmende Verbreitung der encounter groups, in deren Rahmen die Pseudo-Begegnung vorwiegend praktiziert wird? Irvin Yalom verdanken wir eine monographische Bearbeitung des Gebiets, die auch in dieser Richtung fahndet. Die folgenden Bemerkungen wollen seine Befunde nur ergänzen.

Zunächst einmal wäre darauf hinzuweisen, daß sich der Mensch von heute ungemein dafür interessiert, daß sich andere für ihn interessieren. Sichtlich gibt es da ein Defizit. Anscheinend bringt die Industriegesellschaft immer mehr Menschen hervor, die an Einsamkeit leiden, der Einsamkeit einer «einsamen Masse», wie der Bestsellertitel lautet. Das Klima ist kalt und unpersönlich, die Atmosphäre, die sie atmen, unmenschlich. Zwar unhörbar, aber unaufhörlich schreien sie nach menschlicher Wärme, nach menschlicher Nähe. Nach dieser Intimität lechzen sie so sehr, daß sie jeden Preis zu zahlen, jedes Opfer zu bringen bereit sind, auf die Gefahr hin, daß Intimität in Intimitäten umschlägt. Von der sexuellen Intimität zur sexuellen Promiskuität ist es dann ein Schritt.

Was in Wirklichkeit not tut, ist weniger Intimität um jeden Preis als vielmehr Schutz der Intimsphäre. Was not tut, ist der Mut zur Einsamkeit, die schöpferische Gestaltung der Einsamkeit, die Verwandlung der negativen Abwesenheit von Mitmenschen in die positive Gelegenheit zur Meditation. Die Industriegesellschaft legt einseitig Wert auf die vita activa, und diese Einseitigkeit bedarf ihrer Kompensation: der vita contemplativa. Das Gegenteil von Aktivität muß jedoch keineswegs Passivität sein, sondern kann auch Rezeptivität sein. Tatsächlich braucht der

Mensch heute mehr denn je ein Gleichgewicht zwischen den schöpferischen Möglichkeiten, dem Leben einen Sinn zu geben, und den Gelegenheiten, die ihm Begegnung und Liebe geben. An dieser Stelle bietet uns das sensitivity training seine Dienste an.

Um nun auf den Schrei nach menschlicher Teilnahme zurückzukommen: Das Dumme ist, daß unter den gegenwärtigen Umständen für diese Teilnahme gezahlt werden muß. Die Teilnahme an einem weekend workshop kann bis zu paar hundert Dollar kosten. Es läßt sich leicht ermessen, wie echt, wie menschlich das Interesse ist, das dem Teilnehmer entgegengebracht wird. Dazu kommt, daß zumindest in Kalifornien gerade die kostspieligsten einschlägigen Arrangements im allgemeinen in der Hand von ungenügend geschulten Leuten liegen, die weder methodisch und technisch unter Kontrolle stehen noch einem Stand angehören, an dessen Berufsethik sie gebunden wären. In einem Zeitalter, in dem gegen die sexuelle Heuchelei so losgezogen wird, wie es gegenwärtig der Fall ist, dürfte das Geschäft mit der Promiskuität nicht je nachdem als sensitivity training, encounter group oder nude marathon getarnt werden. Da lobe ich mir, verglichen damit, eine Prostituierte, die ehrlich und aufrichtig zugibt, daß sie ihr Geschäft im eigenen finanziellen Interesse betreibt, und nicht vorgibt, es im Interesse der Menschheit zu tun, deren Leiden auf den Mangel an Orgasmen zurückzuführen sei, deren «ewig Weh und Ach», mit Goethes beziehungsweise Mephistopheles' Worten, sie daher «so tausendfach aus einem Punkte zu kurieren» habe. Sigmund Freud wußte genau, was er tat, wenn er die Abstinenzregel aufstellte und die Gegenübertragung als einen Kunstfehler hinstellte. Seine loyalen Epigonen stehen auch zu diesen Regeln, und es fällt ihnen nicht ein, die zu bedauernde Ausnahme für ihre zu beherzigende Regel auszugeben. An die Ideale unserer Berufsethik nicht einmal asymptomisch heranreichen zu können, gehört zur condition humaine. Aber niemand möge sich auf sein diesbezügliches Versagen etwas zugute tun.

Immerhin läßt sich der Kult, der namentlich in Amerika, und in Amerika namentlich in Kalifornien, mit der Intimität getrieben wird, psychologisch verstehen, psychologisch und soziologisch: Bereits Yalom verwies im Rahmen des offiziellen Berichts, den zu erstellen er von der American Psychiatric Association beauftragt worden war, auf die unerhörte Mobilität der amerikanischen beziehungsweise kalifornischen Bevölkerung, die so häufig übersiedeln muß und an keinem Ort so recht Wurzel schlagen kann. Diese Entwurzelung, meint Yalom, führe zu einer Entfremdung. Ich möchte hinzufügen, daß es sich nicht nur um eine Entfremdung von der Umwelt handelt, sondern auch um eine Selbst-Entfremdung. Es kommt nicht nur zu einer Entfremdung von der Gesellschaft, sondern auch zu einer Entfremdung vom Gefühl. Gerade die angelsächsische Bevölkerung war viel zu lange Zeit unter dem Einfluß einer puritanischen Moral gestanden, die nicht nur die Beherrschung des Gefühls verlangt, sondern auch die Unterdrückung einer Gefühlsäußerung gefordert hatte. Analoges gilt von der Verdrängung der Sexualität. Seit Jahr und Tag jedoch wird diese Tendenz überkompensiert, und der gegenwärtige Trend ist, ins andere Extrem zu verfallen. Das Pendel schlägt nach der anderen Seite aus, und die Masse der Erzieher und Eltern huldigt einer übertriebenen permissiveness, die aber auch eine ausgesprochene Intoleranz gegenüber Versagungen und Spannungen zur Folge hat. Jedes Gefühl heischt seine Äußerung, und jedes Bedürfnis seine Befriedigung. Wir haben es mit einer emotionalen Inkontinenz zu tun, wie wir ihr im allgemeinen nur in Fällen von Thalamusläsion begegnen, in denen der Patient ohne adäquaten Anlaß weinen oder lachen muß und dann eine Zeitlang nicht mehr aufhören kann, es zu tun. Auch der Zeitgenosse, dessen emotionale Inkontinenz nicht auf biologische, sondern auf psychologische und letzten Endes soziologische Bedingungen und Ursachen zurückgeht, kann sich nicht zurückhalten, kann ein Gefühl nicht für sich behalten. Er muß es äußern, er muß sich mitteilen, und in dieser Not bietet ihm die encounter group die Hand. Im Rahmen der encounter group ist er zu einer bedingungslosen Gefühlsäußerung nicht nur berechtigt, sondern auch verpflichtet. Auch zu dem Bedürfnis, sich mitzuteilen, gibt es nun eine hirnpathologische Parallele, und zwar haben wir die Distanzlosigkeit im Auge, die in Fällen fortgeschrittener epileptischer Charakterveränderung symptomatisch ist. Der Patient scheut sich nicht, bis ins intimste Detail sein Leben zu erzählen und sich bis in die Privatsphäre hinein nach unserem Leben zu erkundigen.

So oder so sind emotionale Inkontinenz und Distanzlosigkeit pathologische Defekte. Sie rufen die encounter group und das sensitivity training auf den Plan. Die encounter group läßt sich ebenso als eine Reaktion auf die soziale Entfremdung verstehen, wie das sensitivity training als eine Reaktion auf die emotionale Entfremdung, die Selbst-Entfremdung. Individuell gesehen mag den Reaktionen eine therapeutische Funktion zukommen. Sozial gesehen sind sie symptomatisch. Unter Umständen arbeiten sie aber auch der Krankheit in die Hände. Das Gefühl läßt sich nicht absichtlich herbeiführen. Es entzieht sich der «Hyper-Intention», um diesen Ausdruck einzuführen. Es muß sich einstellen, läßt sich aber nicht einfangen. Im Gegenteil, auf diese Art und Weise blockieren wir es nur.[2]

Es gibt nun einmal Phänomene, die sich nicht wollen lassen: Ich kann nicht glauben wollen, ich kann nicht lieben wollen, ich kann nicht hoffen wollen, und

2 Einer meiner kalifornischen Studenten, der im Rahmen meines Fortgeschrittenen-Seminars eine Forschungsarbeit erstellte, die dem encounter group movement gewidmet war, berichtete, was ihm widerfahren war (er hatte sich einer encounter group angeschlossen): «I was asked by many persons to be their friend ... I did not feel sincere in embracing someone and telling them that I love them and would be their friend but I did so anyway ... I forced myself to be emotional but to no avail ... The harder I tried the more difficult it was.»

am allerwenigsten kann ich wollen wollen. Diese und verwandte Phänomene lassen sich nämlich nicht manipulieren. Dies rührt daher, daß ihre Manipulation nur auf dem Hintergrund der Verwandlung des Subjekts in ein Objekt möglich ist. Dies führt wieder dazu, daß ein Objekt, auf das sich das Subjekt intentional richtet, ausgeklammert wird. Manipuliert jemand sich selbst, indem er ein «intentionales Gefühl» (Max Scheler) erzwingen will, dann verliert er den intentionalen Gegenstand aus den Augen, auf den sich das Gefühl gerichtet hätte, wenn es von ihm nicht solcherart bereits im Keime unterdrückt und erstickt worden wäre. Ich möchte dies an Hand eines alltäglichen Vorkommnisses illustrieren: Will ich jemanden zum Lachen bringen, dann muß ich ihm wohl oder übel einen Witz erzählen. Es ist also so, daß ich nicht direkt einen «Gefühlszustand» (Scheler) anpeilen kann, sondern einen adäquaten Gegenstand anvisieren muß. Dann stellt sich der Gefühlszustand automatisch ein.

Wie weise war doch J. H. Schultz, wenn er einen Patienten, den er Entspannung üben lassen wollte, eben nicht anwies, sich zu entspannen, sondern sich der Phantasie hingeben ließ, die Glieder würden schwer. Dies brachte automatisch eine Entspannung mit sich. Hätte der Patient die Entspannung direkt herbeiführen wollen, dann wäre er gescheitert: Dieses «angespannte» Wollen hätte ihn auch schon aus der Entspannung herausgerissen. Analogem begegnen wir, wann immer wir die Behandlung von Minderwertigkeitsgefühlen in Angriff nehmen. Auch dieser Angriff darf nicht ein direkter sein. Will der Patient die Minderwertigkeitsgefühle überwinden, dann muß er dies auf einem Umweg besorgen, so zwar, daß er *trotz* ihrer seiner beruflichen Arbeit nachgeht und in der Freizeit *trotz* der Minderwertigkeitsgefühle seinen gesellschaftlichen Verpflichtungen nachkommt. Er muß an den Minderwertigkeitsgefühlen vorbei das Leben führen, er muß sie zunächst einmal ignorieren. Der Frontalangriff hält sie nur im Brennpunkt der Aufmerksamkeit fest und erhält sie am Leben. Lebt er an ihnen vorbei, dann sind sie über kurz oder lang zur Atrophie verurteilt.

Ein Übermaß an Aufmerksamkeit, ein Übermaß an Bewußtheit, die «Hyper-Reflexion», um auch diesen Ausdruck einzuführen, ist nicht weniger pathogen, als ein Übermaß an Absicht, die Hyper-Intention. Beide Reaktionsmuster werden von der encounter group forciert. Der Patient wird aufgefordert, sich unentwegt zu belauern und, was immer er im Rahmen der forcierten Reflexion feststellt, zu registrieren. Ja, mehr als dies: Er muß es unaufhörlich diskutieren. Ich möchte sagen, es kommt zu einer *«Hyper-Diskussion»* mehr oder weniger belangloser introspektiver Details. Und die Hyper-Diskussion avanciert alsbald zum Selbstzweck, mitunter zum Lebenszweck. In einem leer und sinnlos gewordenen Leben, in einem «existentiellen Vakuum» (Viktor E. Frankl, Theorie und Therapie der Neurosen, 3. Auflage, München 1970) hypertrophiert der Hang und die Neigung, sich selbst zu bespiegeln, sich selbst zu beobachten, alles vor jedem auszubreiten, alles mit jedem zu diskutieren. Ins existentielle Vakuum hinein wuchert anscheinend nicht nur die Neurose, sondern auch ihre Pseudo-Therapie.

Trotzdem muß Charlotte Bühler beigepflichtet werden, wenn sie sagt: «In spite of much confusion and concern with negative side-effects, certain essential benefits of the encounter group movement seem clear.» Im besonderen führt sie unter Vorteilen an «the spirit of cooperation and mutual helpfulness». Und warum sollte auch nicht wirklich die encounter group eine Plattform sein, auf der Menschen zueinander finden, die zur Abwechslung nicht immer wieder nur ihre eigenen Gefühlszustände gegenseitig «begaffen» (Martin Heidegger), sondern auf der Suche nach einem Sinn einander helfen und beistehen? Die Teilnehmer würden dann nicht nur sich selbst zum Ausdruck bringen, sondern sich selbst auf den Logos ihrer persönlichen Existenz hin transzendieren und solcherart einander zu einer wirklich humanen Existenz verhelfen können. Es würde sich um eine Gruppen-Logotherapie handeln, von der Robert M. Holmes sagt, «group logotherapy could pay large dividends. Who could predict the results of such a group ... called to discuss their own failures, their own ‹existential vacuum›? What personal discoveries might be made in the discipline of telling one's own story from the standpoint of one's search for meaning in the unavoidable facts of his life?»

Literaturverzeichnis

Bühler, Charlotte, und Melanie Allen: Introduction into Humanistic Psychology. Brooks/Cole, Belmont, California 1971.

Holmes, Robert M.: Alcoholics Anonymous as Group Logotherapy. Pastoral Psychology *21*, 30, 1970.

Yalom, Irvin D.: The Theory and Practice of Group Psychotherapy. Basic Books, New York 1970.

Anhang zur 2. Auflage

Das Leiden am sinnlosen Leben

(Festvortrag, gehalten anläßlich der Verleihung des Donauland-Sachbuchpreises am 8. November 1976 im Zeremoniensaal der Wiener Hofburg)

Meine Damen und Herren, der Preis wurde mir ausdrücklich «für das gesamte schriftstellerische Schaffen verliehen», und das setzte bereits 1924 ein, in welchem Jahre nämlich meine erste wissenschaftliche Publikation in Sigmund Freuds Internationaler Zeitschrift für Psychoanalyse erschienen ist. 1925, also ein Jahr später, folgte bereits eine Arbeit, die in Alfred Adlers Internationaler Zeitschrift für Individualpsychologie publiziert wurde. 1938 erschien dann die erste Arbeit, in der ich die Logotherapie unter diesem ihrem Namen vorstellte. Es ist dies das System, das heute in den amerikanischen Lehrbüchern die «Dritte Wiener Richtung der Psychotherapie» genannt wird.

Sie werden mit Recht von mir erwarten, daß ich Ihnen jetzt sage, was die Logotherapie eigentlich ist; aber wenn einer ein halbes Jahrhundert darauf verwendet hat, darüber zu publizieren, – wie soll er dann in einer halben Stunde darüber referieren? Natürlich läßt sich alles auch mit wenigen Worten sagen; aber dabei habe ich schon draufgezahlt. Da ist nämlich einmal ein amerikanischer Arzt zu mir gekommen und hat mich gefragt: Sie sind also Psychoanalytiker? Woraufhin ich antwortete: Nicht direkt Psychoanalytiker – sagen wir halt Psychotherapeut. Und wie heißt die Psychotherapie, die Sie vertreten, will er nun wissen. Logotherapie, gebe ich zur Antwort. Und können Sie mir mit einem Satz sagen, fragt er, was der Unterschied ist zwischen der Logotherapie und der Psychoanalyse? Gewiß kann ich das, sage ich; aber dann müssen zuerst Sie mir mit einem Satz sagen, was Psychoanalyse ist! Daraufhin sagt er: Nun, in der Psychoanalyse muß sich der Patient auf eine Couch legen und Dinge sagen, die manchmal unangenehm zu sagen sind. Woraufhin ich schnurstracks zur Antwort gebe: Sehen Sie, in der Logotherapie darf er sitzen bleiben – und muß sich Dinge anhören, die manchmal unangenehm zu *hören* sind.

Meine Damen und Herren, Sie haben leicht lachen. Mir ist es vergangen, als ich feststellen mußte, daß diese Episode, die ich in meinem amerikanischen Buch «Man's Search for Meaning» erwähne, auch in amerikanische Lehrbücher Eingang gefunden hat, dort aber keineswegs etwa bloß als Bonmot wiedergegeben wird, vielmehr wird sie dort als meine kürzeste und bündigste Definition der Logotherapie hingestellt.

A propos «Man's Search for Meaning»: Professor Birkmayer hat in seiner Laudatio erwähnt, daß allein von der amerikanischen Ausgabe zwei Millionen Exemplare erschienen sind und heuer die 51. Auflage herausgekommen ist. Müssen wir uns da nicht fragen, wie kommt es, daß ein Buch, das auf deutsch vor 30 Jahren auf den Markt gekommen ist, sich heute noch verkaufen kann? Sollte es nach wie vor aktuell sein oder gar jetzt erst überhaupt aktuell geworden sein?

Nun, daß das Buch heute noch «geht», ist nur zu verstehen, wenn wir bedenken, daß es nicht nur vom Thema, sondern schon vom bloßen Titel her sich genau mit dem auseinandersetzt, was den Menschen von heute, und da im besonderen den jungen Menschen von heute, sosehr unter den Fingernägeln brennt, und das ist «das Leiden am sinnlosen Leben». Das Buch, von dem da die Rede ist, ist also einfach deshalb noch nach 30 Jahren aktuell, weil das Leiden, von dem es handelt, heute überhaupt erst so recht akut geworden ist. Und das ist nicht etwa bloß meine Meinung, sondern sie wurde inzwischen von Hunderten von Publikationen aus aller Welt bestätigt, und unter ihnen befinden sich 43 Dissertationen. Ich möchte nur noch hervorheben dürfen, daß es sich dabei um streng empirische Forschungsergebnisse handelt, und die ihnen zugrunde liegenden Statistiken wurden mit Hilfe von Tests erstellt, die von den Logotherapeuten James C. Crumbaugh, Leonard T. Maholick, Bernard Dansart und Elisabeth S. Lukas eigens entwickelt worden waren.

Bereits gelegentlich der vorjährigen Österreichischen Buchwoche habe ich in meinem Eröffnungsvortrag darauf hingewiesen, daß heute längst nicht mehr wie zur Zeit von Sigmund Freud *die sexuelle Frage verdrängt wird,* sondern die Sinnfrage, und daß heute die Patienten längst nicht mehr wie zur Zeit von Alfred Adler *mit ihren Minderwertigkeitsgefühlen* zu uns Psychiatern kommen, sondern mit einem Sinnlosigkeitsgefühl, mit einem Leeregefühl, mit dem, was ich das «existentielle Vakuum» nenne. Und es ist dieses Leiden am sinnlosen Leben, dessen Heraufkunft wir Logotherapeuten eben vor Jahrzehnten bereits kommen sehen haben.

Inzwischen ist die Sinnfrage zum brennendsten Probleme von heute geworden, und zwar keineswegs etwa bloß im Sinne einer Malaise unter empfindsamen Intellektuellen. Vielmehr konnte etwa der amerikanische Psychiater Robert Coles beobachten, daß unter seinen Patienten auch die manuellen Arbeiter heute hauptsächlich über eines klagen, und das ist das Sinnlosigkeitsgefühl. Und der Direktor des Washingtoner Zentrums für *Verhaltenstherapie* hat berichtet, daß es in erster Linie die jungen Leute unter 30 sind, die am scheinbar so sinnlosen Leben leiden.

Die nächste Frage, die wir uns aber stellen müssen, lautet: Handelt es sich bei diesem «Leiden» am sinnlosen Leben um eine Krankheit? Immerhin war es Sigmund Freud, der einmal – in einem Brief an Prinzessin Bonaparte – geschrieben hat: «Im Moment, da man nach Sinn und Wert des Lebens fragt, ist man krank ... Man hat nur eingestanden, daß man einen Vorrat von unbefriedigter Libido hat.» Nun, ich persönlich bin nicht der Ansicht, daß es sich da um eine Krankheit handelt, etwa um das Symptom einer Neurose. Vielmehr meine ich, daß der Mensch damit, daß er die Frage nach dem Sinn des Lebens stellt, ja, mehr als das, daß er wagt, die Existenz eines solchen Sinnes sogar in Frage zu stellen, – ich meine, daß der Mensch damit nur seine Menschlichkeit manifestiert. Noch nie hat ein Tier darnach gefragt, ob das Leben einen Sinn hat. Diese Frage haben nicht einmal die Graugänse des von mir so verehrten Konrad Lorenz jemals gestellt. Das tut eben nur der Mensch, und das ist nicht *Ausdruck einer seelischen Krankheit,* sondern *der Ausdruck geistiger Mündigkeit,* würde ich sagen. Denn es ist geistige

Mündigkeit, wenn jemand es verschmäht, eine Antwort auf die Sinnfrage einfach aus den Händen der Tradition entgegenzunehmen, vielmehr darauf besteht, sich selber und selbständig auf die Suche nach Sinn zu begeben.

Aber «der Mensch auf der Suche nach Sinn», um diesen Buchtitel zu gebrauchen, wird unter den gesellschaftlichen Bedingungen von heute eigentlich nur frustriert! Und das rührt daher, daß die Wohlstandsgesellschaft beziehungsweise der Wohlfahrtsstaat praktisch alle Bedürfnisse des Menschen zu befriedigen imstande ist, ja, einzelne Bedürfnisse werden von der Konsumgesellschaft überhaupt erst erzeugt. Nur *ein* Bedürfnis geht leer aus, und das ist das Sinnbedürfnis des Menschen – das ist sein «Wille zum Sinn», wie ich ihn nenne, das heißt, das dem Menschen zutiefst innewohnende Bedürfnis, in seinem Leben oder vielleicht besser gesagt in jeder einzelnen Lebenssituation einen Sinn zu finden – und hinzugehen und ihn zu erfüllen! Um solcher Sinnerfüllung willen ist der Mensch auch bereit zu leiden, wenn es nötig sein sollte. Umgekehrt aber, wenn er um *keinen* Sinn des Lebens weiß, dann pfeift er aufs Leben, auch wenn es ihm äußerlich noch so gut gehen mag, und unter Umständen schmeißt er es dann weg. Und erst unlängst wurde mir von einem Wiener Fachlehrer eine *Statistik* vorgelegt. Er hatte seine Schüler dazu animiert, schriftlich Fragen zu stellen, und zwar ganz anonym. Sexuelle Themen standen an zweiter Stelle, das Thema Rauschgift kam an dritter Stelle, und wissen Sie, was an allererster Stelle rangierte? Selbstmord! Tatsächlich haben meine Mitarbeiter an der US International University in Kalifornien mit Tests und Statistiken nachweisen können, daß sowohl Selbstmord als auch Drogenabhängigkeit im Grunde auf das Sinnlosigkeitsgefühl zurückzuführen sind.

Wie aktuell die Sinnfrage und wie akut das Leiden am sinnlosen Leben ist, hat sich zum Glück auch schon bis zu uns herumgesprochen. So erschien vor ein paar Monaten in einer Wiener Tageszeitung ein Interview, in dem es wörtlich heißt: «Eigentlich scheint mir das Wichtigste zu sein, sich gegen die Vorstellung von einer Sinnlosigkeit des Lebens zu stellen.» Und zwar war es der *Bundeskanzler*, der das Interview gegeben hatte, und ich glaube, man kann den zitierten Satz mit nicht genug Rufzeichen versehen.

Lassen Sie mich jetzt aber das Wort erteilen einer meiner Schülerinnen, Frau Dr. *Elisabeth Lukas*, die seit einer Reihe von Jahren in München ein großes psychologisches Beratungszentrum leitet. Vor kurzem hielt sie einen Vortrag, und aus dem Manuskript zitiere ich wörtlich: «Sie werden staunen, wenn Sie einen Blick in die Praxis des Psychotherapeuten von heute werfen. Die wenigsten Patienten, die Sie da antreffen werden, befinden sich in einer echten äußeren Notlage. Sie verhungern nicht und sie erfrieren nicht, sie haben keine außergewöhnlichen Strapazen zu erdulden, sie müssen sich im allgemeinen nicht einmal mit Arbeit überanstrengen. Die Mehrzahl der Patienten ist im Gegenteil gesund, ohne sich an ihrer

Gesundheit zu freuen, mit Gütern ausreichend ausgestattet, ohne dafür dankbar zu sein, von den Mitmenschen mit Fürsorge und Nachsicht behandelt, ohne es zu merken, und von allen möglichen Aufgaben entlastet, ohne sich darüber die geringsten Gedanken zu machen. Patienten sind neurotisch ohne reale Bedrängnis und echten Notstand. Und dem gegenüber stehen auch heute noch Arme und Bedürftige, Vertriebene und Heimatlose, Sozialhilfeempfänger, Fabriks- und Gastarbeiter mit großen Familien und hungrigen Kindern, Menschen, die in zu kleinen Unterkünften wohnen und den Kindern kaum das Nötigste zum Leben bieten können – aber sie sind psychisch weitgehend gesund, sie haben keine Neurosen und keine Selbstmordgedanken, sie haben keine Zeit für Ängste und kein Geld für teure Therapien. Ich arbeite jetzt seit über 3 Jahren in einer städtischen Beratungsstelle für Erziehungs- und Lebensprobleme, also praktisch im öffentlichen Dienst, und alle Therapien, auch die langwierigsten sind bei uns kostenfrei. Und dennoch ist unsere Klientel nicht die Schicht der Armen und Notleidenden. Ausgesprochen psychisch Kranke finden sich in der Mittel- und Oberschicht. Es sind, ob Sie es glauben oder nicht, Menschen, denen es rein äußerlich gut geht und die glücklich sein könnten. Daß sie es nicht sind, liegt vielfach daran, daß sie am Sinn ihres Lebens zweifeln oder daß sie den Sinn ihres Lebens verloren haben.» Soweit Frau Dr. Lukas. Jedenfalls ist es wieder das Leiden am sinnlosen Leben, was da zutage tritt.

Das Leiden am sinnlosen Leben schreit selbstverständlich nach einer *sinnzentrierten Psychotherapie,* auf die ich hier natürlich nicht eingehen kann; aber vielleicht sollten wir uns die Frage stellen, nein, uns *der* Frage stellen, ob denn das Leben nicht auch wirklich sinnlos ist. Nun, wenn wir uns diesseits irgendwelcher vorgefaßten Meinungen auf eine streng empirische Tatbestandsaufnahme einlassen und die Art und Weise analysieren, wie der schlichte und einfache Mensch, der Mann von der Straße, fernab der Indoktrination von Seiten irgendeiner Ideologie sein eigenes Menschsein versteht, ich möchte sagen, auf Grund eines «präreflexiven ontologischen Selbstverständnisses», dann stellt sich heraus, daß es sozusagen *drei Hauptstraßen* gibt, auf denen sich Sinn finden läßt: Zunächst einmal kann mein Leben dadurch sinnvoll werden, daß ich eine Tat setze, daß ich ein Werk schaffe; aber auch dadurch, daß ich etwas erlebe – etwas oder jemanden erlebe, und jemanden in seiner ganzen Einmaligkeit und Einzigartigkeit erleben heißt, ihn lieben. Es geschieht also entweder im Dienst an einer Sache oder aber in der Liebe zu einer Person, daß wir Sinn erfüllen – und damit auch uns selbst verwirklichen. Zuletzt aber zeigt sich, daß auch dort, wo wir mit einem Schicksal konfrontiert sind, das sich einfach nicht ändern läßt, sagen wir mit einer unheilbaren Krankheit, mit einem inoperablen Karzinom, daß also auch dort, wo wir als hilflose Opfer mitten in eine hoffnungslose Situation hineingestellt sind, auch dort, ja gerade dort, läßt sich das Leben noch immer sinnvoll gestalten, denn dann können wir sogar das Menschlichste im Menschen verwirklichen, und das ist seine Fähigkeit, auch eine Tragödie – auf menschlicher Ebene – in einen Triumph zu verwandeln. Das ist nämlich *das Geheimnis der bedingungslosen Sinnträchtigkeit des Lebens:* daß der Mensch gerade in Grenzsituationen seines Daseins aufgerufen ist, Zeugnis abzulegen davon, wessen er fähig ist.

So hört denn das Leben buchstäblich bis zu seinem letzten Augenblick, bis zu unserem letzten Atemzug, nicht auf, Sinn zu haben. Diese Grundthese der Logotherapie ist aber nicht etwa eine bloße Annahme, sondern sie ist längst schon von einer ganzen Reihe methodisch sauberer Forschungsprojekte empirisch erhärtet worden. Es hat sich nämlich herausgestellt, daß sich im Leben Sinn finden läßt grundsätzlich unabhängig von der Geschlechtszugehörigkeit eines Menschen und von seinem Alter, von seinem Intelligenzquotienten und von seinem Bildungsgrad, von seiner Charakterstruktur und von seiner Umgebung, und schließlich hat sich nachweisen lassen, daß der Mensch Sinn finden kann unabhängig davon, ob er religiös ist oder nicht, und für den Fall, *daß* er religiös ist, wieder unabhängig davon, welcher Konfession auch immer er angehören mag.

Diese Forschungsergebnisse verdanken wir den wissenschaftlichen Arbeiten meiner Schüler Brown, Casciani, Crumbaugh, Dansart, Durlak, Kratochvil, Lukas, Lunceford, Mason, Meier, Murphy, Planova, Popielski, Richmond, Roberts, Ruch, Sallee, Smith, Yarnell und Young.

Wir brauchten also eigentlich nur den Horizont der am scheinbar so sinnlosen Leben Leidenden zu erweitern, um sie dessen gewahr werden zu lassen, daß das Leben in Wirklichkeit nichts weniger als sinnlos ist und auch gar nicht sinnlos werden könnte. Wie entscheidend aber eine solche Überzeugung gerade in den Grenzsituationen menschlichen Daseins sein kann, geht aus den Erfahrungen hervor, die in Kriegsgefangenenlagern gemacht wurden. Eine Reihe von Psychiatern konnte nämlich feststellen, daß sowohl in Japan als auch in Nordkorea und zuletzt in Nordvietnam jene Kriegsgefangenen noch am ehesten eine Chance hatten zu überleben, die ausgerichtet waren auf einen Sinn, dem sie sich verpflichtet wußten. Das wurde mir übrigens auch von den 3 amerikanischen Offizieren bestätigt, die in Nordvietnam die längste Kriegsgefangenschaft *(bis zu 7 Jahren)* überlebt hatten und, wie der Zufall es wollte, an der US International University in Kalifornien meine Studenten waren. Dort haben sie in meinem Seminar ausführlich über ihre Erfahrungen referiert, und das übereinstimmende Resümee lautete: Es war der Wille zum Sinn, was sie letzten Endes am Leben erhalten hatte! Anscheinend kommt dem Willen zum Sinn etwas zu, für das die moderne Psychologie den Ausdruck survival value geprägt hat.

Lassen Sie mich aber zum Schluß noch einmal auf die Sinnmöglichkeit zurückkommen, die das Leiden in sich birgt. Wie konnte ich nur die Behauptung wagen, im Leiden könne der Mensch das Menschlichste in sich selbst verwirklichen?

Sehen Sie, meine Damen und Herren, gerade dort, wo wir eine Situation nicht ändern können, gerade dort ist uns abverlangt, uns selbst zu ändern, nämlich zu reifen, zu wachsen, über uns selbst hinauszuwachsen! Und das ist bis in den Tod möglich. Nicht umsonst lautet der Titel des soeben erschienenen letzten Buches von Frau Dr. *Kübler-Ross:* «Death, the Final Stage of Growth» («Der Tod, das letzte Stadium des Wachstums»). Daß es aber tatsächlich das Leiden ist, das dem Menschen die Chance gibt, an ihm zu wachsen, überhaupt sich zu ändern, hat niemand treffender beschrieben als der israelische Maler und Bildhauer Yehuda Bacon, der bereits als Kind nach Auschwitz kam und sich nach seiner Befreiung fragte, was für einen Sinn die Jahre gehabt haben mochten, die er in Auschwitz verbracht hatte, und er schreibt: «Als Knabe dachte ich, ich werde der Welt schon sagen, was ich in Auschwitz gesehen habe, – in der Hoffnung, die Welt würde einmal eine andere werden; aber die Welt ist nicht anders geworden, und die Welt wollte von Auschwitz nichts hören. Erst viel später habe ich wirklich verstanden, was der Sinn des Leidens ist. Das Leiden hat nämlich dann einen Sinn», schreibt Yehuda Bacon, «wenn du selbst ein anderer wirst».

Literatur

Elisabeth Lukas: Der Mensch auf der Suche nach Sinn. Zeitschrift für Sozialberatung, 61. Jahrgang, Nr. 1–2 (Januar–April 1977), pp. 2–23.

Anhang zur 3. Auflage

Psychotherapy on Its Way to Rehumanization

(One of the four addresses given at the invitation by Professor Joseph Wolpe at the symposium «Four Viewpoints of Psychotherapy» in Philadelphia on March 28, 1980)

Viktor E. Frankl, M. D., Ph. D.

(University of Vienna Medical School)

Deutsche Zusammenfassung

Erst die Abstinenz vom Projizieren spezifisch menschlicher Phänomene in die biologistische und/oder psychologistische Ebene beziehungsweise erst der Einstieg in die Dimension des Humanen macht für die Psychotherapie die exklusiv menschlichen Fähigkeiten zur Selbstdistanzierung und zur Selbsttranszendenz verfügbar. Dies geschieht in den logotherapeutischen Techniken der «Paradoxen Intention» und der «Dereflexion», mit deren Hilfe sich die den Angst- und Zwangsneurosen, aber auch den Störungen von Potenz und Orgasmus zugrunde liegenden Feedback-Mechanismen aus den Angeln heben lassen. Die Verleugnung der Selbsttranszendenz menschlicher Existenz führt zu einer Fehlkonstruktion der Motivationstheorie. Im besonderen wird die Sinnorientiertheit menschlichen Verhaltens entweder behavioristisch als bloßes Reagieren oder psychodynamisch als bloßes Abreagieren fehlinterpretiert. Gleichzeitig wird der Psychologie der Zugang zum Verständnis der heute so akut gewordenen Sinnkrise versperrt, geschweige denn, daß sich die Psychotherapie dann noch der immer aktueller werdenden Sinnfrage anzunehmen vermöchte. Auf die experimentellen Arbeiten zur Effizienzkontrolle der «Paradoxen Intention» wird ebenso eingegangen wie auf die empirischen Forschungen zur Validierung der «Logotheorie», das heißt der logotherapeutischen Theorie des Sinnfindungsprozesses.

Ladies and Gentlemen, I am certainly the only one among you who has personally met, both, Sigmund Freud and Alfred Adler, and further, has been invited by both to contribute an article to their international journals of psychoanalysis and individual psychology, respectively. (The articles were published in 1924 [7] and 1925 [8], respectively.) And why this historical digression? The Freudian and the Adlerian view on psychotherapy were diametrically opposed to one another. But this is not unusual for wherever you open the book of the history of psychotherapy, you are confronted with two pages, a left page and a right page, and both pages show pictures – pictures of man, that is – that not only differ from one another but even contradict one another. Let us symbolize such mutual contradictions by a square on one page and a circle on the facing page (fig. 1). And

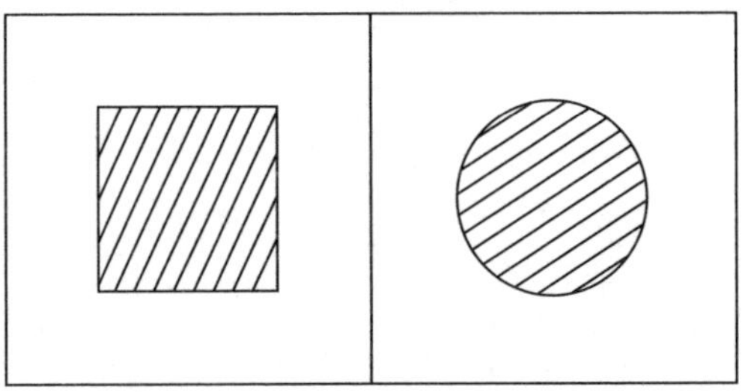

Figure 1

now remember what you know from mathematics, namely, the fact that the age-old problem of squaring the circle has been proven to be unsolvable. But if I may come up with a suggestion – what about turning the left page into a perpendicular position (fig. 2)? All of a sudden you can imagine that the square and the circle are but the (two-dimensional) projections of a (three-dimensional) cylinder inasmuch as they represent its profile view and its ground-plan, respectively (fig. 3). And then we notice that the contradictions between the pictures need no longer contradict the oneness of what they depict.

Incidentally, there is another contradiction that disappears as soon as we conceive the pictures as mere projections. If we

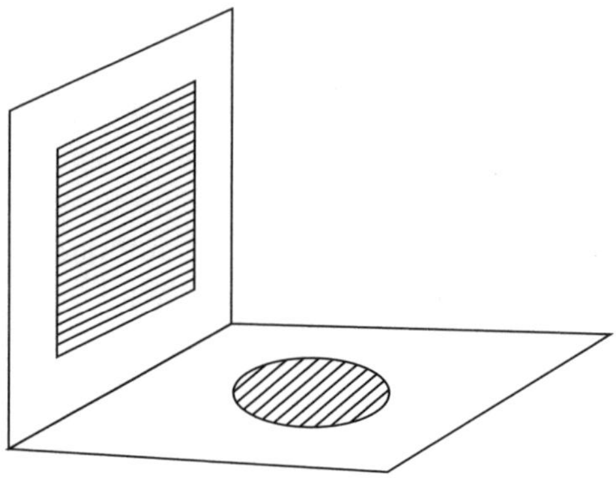

Figure 2

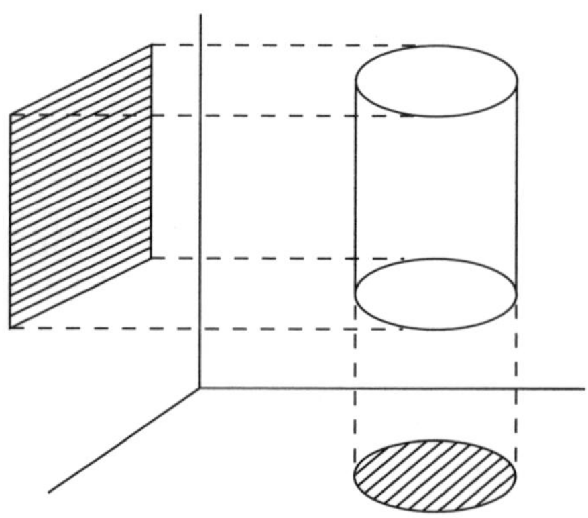

Figure 3

assume that the cylinder is not a solid but rather an open vessel – say, an empty cup – this openness, too, disappears in the lower dimensions: both, the square and the circle are closed figures (fig. 4). But once we view them as mere projections, their closedness no longer contradicts the openness of the cylinder.

But how shall we now apply all this to our concept of man, to our theory of man, to our anthropological theory as it – explicitly or implicitly – underlies our psychotherapeutic practice? Well, also the contradictions between the disparate pictures of man as they are propounded by the different psychotherapeutic schools, cannot be overcome and surpassed unless we proceed into the next higher dimension; that is to say, as long as we

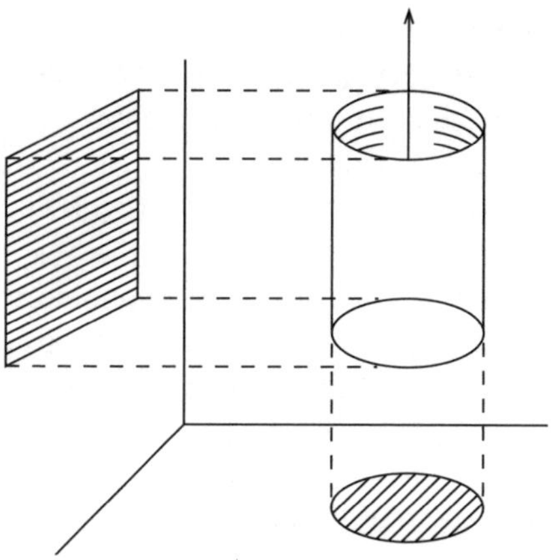

Figure 4

remain in those lower dimensions into which we have projected man in the first place, there is no hope for a unified concept. Only if we open up the next higher dimension which is the human dimension, the dimension of the specifically human phenomena, only if we follow man into this dimension, is it possible to catch the oneness as well as the humanness of man. And if for no other reason, entering the human dimension becomes mandatory if we are to tap and muster those resources which are available solely in the human dimension, in order to incorporate them in our therapeutic armamentarium.

And among these resources, there are two which are most relevant for psychotherapy: man's capacity of self-detachment and his capacity of self-transcendence. As to the first, it could be defined as the capacity to detach oneself from outward situations, to take a stand toward them; but man is not only capable of detaching himself from the world but also from himself. And it is this very capacity which is mobilized in the logotherapeutic technique of paradoxical intention. I started practicing it as early as in 1929 at the Psychiatric Hospital of the University of Vienna Medical School, published it the first time in 1939 [9] in a Swiss neuropsychiatric journal, and coined the term «paradoxical intention» in 1947 [10] in a book that I published in German.

From what I wrote in this book 34 years ago, I would like to quote the following passage in order to show you on what theoretical grounds the practice of paradoxical intention had been based. (In addition, the quotation may build a bridge of mutual understanding between logotherapists and behavior therapists.) «All psychoanalytically oriented psychotherapies», I said in 1947, «are mainly concerned with uncovering the primary conditions of the ‹conditioned reflex› as which neurosis may well be understood, namely, the situation – outer or inner – in which a given neurotic symptom emerged the first time. It is this author's contention, however, that the fullfledged neurosis is caused not only by the primary conditions but also by secondary conditioning. This reinforcement, in turn, is caused by the feedback mechanism called anticipatory anxiety. Therefore, if we wish to recondition a conditioned reflex, we must unhinge the vicious cycle formed by anticipatory anxiety, and this is the very job done by our paradoxical intention technique.»

This technique lends itself to the treatment of phobic and obsessive-compulsive conditions. I am used to explain its therapeutic effectiveness to my students by starting with the mechanism called anticipatory anxiety. A given symptom evokes on the part of the patient a phobia in the form of the fearful expectation of its recurrence; this phobia provokes the symptom actually to recur; and the recurrence of the symptom reinforces the phobia (fig. 5).

There are cases in which the object of the «fearful expectation» is – fear itself. Our patients spontaneously speak of a «fear of fear». Upon closer interrogation it turns out that they are afraid of the consequences of their fear: fainting, coronaries, or strokes. Anyway, as I pointed out in 1953 [12] they react to their «fear of fear» by a «flight from fear» – what you would call an avoidance pattern of behavior. In 1960 I had arrived at the conviction that «phobias are partially due to the endeavour to avoid the situation in which anxiety arises» [13]. Since that time, this contention has been confirmed by behavior therapists on many occasions.

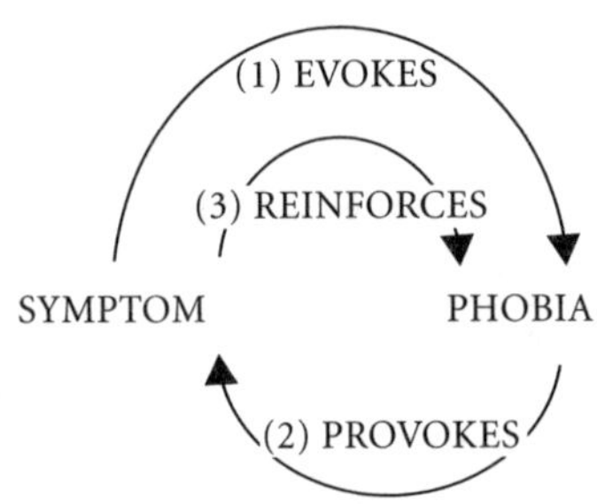

Figure 5: The First Circle Formation: Phobias

Along with the phobic pattern which we may circumscribe as a «flight from fear», there is another pattern, the obsessive-compulsive one which is characterized by what one may call a «fight against obsessions and compulsions». The respective patients are afraid that they might commit suicide or homicide or that the strange ideas haunting them might be the precursors, if not already the symptoms, of a psychosis. In other words, they are not afraid of fear itself but rather afraid of themselves.

Again, a circle formation is established. The more the patient fights his obsessions and compulsions the stronger they become. Pressure induces counterpressure, and counterpressure, in turn, increases pressure (fig. 6).

In order to unhinge all the vicious circles discussed, the first thing to do is to take the wind out of the anticipatory anxieties underlying them, and this is precisely the business to be carried out by paradoxical intention. It may be defined as a procedure in whose framework the patients are encouraged to do, or wish to happen, the very things they fear – albeit with tongue in cheek. In fact, «an integral element in paradoxical intention is the deliberate evocation of humor», as A. A. Lazarus [20] justifiedly points out. After all, the sense of humor is one of the various aspects of the specifically human capacity of self-detachment. No other animal is capable of laughing.

In paradoxical intention, therefore, the patients are invited to exaggerate their fears and anxieties, and to do so with as humorous formulations as possible.[1]

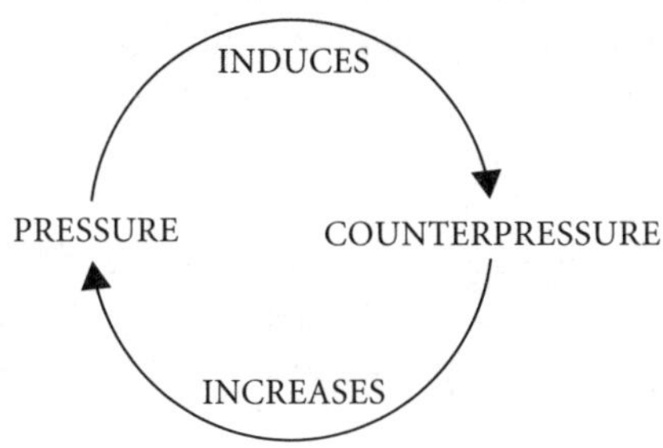

Figure 6: The Second Circle Formation: Obsessions and Compulsions

Hand et al. [15] who had treated chronic agoraphobia patients in groups, observed that they spontaneously used humor as an impressive coping device – «when the whole group was frightened, somebody would break the ice with a joke, which

1 Numerous examples are quoted in the pertinent literature. To quote an example that I came across only recently, a «man who is afraid that he will stutter on a date is asked to imagine that the girl finds his behavior so funny that she runs from the car and tells others of his behavior. Soon the entire campus is filled with people rolling on the ground in hysterical laughter as they point their fingers and jeer. Soon the whole community is involved in raucuos laughter with news broadcasts soon spreading the word even further» [23].

would be greeted with the laughter of relief». They reinvented paradoxical intention, one may say.

Paradoxical intention may be effective even in severe cases. Y. Lamontagne [19], just to invoke a few instances, cured a case of incapacitating erythrophobia that had been present for twelve years, within four sessions. E. Niebauer [18] successfully treated a 65-year-old woman who had suffered from a hand-washing compulsion for sixty years. And M. Jacobs [16] cites the case of Mrs. K., who for fifteen years had suffered from severe claustrophobia and was cured by him within a week. His treatment was a combination of paradoxical intention, relaxation and desensitization, a fact that should demonstrate that paradoxical intention, or for that matter logotherapy, does in no way invalidate any other, or previous, psychotherapies but rather presents a means to maximize their effectiveness. In the same vein, L. M. Ascher [2] points out that «most therapeutic approaches have specific techniques», and «these techniques are not especially useful for, nor relevant to, alternative therapeutic systems». But there is «one notable exception in this observation», namely, paradoxical intention. «It is an exception because many professionals representing a wide variety of disparate approaches to psychotherapy have incorporated this intervention into their systems both practically and theoretically.» In fact, «in the past two decades, paradoxical intention has become popular with a variety of therapists» who had been «impressed by the effectiveness of the technique». Even more important, «behavioral techniques have been developed which appear to be translations of paradoxical intention into learning terms».[2]

Incidentally, L. M. Ascher and R. M. Turner [3] were the first who have come up with a «controlled experimental validation of the clinical effectiveness» of paradoxial intention in comparison with other behavioral strategies. But also Solyom et al. [24] proved experimentally that paradoxical intention works and published thereon in *Comprehensive Psychiatry.*

But now let us turn to the second human capacity, that of self-transcendence.[3] It denotes the fact that being human always points, and is directed, to something other than oneself; better to say, to something or to someone other than oneself,

2 I. D. Yalom [29], too, holds that paradoxical intention is an «effective» technique which «anticipated the similar technique of symptom prescription and paradox employed by the school of Milton Erickson, Jay Haley, Don Jackson, and Paul Watzlawick».

3 Inasmuch as self-detachment and self-transcendence equally derive from logotherapy's concept of man, both, paradoxical intention and the business of finding meaning in life belong to one another. It is true that paradoxical intention is not «specifically related to life meaning» [29]. Yet I cannot subscribe to the statement made by E. Weißkopf-Joelson [26] in the chapter contributed by her to the volume *Existential-Phenomenological Alternatives for Psychology* to the effect that «paradoxical intention is not closely related to the Logotherapeutic position in ways other than owing its origin to Frankl». I rather think that the effec-

namely, to meanings to fulfill, or to other human beings lovingly to encounter. And only to the extent to which a human being lives out this his self-transcendence, is he really becoming human and actualizing his self. This always reminds me of the fact that the capacity of the eye visually to perceive the surrounding world, ironically, is contingent on its incapacity to perceive itself, to see anything of itself. Whenever the eye sees anything of itself its function is impaired. When does the eye see anything of itself? If I am affected by a cataract, I see something like a cloud – then my eye sees its own cataract. Or if I am affected by a glaucoma, I see rainbow halos around the lights – then my eye perceives, as it were, the heightened tension that causes the glaucoma. The normally functioning eye does not see itself, it is rather overlooking itself, and likewise man is human to the extent to which he overlooks and forgets himself by giving himself to a cause to serve or another person to love. By being immersed in work or in love, we are transcending ourselves and, thereby, actualizing ourselves.

Why has the self-transcendent quality of the human reality been so completely ignored and neglected by psychology? As I see it, this has something to do with the Heisenberg law – provided that I am allowed to restate it, a bit freely, as follows: The observation of a process unavoidably and automatically influences the process. Well, something similar holds for the strictly scientifically (rather than phenomenologically) oriented observation of human behavior in that it cannot escape making a subject into an object. But alas, it is the inalienable property of a subject, I would say, that it has objects of its own. (According to the terminology along the lines of Brentanoin-Husserlian-Schelerian phenomenology, they are called intentional objects or intentional referents.) Understandably, at the moment the subject is made into an object, its own objects disappear. And inasmuch as the «intentional referents» form «the world in» which a human being «is», as a «being-in-the-world», to use the more often than not misused Heideggerian phraseology, the world is shut out as soon as man is seen no longer as a being, so to speak, acting into the world but rather as a being reacting to stimuli (the behavioristic model) or abreacting drives and instincts (the psychodynamic model). In either way, the human being is dealt with as a world-less monad or a closed system, and now we remember what was said at the outset, namely, that the openness of a vessel projected into lower dimensions, disappears.

To repeat, human behavior is really human to the extent to which it means «acting into the world». This, in turn, implies being motivated by the world. In

---

tiveness of the technique, in the final analysis, is due to some sort of basic trust in *Dasein,* ultimately, to some sort of faith which is reinstalled and reinstated by the technique. As far, however, as fear is concerned, faith proves to be the very antagonist. In fact, there is an old saying that reads: «Fear knocked at the door. Faith answered, and no one was there.»

fact, the world toward which a human being transcends itself, is a world replete with meanings that constitute the reasons to act – and other human beings who constitute the persons to love. As soon as we project human beings into the dimension of a psychology strictly scientifically conceived, we cut them off from the world of potential reasons. What then is left instead of reasons are causes. The difference? Reasons motivate me to act in the way I choose. Causes determine my behavior unwillingly and unwittingly, whether I know it or not. When I cut onions I weep. My tears have a cause. But I have no reason to weep. When a loved one dies I have a reason to weep.

And what are the causes that are left to the psychologist with a blind spot for self-transcendence and consequently for meanings and for reasons? If he is a psychoanalyst, he will substitute for motives – drives and instincts as that which causes human behavior. If he is a behaviorist, he well see in human behavior the mere effect of conditioning and learning processes. If there are no meanings, no reasons, no choices, determinants have to be hypothesized, one way or another, to replace them. To be sure, the humanness of human behavior is done away with, under the circumstances. And if psychology or for that matter psychotherapy is to be rehumanized it has to remain cognizant of self-transcendence rather than scotomizing it.

One of the two aspects of self-transcendence is what is called in logotherapy, the will to meaning. If man can find and fulfill a meaning in his life he becomes happy but also able and capable of coping with suffering. If he can see a meaning he is even prepared to give his life. On the other hand, if he cannot see a meaning he is equally inclined to take his life even in the midst, and in spite, of all the welfare and affluence surrounding him. Just consider the escalating suicide figures in welfare states such as Sweden and Austria. Deliberately to quote a behaviorist, namely, L. Bachelis [4], director of the Behavioral Therapy Center in New York, «many undergoing therapy at the center tell (him) they have a good job, they're successful but they want to kill themselves, because they find life meaningless». I do not intend to say that most of the suicides are undertaken out of a feeling of meaninglessness but I am convinced that people would have overcome the impulse to kill themselves if they had seen a meaning in their lives. Meanwhile, people have the means to live but no meaning to live for. As you see, logo-therapy squarely faces the situation confronting us «in a post-petroleum society» and even «has special relevance during this critical transition», to quote A. G. Wirth [28].

Happiness is not only the result of fulfilling a meaning but also more generally the unintended side effect of selftranscendence. It therefore cannot be «pursued» but rather must ensue. The more one aims at it the more he misses the aim. This is most conspicuous with sexual pleasure and it is the characteristic of the third pattern to be discussed, the sexually neurotic pattern, that people directly strive for sexual performance or experience, male patients trying to demonstrate their potency or female patients their capacity of orgasm. In logotherapy, we are used to speaking of «hyperintention», in this context. Since hyperintention is often accompanied by what we call in logotherapy «hyperreflection», i. e., too much self-observation, both, hyperintention and hyperreflection join to form another, the third, circle formation (fig. 7).

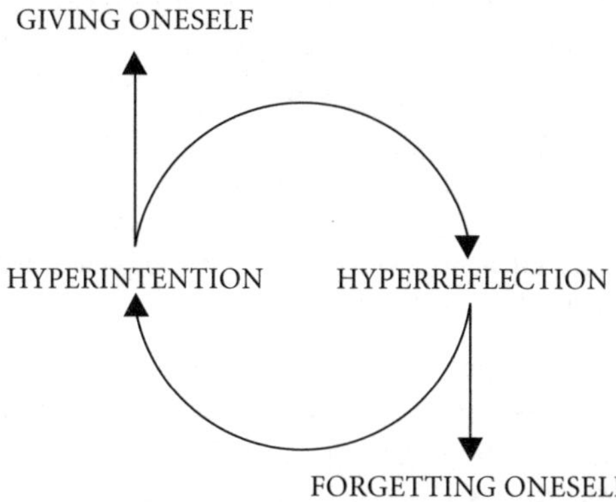

Figure 7: The Third Circle Formation: Sexual Dysfunctions

In order to break it up, centrifugal forces must be brought into play. Hyperreflection can be counteracted by the logotherapeutic technique called «dereflection», that is to say, the patients, instead of watching themselves, should forget themselves. But they cannot forget themselves unless they give themselves.

Again and again, it turns out that the hyperintention of sexual performance and experience is due to the patient's sexual achievement orientation and tendency to attach to sexual intercourse a «demand quality». To remove it, is the very purpose of a logotherapeutic strategy that, in addition to the dereflection technique, I described in English for the first time in 1952 [11] and more elaborately in *The Unheard Cry for Meaning* [14]. W. S. and B. J. Sahakian [22] were the first to point out what later on was confirmed by L. M. Ascher [1] and finally by R. P. Bulka [6] who sees in dereflection «a clear anticipation of the approach of Masters and Johnson».

The feeling of meaninglessness not only underlies the mass neurotic triad of today, i. e., depression – addiction – aggression, but also may eventuate in what we logotherapists call a «noogenic neurosis». That far, ten researchers have, independently from each other, estimated that about 20 per cent of neuroses are noogenic (cf. E. Klinger [17]). In such cases, logotherapy comes in as a specific procedure devised to assist and help the patient in finding meaning. As such, logotherapy is based on a logotheory and the logotheory in turn is empirically based. The logotherapist never prescribes meaning but he may well describe how the process of meaning perception is enacted by the «man or woman in the street», more specifically, by virtue of their «prereflective ontological self-understanding», as I am used to calling it. In other words, logotherapists neither preach meaning nor teach it but learn it from people who for themselves have discovered and fulfilled it.[4] And a phenomenological analysis reveals that there are three main avenues on which one arrives at meaning in life. The first is finding it by creating a work or by doing a deed. It is unbelievable how inventive the «man or woman in the street» may become when it comes to squeezing out meaning from a life that appears and seems to lack it.

> Several years ago a garbage collector received the order of merit from the German government. This man did his job to everyone's satisfaction, but the special effort that gained him the award was this: He looks to the garbage cans for discarded toys, spends his evening hours to repair them, and gives them to poor children as presents. Talented as a fix-it man he adds to his clean-up job a magnificent meaning [21].

In addition to the meaning potential inherent and dormant in creating and doing, a second avenue to meaning in life is available in experiencing something or encountering someone, in other words, meaning can be found not only in work but also in love. E. Weißkopf-Joelson [27] observes in this context that the logotherapeutic «notion that experiencing can be as valuable as achieving is therapeutic because it compensates for our one-sided emphasis on the external world of achievement at the expense of the internal world of experience».

Most important, however, is a third avenue to meaning in life: it finally turns out that even the helpless victim of a hopeless situation, facing a fate he *cannot change,* may rise above himself, may grow beyond himself, and by so doing *change himself.* He may turn a personal tragedy into a triumph. Again to quote a pertinent example.

> A few years after World War II a doctor examined a Jewish woman who wore a bracelet made of baby teeth mounted in gold. «A beautiful bracelet», the doctor remarked. «Yes», the woman answered, «this tooth here belonged to Miriam, this one to Esther, and this one to Samuel ...» She mentioned the names of her daugthers and sons according to age. «Nine children», she added, «and all of them were taken to the gas chambers.» Shocked, the doctor asked: «How can you live with such a bracelet?» Quietly, the Jewish woman replied: «I am now in charge of an orphanage in Israel.» [21]

For a quarter of a century I was running the neurological department of a general hospital and bear witness to my patients' capacity to turn their predicament into a human achievement.[5] Who tells the story of the young men who yesterday were

---

4 To quote C. Bühler [5], «All we can do is study the lives of people who seem to have found their answers to the questions of what ultimately a life was about.»

5 J. Thomas and E. Weiner [25] reported that patients who were critically ill had higher Purpose in Life Test (PIL) scores than had patients with a minor ailment or nonpatients.

skiing in the Austrian Alps or riding a Yamaha and today are paralyzed from the neck down? Or of the girls who yesterday were dancing in a disco and today are confronted with the diagnosis of a brain tumor? Let me just invoke what P. L. Starck, a nurse working in Alabama, reported to me.

> I have a 22-year-old female client who was injured at age 18 by a gunshot as she walked to the grocery store. She can only accomplish tasks by use of a mouthstick. She feels the purpose of her life is quite clear. She watches the newspapers and television for stories of people in trouble and writes to them (typing with her mouthstick) to give them words of comfort and encouragement.

By virtue of the fact that meaning may be «squeezed out» even from suffering, life proves to be potentially meaningful literally up to its last moment, up to one's last breath. But let me make it perfectly clear that in no way is suffering *necessary* to find meaning. I only insist that meaning is possible even in spite of suffering. Provided, to be sure, that we have to deal with unavoidable suffering – if it were avoidable, the meaningful thing to do would be to remove its cause, be it psychological, biological, or political. To suffer unnecessarily is certainly masochism rather than heroism. But if you really cannot change a situation that causes your suffering, what you still can choose is your attitude. And I won't forget an interview I once heard on Austria's TV, given by a Polish cardiologist who, during World War II, had organized the Warsaw ghetto upheaval. «What a heroic deed», exclaimed the reporter. «Listen», calmly replied the doctor, «to take a gun and shoot is no great thing; but if the SS leads you to a gas chamber or to a mass grave to execute you on the spot, and you can't do anything about it – except for keeping your head high and going your way with dignity, you see, this is what I would call heroism.» He should know.[6]

So life is potentially meaningful under any conditions, be they pleasurable or miserable, and precisely this cornerstone of logotherapeutic teachings (which had been based solely on the intuitions of a teenager named Viktor E. Frankl) has lately been corroborated on strictly empirical grounds, through tests and statistics applied to ten thousands of subjects. The overall result (of research conducted by Brown, Casciani, Crumbaugh, Dansart, Durlak, Kratochvil, Lukas, Lunceford, Mason, Meier, Murphy, Planova, Popielski, Richmond, Roberts, Ruch, Sallee, Smith, Yarnell and Young) was that meaning is in principle available to each and every person irrespective of sex, age, IQ, educational background, character structure and environment and, last but not least, irrespective of whether one is reli-

---

6 An empirical study recently conducted by Austrian public opinion pollsters evidenced that those who are held in highest esteem by most of the people interviewed were neither the great artists nor the great scientists, neither the great statesmen nor the great sportsfigures, but those who master a hard lot with dignity.

gious or not, and if religious, irrespective of the denomination to which one belongs.

Ladies and gentlemen, those suffering from obsessive-compulsive and phobic conditions to be aided by paradoxical intention are but a minority. As to the majority, however, it is not a silent one. To those who know to listen, it is rather a crying majority – crying for meaning! For too long a time the cry has remained unheard. But a psychotherapy that sets out «on its way to rehumanization» should give a hearing to the unheard cry for meaning. Thank you.

References

1 Ascher, L. M., «Paradoxical Intention Viewed by a Behavior Therapist.» *The International Forum for Logotherapy,* 1 (3), 1980, 13–16.

2 – «Paradoxical Intention.» In A. Goldstein and E. B. Foa (eds.), *Handbook of Behavioral Interventions.* New York, John Wiley, 1980.

3 – and R. M. Turner, «Controlled Comparison of Progressive Relaxation, Stimulus Control, and Paradoxical Intention Therapies for Insomnia.» *Journal of Consulting and Clinical Psychology,* 47 (3), 1979, 500–508.

4 Bachelis, L., «Depression and Disillusionment.» *APA Monitor,* May 1976.

5 Bühler, C., «Basic Theoretical Concepts of Humanistic Psychology.» *American Psychologist,* 26, 1971, 378.

6 Bulka, R. P., *The Quest for Ultimate Meaning: Principles and Applications of Logotherapy.* New York, Philosophical Library, 1979.

7 Frankl, V. E., «Zur mimischen Bejahung und Verneinung.» *Internationale Zeitschrift für Psychoanalyse,* 10, 437–438, 1924.

8 – «Psychotherapie und Weltanschauung.» *Internationale Zeitschrift für Individualpsychologie,* 3, 250–252, 1925.

9 – Zur medikamentösen Unterstützung der Psychotherapie bei Neurosen.» *Schweizer Archiv für Neurologie und Psychiatrie,* 43, 1939, 26–31.

10 – *Die Psychotherapie in der Praxis.* Vienna, Deuticke, 1947.

11 – «The Pleasure Principle and Sexual Neurosis.» *International Journal of Sexology,* 5, 1952, 128–130.

12 – «Angst und Zwang.» *Acta Psychotherapeutica,* 1, 1953, 111–120.

13 – «Paradoxical Intention: A Logotherapeutic Technique.» *American Journal of Psychotherapy,* 14, 1960, 520–535.

14 – *The Unheard Cry for Meaning.* New York, Simon and Schuster, 1978.

15 Hand, I., Y. Lamontagne, and I. M. Marks, «Group Exposure (Flooding) in vivo for Agoraphobics.» *British Journal of Psychiatry,* 14, 1974, 588–602.

16 Jacobs, M., «An Holistic Approach to Behavior Therapy.» In A. A. Lazarus (ed.), *Clinical Behavior Therapy.* New York, Brunner-Mazel, 1972.

17 Klinger, E., *Meaning and Void.* Minneapolis, University of Minnesota Press, 1977.

18 Kocourek, K., E. Niebauer, and P. Polak, «Ergebnisse der klinischen Anwendung der Logotherapie.» In V. E. Frankl. V. E. von Gebsattel, and J. H. Schultz (eds.), *Handbuch der Neurosenlehre und Psychotherapie.* Munich, Urban and Schwarzenberg, 1959.

19 Lamontagne, Y., «Treatment of Erythrophobia by Paradoxical Intention.» *The Journal of Nervous and Mental Disease,* 166 (4), 1978, 304–306.

20 Lazarus, A. A., *Behavior Therapy and Beyond.* New York, Mc Graw-Hill, 1971.
21 Moser, G., *Wie finde ich den Sinn des Lebens?* Freiburg, Herder, 1978.
22 Sahakian, W. S., and B. J. Sahakian, «Logotherapy as a Personality Theory.» *Israel Annals of Psychiatry,* 10, 1972, 230–244.
23 Shelton, J. L., and J. M. Ackerman, *Homework in Counseling and Psychotherapy.* Springfield, Charles C. Thomas Publishers, 1974.
24 Solyom, L., J. Garza-Perez, B. L. Ledwidge, and C. Solyom, «Paradoxical Intention in the Treatment of Obsessive Thoughts: A Pilot Study.» *Comprehensive Psychiatry,* 13 (3), 1972, 291–297.
25 Thomas, J., and E. Weiner, «Psychological Differences among Groups of Critically Ill Hospitalized Patients, Noncritically Ill Hospitalized Patients and Well Controls.» *Journal of Consulting and Clinical Psychology,* 42 (2), 1974, 274–279.
26 Weißkopf-Joelson, E., «Six Representative Approaches to Existential Therapy: A. Viktor E. Frankl.» In R. S. Valle and M. King (eds.), *Existential-Phenomenological Alternatives for Psychology.* New York, Oxford University Press, 1978.
27 – «The Place of Logotherapy in the World Today.» *The International Forum for Logotherapy,* 1 (3), 1980, 3–7.
28 Wirth, A. G., «Logotherapy and Education in a Post-Petroleum Society.» *The International Forum for Logotherapy,* 1 (3), 1980.
29 Yalom, I. D., *Existential Psychotherapy.* New York, Basic Books, 1980.

Anmerkungen zur 3. Auflage

Anmerkung 1 zu Seite 13: Im Zusammenhang mit der Ätiologie des existentiellen Vakuums sind die Ausführungen der Psychiater Wolfgang G. Jilek und Louise Jilek-Aall (University of British Columbia, Vancouver, Canada) bemerkenswert, die auf dem First World Congress of Logotherapy (San Diego, 6. bis 8. November 1980) zu hören waren: «For an increasing number of North American Indian teenagers, suicide is the only meaningful act in a life that appears meaningless to them. In four years, the number of suicides among Indians in Canada has doubled (Department of National Health and Welfare, 1979). On a reservation in Ontario, the suicide rate went up to eight times the previous figures (Ward and Fox, 1976). The underlying conflicts we uncovered were quite remote from the psycho-sexual complexes of psychoanalytic theory. We came to recognize the restricted validity of psychodynamic theories extrapolated from the free associations of a pre-World-War I European upper middle class clientele.» Was der Suizidalität der von ihnen untersuchten Indianer vielmehr zugrunde lag, sei – wie die genannten Forscher herausfanden – eindeutig der Verfall von Traditionen gewesen: «The structure of most traditional native cultures disintegrated.»

Anmerkung 2 zu Seite 14: Zur Zeit gibt es 10 logotherapeutische Tests, und zwar den PIL-Test (purpose in life) von James C. Crumbaugh und Leonard T. Maholick («Eine experimentelle Untersuchung im Bereich der Existenzanalyse. Ein psychometrischer Ansatz zu Viktor Frankls Konzept der ‹noogenen Neurose›», in: Die Sinnfrage in der Psychotherapie. Hrsg. von Nikolaus Petrilowitsch. Wissenschaftliche Buchgesellschaft, Darmstadt 1972), den SONG-Test (seeking of noetic goals) und den MILE-Test (the meaning in life evaluation scale) von James C. Crumbaugh («Seeking of Noetic Goals Test», Journal of Clinical Psychology, July 1977, Vol. 33, No. 3, 900–907), den Attitudinal Values Scale Test von Bernard Dansart («Development of a Scale to Measure Attitudinal Values as Defined by Viktor Frankl». Dissertation, Northern Illinois University, De Kalb, 1974), den Life Purpose Questionnaire-Test von R. R. Hutzell und Ruth Hablas (Vortrag, gehalten auf dem «First World Congress of Logotherapy» in San Diego, Kalifornien), den Logo-Test von Elisabeth S. Lukas, den S. E. E.-Test (Sinn-Einschätzung und -Erwartung) von Walter Böckmann («Sinn-orientierte Leistungsmotivation und Mitarbeiterführung. Ein Beitrag der Humanistischen Psychologie, insbesondere der Logotherapie nach Viktor E. Frankl, zum Sinn-Problem der Arbeit.» Enke, Stuttgart 1980) und die 2 Tests, die sich noch im Stadium der Ausarbeitung befinden und die wir Gerald Kovacic (Universität Wien), Bruno Giorgi (Universität Dublin) sowie Patricia L. Starck (Universität von Texas) verdanken.

Anmerkung 3 zu Seite 14: Die betreffenden Untersuchungen verdanken wir Frank M. Buckley, Eric Klinger, Dietrich Langen, Elisabeth S. Lukas, Eva Niebauer-Kozdera, Kazimierz Popielski, Hans Joachim Prill, Nina Toll, Ruth Volhard und T. A. Werner (cf. Eric Klinger, Meaning and Void. Minneapolis, University of Minnesota Press, 1977).

Anmerkung 4 zu Seite 14: Wenn das Sinnlosigkeitsgefühl soziogen ist, dann ist es letzten Endes auch die noogene Neurose. Und was heißt da soziogen? Wir leben in einer Industrie- und Konsumgesellschaft, die darauf aus ist, alle menschlichen Bedürfnisse zu erfüllen beziehungsweise das eine oder das andere Bedürfnis überhaupt erst zu erzeugen. Mit einer Ausnahme: Das menschlichste unter allen menschlichen Bedürfnissen, das Sinnbedürfnis, wird unter den gegenwärtigen gesellschaftlichen Bedingungen nur frustriert.

Anmerkung 5 zu Seite 14: «Oxydationsprozesse» beziehungsweise «Verbrennungsprozesse» haben es den Reduktionisten anscheinend angetan; so können wir in einem amerikanischen Fachbuch auf eine Definition stoßen, die im englischen Originaltext folgendermaßen lautet: «Man is nothing but a complex biochemical mechanism powered by a combustion (!) system with prodigious storage facilities for retaining encoded information.»

Anmerkung 6 zu Seite 18: Ist «der Mensch auf der Suche nach Sinn» fündig geworden, dann wird er glücklich. Auf der anderen Seite wird er dann aber auch leidensfähig. Leiden bringt nämlich den Menschen nicht an und für sich zur Verzweiflung. Sondern nur Leiden, das ohne Sinn zu sein scheint, führt zur Verzweiflung. Es gilt also: V = L – S, Verzweiflung ist Leiden ohne Sinn.

Anmerkung 7 zu Seite 24: John A. Howard ist ein Mitglied der National Commission on Marihuana and Drug Abuse, wohl der prominentesten einschlägigen Behörde in den USA. Seine Erfahrungen faßt er folgendermaßen zusammen: «I have come to believe that *a very large portion* of the millions of young people who have fallen into the trap of drug-taking have done so to try to ease the pain of purposelessness in their lives.» (Persönliche Mitteilung.) Von welcher Größenordnung der «sehr große Teil» sein mag, ergibt sich aus einer Äußerung des bekannten New Yorker Psychiaters Stanley Krippner, der auf Grund von Tests und Statistiken herausfand, daß jungen Drogenabhängigen *in 100 % der Fälle* «alles sinnlos vorkam».

Anmerkung 8 zu Seite 27: Daß die Logotherapie unter Umständen sogar dem sterbenskranken Menschen dazu verhelfen kann, im Leben (um nicht zu sagen im Sterben) einen Sinn zu finden, geht aus streng empirischen Untersuchungen hervor, die Terry E. Zuehlke und John T. Watkins auf Grund und mit Hilfe des Purpose in Life-Tests von James C. Crumbaugh und Leonard T. Maholick durchgeführt und anschließend unter dem Titel «The use of psychotherapy with dying patients (An exploratory study)» im Journal of Clinical Psychology (1975, 31, 729–732) beziehungsweise unter dem Titel «Psychotherapy with terminally ill patients» in der Zeitschrift «Psychotherapy: Theory, Research and Practice» (1977, 14, 403–410) publiziert haben. «The effectiveness of logotherapy with terminally ill patients» konnte sogar quantifiziert werden: «The patients experienced a significant increase in their sense of purpose and meaning in their lives as measured by the Purpose in Life Test.»

Anmerkung 9 zu Seite 28: Insofern, als die ganze Malaise und Misere von heute auf ein Sinnlosigkeits- beziehungsweise Leeregefühl zurückzuführen ist, gilt es, gegen diese Sinn-Leere mit einer Sinn-Lehre zu Felde zu ziehen. Nur daß wir zugeben müssen: Was immer ein Arzt da zu lehren vermöchte, hat er zunächst selber und seinerseits gelernt, von seinen Patienten gelernt (vgl. Seite 52 und Anmerkung 13 zu Seite 52).

Anmerkung 10 zu Seite 44: Das Denken an etwas kann es noch nicht hervorbringen, und so kann denn auch das seiner nicht mehr Gedenken es nicht zunichte machen.

Anmerkung 11 zu Seite 44: Auf die Frage, wo sich denn das Vergangene dann befinde, gibt es sehr wohl eine Antwort; wir brauchen uns ja nur auf das 4-dimensionale Raum-Zeit-Kontinuum zu besinnen, ein Konzept, das bekanntlich von den Relativitätstheoretikern eingeführt wurde – und eben ohne weiteres dazu herhalten könnte, unsere ontologische Zeit-Theorie plausibel zu machen.

Anmerkung 12 zu Seite 50: Woher mag es nun kommen, daß «der Verlust an Menschlichkeit in der Medizin zu einem Zeitpunkt dramatisiert wird, zu dem zum erstenmal in der Geschichte ein Übermaß an Psychologie auf allen Ebenen verbreitet und popularisiert worden ist», fragt der Mainzer Soziologie-Ordinarius Helmut Schoeck (Epoche IV 11/80, Seite 70 f.); die Antwort gibt ihm der gewesene Psychiatrie-Ordinarius von Heidelberg, Walter von Baeyer: «Psychologie soll dem

Zuge zur Versachlichung in der modernen Medizin entgegenwirken. Kann sie das? Sicher nur im begrenzten Maße. An sich ist Psychologie ja nur eine andere, der Physiologie entgegengesetzte Weise der Versachlichung des Menschenwesens. Und in seinem Menschsein mißachtet fühlt sich ein Patient nicht nur, wenn man sich ausschließlich für seine Körperfunktionen interessiert, sondern auch da, wo er sich als Objekt psychologischer Studien und Manipulationen weiß. Vielleicht sitzt sogar die Kränkung im letzteren Falle noch tiefer als bei bloßer Körperbehandlung, weil das Innerste berührt und hervorgezerrt wird. Es gibt nicht nur den kalten Objektivismus der naturwissenschaftlichen Medizin, sondern auch den kalten Objektivismus der Psychologie und einer mit Psychologie durchtränkten Medizin.» (Gesundheitsfürsorge – Gesundheitspolitik 7, 197, 1958.)

Anmerkung 13 zu Seite 52: Jerry Long, schreibt die Texarkana Gazette vom 6. April 1980, war 17 Jahre alt, als er in Houston (Texas) einem Sporttaucherunfall zum Opfer fiel. Er blieb an allen 4 Extremitäten gelähmt und kann nur mit einem Stäbchen, das er im Munde führt, maschinschreiben und mit der linken Schulter ein Gerät in Gang setzen, mit dessen Hilfe er akustisch und optisch an einem Seminar teilnehmen kann, das in einer Entfernung von ein paar Meilen stattfindet, an einer Universität, an der er (nach wie vor) studiert, um einmal Psychologe zu werden. Begründung? «I like people and want to help them», schreibt er mir, und den (spontanen) Entschluß, mir überhaupt zu schreiben, begründet er folgendermaßen: «I have read with much interest Man's Search for Meaning. Though my difficulties seem to be of a far lesser magnitude than those suffered by yourself and your comrades, while reading your book I nevertheless found innumerable similarities between them. Even after four readings, new insight and substance is gained each time. Only the man on the inside knows. What a far greater impact your book has because you lived it ... I have suffered. But I know that without the suffering the growth that I have achieved would have been impossible.» Und ein andermal schreibt er mir: «I view my life as being abundant with meaning and purpose. The attitude that I adopted on that fateful day has become my personal credo for life: I broke my neck, it didn't break me.»

Die Präsidentin des Alfred Adler Institute von Tel Aviv erwähnte gelegentlich eines öffentlichen Vortrags den Fall eines blutjungen isrealischen Soldaten, dem im Jom-Kippur-Krieg beide Beine weggeschossen worden waren. Nicht und nicht war es möglich, ihn über seine Depression – er erwägte sogar Selbstmord – hinwegzubringen. Bis sie ihn eines Tages wie ausgewechselt vorfand, ausgesprochen heiter. «What happened to you», fragte sie ihn ganz überrascht und erstaunt. Da reichte er ihr lächelnd die hebräische Übersetzung von «Man's Search for Meaning» und sagte: «This book happened to me.» Anscheinend gibt es so etwas wie Auto-«Bibliotherapie», und anscheinend eignet sich dazu die Logotherapie in besonderem Maße.

Daß «das Leiden die Sinnmöglichkeit in sich birgt, gerade dort, wo wir eine Situation nicht ändern können, uns selbst zu ändern, nämlich zu reifen, zu wachsen, über uns selbst hinauszuwachsen» (Seite 192), wird also praktisch, nämlich von unseren Patienten, die dem Leben selbst in extremis und in ultimis einen Sinn abringen, erhärtet. Es wird aber nicht nur praktisch, sondern auch empirisch erhärtet. So konnten denn William H. Sledge, James A. Boydstun und Alton J. Rabe (Yale University School of Medicine) nachweisen, daß von 230 amerikanischen Soldaten, die in vietnamesische Kriegsgefangenschaft geraten waren, nicht weniger als 61,1 % zugaben: «Although their captivity was extraordinarily stressful – filled with torture, disease, malnutrition, and solitary confinement – they nevertheless benefited from the captivity experience, seeing it as a growth experience. They often report feeling wiser, stronger and more mature.» (Self-concept and War Captivity. Arch Gen Psychiatry 37: 430–443, 1980.)

Daß Sinn nicht nur im Leiden, sondern auch im Angesicht des Todes, um nicht zu sagen im Sterben gefunden werden kann, läßt sich ebenfalls empirisch erhärten: J. Thomas und E. Weiner haben folgendes herausgefunden: «Patients who were critically ill had higher PIL scores than had patients with a minor ailment or non-patients.» (Journal of Consulting and Clinical Psychology 42: 274–279, 1974.)

Anmerkung 14 zu Seite 54: Vgl. Konrad Lorenz: «Wenn Sie global den Wahrheitsgehalt einer Weltanschauung betrachten, den Wahrheitsgehalt der Hinterhuberbäuerin in Grünau und den Wahrheitsgehalt der Weltanschauung von B. F. Skinner, so kommen Sie drauf, daß die Bäuerin, die an die unbefleckte Empfängnis Mariens und an den lieben Gott und alle Heiligen glaubt, der Wahrheit näher ist als der Behaviorist.» (Konrad Lorenz/Franz Kreuzer: Leben ist Lernen. Piper, München 1981.)

Anmerkung 15 zu Seite 69: «Der unbedingte Mensch» (Franz Deuticke, Wien 1949) und «Homo patiens» (Franz Deuticke, Wien 1950) sind inzwischen im Rahmen meiner «Anthropologischen Grundlagen der Psychotherapie» (Hans Huber, Bern 1975) wieder erschienen.

Anmerkung 16 zu Seite 88: Die Würde kommt dem Menschen nicht auf Grund der Werte zu, die er noch besitzen mag, sondern auf Grund der Werte, die er bereits verwirklicht hat. *Die* Würde kann er dann natürlich auch nicht mehr verlieren. Und sie ist es, was uns Respekt vor dem Alter – eben dem Verwirklicht-*Haben* der Werte! – abverlangt. Nicht uns allen. Nicht einer Jugend, die die Achtung vor dem Alter nicht kennt, nicht zuletzt aus dem Grunde, weil das Alter heute dazu neigt, sich möglichst jung zu gerieren – und solcherart sich lächerlich zu machen. Leider wird eine Jugend ohne Achtung vor dem Alter, sobald sie einmal selber alt geworden ist, auch die Selbst-Achtung nicht kennen, und ein altersbedingtes Minderwertigkeitsgefühl wird sie quälen.

Anmerkung 17 zu Seite 94: Die Religion beziehungsweise der Sinnglaube, ließe sich nach alledem sagen, ist eine Radikalisierung des «Willens zum Sinn», und zwar insofern, als es sich um einen «Willen zu einem letzten Sinn», eben um einen «Willen zum Über-Sinn» handelt.

Anmerkung 18 zu Seite 150: Auch Professor L. Michael Ascher von der Wolpe-Klinik spricht sich dagegen aus, paradoxe Intention auf Suggestion zurückzuführen: «Paradoxical intention was effective even though the expectations of the clients were assumed to be in opposition to the functioning of the technique.» (A review of literature on the treatment of insomnia with paradoxical intention, unpublished paper.)

Anmerkung 19 zu Seite 154: In seinem Roman «Natalie Natalia» meint Nicholas Mosley, heutzutage gebe es ein Thema, das haargenau so tabu ist, wie es früher einmal die Sexualität war, und das sei, vom Leben so zu sprechen, als ob es auch nur den geringsten Sinn hätte. Nun, die Logotherapie durchbricht nicht nur dieses Tabu, indem sie der Ansicht ist, daß das Leben sehr wohl einen Sinn hat, – mehr als dies: Dieser Sinn ist sogar ein unbedingter. Ihn hat das Leben nicht nur, sondern es behält ihn auch, unter allen Bedingungen und Umständen, und – entgegen dem Sinnlosigkeitsgefühl – ist und bleibt es sinnvoll, bis zu seinem letzten Augenblick, bis zu unserem letzten Atemzug.

Anmerkung 20 zu Seite 161: Professor L. Michael Ascher, Assistent von Wolpe an der Verhaltenstherapeutischen Universitätsklinik von Philadelphia, findet es bemerkenswert, daß die meisten psychotherapeutischen Systeme Methoden entwickelt haben, die von den Vertretern anderer Systeme gar nicht verwendet werden können. Die logotherapeutische Technik der paradoxen Intention jedoch sei da eine Ausnahme, und zwar insofern, als viele Psychotherapeuten aus den verschiedensten Lagern diese Technik ins eigene System einbauen. «In the past two decades, paradoxical intention has become popular with a variety of therapists impressed by the effectiveness of the technique.» («Paradoxical Intention», in Handbook of Behavioral Interventions, A. Goldstein und E. B. Foa, eds., New York, John Wiley, 1980.) Ascher meint sogar, daß verhaltenstherapeutische Methoden entwickelt worden sind, die einfach «Übersetzungen der paradoxen Intention ins Lerntheoretische» sind, was im besonderen für die «implosion» und «satiation» genannten Methoden gelte. Professor Irvin D. Yalom von der Stanford University meint wieder, die logotherapeutische Technik der paradoxen Intention habe die von Milton Erickson, Jay Haley, Don Jackson und Paul Watzlawick eingeführte und «symptom prescription» genannte Methode vorweggenommen («anticipated»). (Existential Psychotherapy, Kapitel «The Contributions of Viktor Frankl», New York, Basic Books, 1980.)

Hinsichtlich der therapeutischen «Effektivität» der paradoxen Intention, von der Ascher meint, sie hätte diese Technik so «populär» gemacht, sei – um ein einziges Beispiel herauszugreifen – auf einen Fall von «incapacitating erythrophobia» verwiesen, den Y. Lamontagne trotz 12jähriger Dauer in 4 Sitzungen heilen konnte. («Treatment of Erythrophobia by Paradoxical Intention», The Journal of Nervous and Mental Disease, 166, 4, 1978, 304–306.)

Der erste Versuch, die Wirksamkeit der paradoxen Intention *experimentell* zu beweisen, wurde von den Professoren L. Solyom, J. Garza-Perez, B. L. Ledwidge und C. Solyom von der Psychiatrischen Klinik der McGill University unternommen, die in Fällen von chronischer Zwangsneurose jeweils zwei gleich intensiv ausgeprägte Symptome auswählten und dann das eine, das Zielsymptom, mit paradoxer Intention behandelten, während das andere, das «Kontroll»-Symptom, unbehandelt blieb. Tatsächlich ergab sich, daß einzig und allein die jeweils behandelten Symptome dahinschwanden, und zwar innerhalb weniger Wochen. Und zu Ersatzsymptomen kam es in keinem einzigen Falle! («Paradoxical Intention in the Treatment of Obsessive Thoughts: A Pilot Study», Comprehensive Psychiatry 13, 291, 1972.)

Ebenfalls um den experimentellen Nachweis der therapeutischen Bedeutsamkeit und Wirksamkeit der paradoxen Intentionstechnik hat sich Ascher verdient gemacht. Im allgemeinen ergab sich, daß die logotherapeutische Technik den diversen verhaltenstherapeutischen «Interventionen» gleichwertig ist. In Fällen von Einschlafstörung jedoch, aber auch in Fällen neurotischer Miktionsstörung, war die logotherapeutische Methode ihnen sogar überlegen. Was die Fälle von Einschlafstörung anlangt, hatten Aschers Patienten ursprünglich im Durchschnitt 48,6 Minuten gebraucht, um in den Schlaf zu sinken. Nach 10 Wochen verhaltenstherapeutischer Behandlung waren es 39,36 Minuten. Wurden jedoch anschließend 2 Wochen auf paradoxe Intentionen verwendet, waren es nur noch 10,2 Minuten. (L. M. Ascher and J. Efran, «Use of Paradoxical Intention in a Behavioral Program for Sleep Onset Insomnia», Journal of Consulting and Clinical Psychology, 1978, 46, 547–550.) Ersatzsymptome konnte Ascher nach der Anwendung paradoxer Intention nicht beobachten. («Employing Paradoxical Intention in the Behavioral Treatment of Urinary Retention», Scandinavian Journal of Behaviour Therapy, Vol. 6, Suppl. 4, 1977, 28.) «Paradoxical intention significantly reduced sleep complaints in contrast to placebo and waiting list control groups.»

(Ralph M. Turner and L. Michael Ascher, «Controlled Comparison of Progressive Relaxation, Stimulus Control, and Paradoxical Intention Therapies for Insomnia», Journal of Consulting and Clinical Psychology, Vol. 47, No. 3, 1979, 500–508.)

Zu erwähnen wäre noch die Anwendung der paradoxen Intention im Rahmen sportlicher Betätigung (vgl. von mir Anthropologische Grundlagen der Psychotherapie, Kapitel «Zur Anthropologie des Sports», Hans Huber, Bern 1975). Terry Orlick, Professor für Sportpsychologie an der Universität von Ottawa (Kanada), legt diese Technik den Wettkampfsportlern beziehungsweise deren Trainern angelegentlich ans Herz und schildert sie folgendermaßen: «Instead of trying to get rid of anxiety, you try to hang on to it, and it goes away by itself. If you get so anxious that you sweat off two pounds before an important event begins, try to sweat off four pounds. Some athletes find this approach very effective. I can recall two recent cases where anxiety-prone athletes felt that it helped performances in competitions which were very important to them. One of the athletes began to get very anxious before his tournament. He asked himself, ‹What am I anxious about?› Then he said to himself, ‹I'll show them how anxious I can be. As I tried to heighten my anxiety it went away.› The other athlete was so anxious before competing in a world titel event that she was almost sick to her stomach. Instead of trying to relax away the tension, she tried to experience it to the fullest. She said to herself, ‹I'm so anxious I'm going to be sick.› Then ‹thought about how ridiculous it was, laughed, and it went away.›» (In Pursuit of Excellence, Ottawa, Coaching Association of Canada, 1980.)

Edith Weißkopf-Joelson äußert sich einmal dahingehend, daß die paradoxe Intention mit der Logotherapie nur insofern etwas zu tun hat, als sie Kreationen ein und desselben Mannes sind. Ich kann dem nicht beipflichten. Vielmehr will mir scheinen, daß die paradoxe Intention letzten Endes auf Grund eines wiederhergestellten Urvertrauens zum Dasein wirksam ist, und dieses Vertrauen, dieser Glaube an die Devise der Anzengruber-Figur «Es kann dir nichts geschehen» ist der ideale Antagonist gegenüber der Angst. Oder, wie es in einem alten amerikanischen Sprichwort heißt: «Fear knocked at the door. Faith answered. And no one was there.» (Die Angst klopfte an. Der Glaube öffnete die Tür, und niemand stand draußen.)

Anhang zur 4. Auflage

Der Alpinismus und die Pathologie des Zeitgeistes

(Festrede, gehalten anläßlich der 125-Jahrfeier des OeAV im Großen Festsaal der Hofburg in Wien)

Meine Damen und Herren, so mancher unter Ihnen mag sich gefragt haben, wie es dem Alpenverein nur einfallen konnte, sich ausgerechnet einen Neurologen und Psychiater auszusuchen, um ihn diesen Vortrag halten zu lassen. Nun, Sie brauchen sich nicht zu fürchten. Ich *bin* zwar Neurologe und habe als solcher gemeinsam mit dem Hirnpathologen Professor Pötzl einmal unsere wissenschaftlichen Forschungsergebnisse betreffend das Absturzerlebnis und den sogenannten Lebensfilm veröffentlicht, der sich da abspielt; aber Sie werden doch von mir nicht erwarten, daß ich da in Details eingehe. Und ich *bin* auch Psychiater; aber haben Sie keine Angst, ich denke nicht daran, jemanden auf die psychoanalytische Couch zu legen; denn ich gehöre nicht zu denen – und halte auch nichts von denen –, die auf die Frage, was Herrn Reinhold Messner auf den Mount Everest treibt, eine Antwort geben wie die folgende (ich zitiere wörtlich «Profil» vom 12. November 1984): «Die Mutter muß versuchen, die erwachenden Triebwünsche abzuleiten, zu unterdrücken. Irgendwann wird dann dem Baby das lustvolle Krabbeln verboten. Von da an beginnt vielleicht seine Karriere als Bergsteiger. Was am Mutterleib weich und lustvoll war, ist am Berg hart, schmerzhaft. Die Erlösung ist nur mehr im selbstzerstörerischen Exzess des Masochismus möglich.» (Sie haben richtig gehört.)

Aber ich kann Ihnen auch nicht mit alpinistischen Großtaten dienen, die mich zu diesem Vortrag legitimieren würden. Die Dachstein-Südwand mit Rudolf Reif, das Totenkirchl mit Peter Aschenbrenner, die Große Zinne mit Manfred Innerkofler oder der Luis Trenker-Kamin am 2. Sella-Turm – ich höre Sie sagen: Auch schon was.

Und was nicht den Alpinismus im allgemeinen, sondern den Alpenverein im besonderen anlangt, bin ich ebenso wenig legitimiert. Bin ich doch erst 1954 beigetreten, also erst 33 Jahre lang Mitglied. Dem Klettern war ich aber bereits 1924 verfallen und habe dann erst nach 60 Jahren – und da war ich immerhin an die 80 – mit dem 3. Schwierigkeitsgrad aufgehört. Und zwar war ich zuerst zu den Naturfreunden gestoßen, bis die 1934 verboten wurden, woraufhin ich dem Alpenverein Donauland beitrat, jener Sektion des Alpenvereins, die unter Karl Hanns Richter es abgelehnt hatte, den Arierparagraphen in ihre Statuten aufzunehmen, und daraufhin aus dem Alpenverein ausgeschlossen worden war. 1938 wurde auch Donauland aufgelöst; aber inzwischen hatte ich es bereits zum Führer gebracht und war darauf so stolz, daß ich das Führerabzeichen noch in die Konzentrationslager mitnahm. Erst in Auschwitz mußte ich mich davon trennen.

Vielleicht werden Sie nun verstehen, wie sehr es mir, der ich ein Opfer kollektiver Verfolgung war, fernliegen muß, jemanden kollektiv schuldig zu sprechen. Es gibt keine Kollektivschuld, und am allerwenigsten eine sozusagen retrograde Kollektivschuld. Niemand kann dafür verantwortlich gemacht werden, was seine Eltern oder gar seine Großeltern getan, beziehungsweise zu tun unterlassen haben, und so kann denn auch nicht der Alpenverein heute dafür zur Verantwortung gezogen werden, daß von seinen Funktionären vor 2 Generationen der Arierparagraph eingeführt wurde. Die Worte des Bedauerns, ja einer «wachzuhaltenden Trauer», mit denen Professor Oberwalder im letzten Heft der «Mitteilungen» die besagte Vereinsvergangenheit kommentiert, tun ein übriges, um meine Mitgliedschaft zu rechtfertigen.

Vorhin war vom Klettern die Rede. Was mag mich dazu bewogen haben? Offen gesagt, die Angst davor; aber wie oft frage ich meine Patienten, wenn sie sich mit ihren Angstneurosen an mich wenden: Muß man sich denn auch alles von sich gefallen lassen? Kann man nicht stärker sein als die Angst? Hat nicht schon Nestroy in seinem Theaterstück «Judith und Holofernes» die Frage gestellt: Jetzt bin ich neugierig, wer stärker ist, ich oder ich? Und so habe ich denn auch mich, als ich mich vor dem Klettern fürchtete, gefragt: Wer ist stärker, ich oder der Schweinehund in mir? Ich kann ihm ja auch trotzen. Gibt es doch etwas im Menschen, das ich einmal bezeichnet habe als die «Trotzmacht des Geistes» gegenüber Ängsten und Schwächen der Seele. Der Kampfsport kennt Konkurrenten und Rivalen; aber der Alpinist konkurriert und rivalisiert nur mit einem, und das ist er selbst. Er verlangt etwas von sich, eine Leistung – womöglich –, aber auch eine Verzicht-Leistung – wenn nötig.

Und damit halten wir genau dort, wo sich der Alpinismus dem Zeitgeist stellt, besser gesagt, wo er den Zeitgeist zur Rede stellt. Wer verlangt denn schon heute etwas von sich, gar eine Leistung? Und fühlt sich heute nicht jeder überfordert? Jammert heute nicht jeder über den Streß? Dabei vergißt er, daß Hans Selye, immerhin der Begründer der Lehre vom Streß, ausdrücklich unterscheidet zwischen «distress» und «eustress», das heißt, einem krankmachenden und einem gesunderhaltenden Streß, und er steht nicht an, den letzteren geradezu als «the salt of life», das Salz des Lebens, und ein andermal als «the spice of life», die Würze des Lebens, zu bezeichnen. Jeder weiß, daß ein Organ, das nicht beansprucht wird, mit der Zeit einer Atrophie anheimfällt, und die Medizin von heute weiß, daß sich nicht nur die Überlastung pathogen auswirkt, eine Krankheit hervorruft, sondern die Entlastung kann das genauso gut. Doch die Erziehung von heute läßt es sich nicht nehmen, einseitig davor zu warnen, daß man es wagt, den jungen Menschen mit Forderungen zu konfrontieren, daß man ihm etwas zumutet, daß man ihn am Ende gar in Spannung versetzt; aber eine solche Pädagogik beweist nur, daß sie auf eine längst überholte Motivationstheorie eingeschworen ist, die da meint, der Mensch wolle zutiefst und zuletzt nichts als «tension reduction», das heißt, Spannungsvermeidung und -verminderung durch Bedürfnisbefriedigung. Der Mensch *braucht* aber Spannung, und am meisten braucht er, am zuträglichsten ist ihm jene Spannung, die sich etabliert im polaren Kraftfeld zwischen einem Menschen auf der einen Seite und, auf der anderen Seite, einem Ziel, das er sich setzt, einer Aufgabe, die er sich wählt, oder – um mit Karl Jaspers zu sprechen – einer «Sache, die er zur seinen macht». Und glauben Sie mir, einem altgewordenen Neurologen, wenn es etwas gibt, das dem Menschen über Schwierigkeiten hinwegzuhelfen vermöchte, dann ist es das Wissen um so etwas wie einen Sinn, der sozusagen darauf wartet, daß man ihn auch erfüllt. Zufällig kenne ich sehr genau die internationale Literatur betreffend die Psychologie der Kriegsgefangenenlager, und ich kann Ihnen verraten, das wissenschaftliche Forschungsergebnis lautet übereinstimmend: Letzten Endes war die Überlebenschance davon abhängig, ob da einer auf die Zukunft hin orientiert war, auf eine Aufgabe hin, die er in der Zukunft, in der Freiheit, zu erfüllen gedachte.

Und wie schaut es heute aus? Weltweit leiden die Menschen, insbesondere junge Menschen, unter einem Sinnlosigkeitsgefühl. Sie besitzen die Lebens-*Mittel*, die Mittel zum Leben; aber sie entbehren einen Lebens-*Zweck*, auf den hin zu leben, weiterzuleben, es sich auch dafürstünde. John Glenn, der amerikanische Astronaut der ersten Stunde, hat einmal gesagt: «Ideals are the very stuff of survival». Ohne die Ausrichtung auf Ideale kann der Mensch, kann die Menschheit nicht überleben; aber das schafft eben Spannung, man muß kämpfen können, man muß warten können, mit einem Wort, es bedarf der sogenannten Frustrationstoleranz, und die muß man trainiert haben; aber die vorwiegend um eine Minimierung von Spannung besorgte Erziehung von heute erzieht einen nachgerade zur Frustrations-Intoleranz, einer Art psychischer Immunschwäche, wenn ich so sagen darf. Die jungen Menschen sind dann unfähig, Frustrationen «wegzustecken»; sie sind unfähig, auf die Erfüllung ihrer Wünsche zu warten; sie sind unfähig, auf etwas, das sie noch nicht haben, zu verzichten oder gar etwas, das sie bereits besitzen, zu opfern. In ihrer Frustrations-Intoleranz sind die jungen Menschen nicht mehr fähig, abwendbares Leid abzuwenden und unabwendbares Leid auszuhalten, geschweige denn, daß sie Mitleid aufbrächten für jemand anderen – Mitleid kennen sie nur mit sich selbst.

Doch der Mensch weiß sich zu helfen – er hat es immer schon gewußt. Und es war der Dichter Hölderlin, der diesen Sachverhalt einmal in die schönen Worte gekleidet hat: «Wo die Gefahr, dort wächst auch das Rettende». Und wie stellt es der Mensch an, die Gefahr einer tendenziellen Verwöhnung und Verweichlichung zu bannen, die heraufbeschworen wird von einer technologisch perfektionierten Industriegesellschaft und einer auf totale Bedürfnisbefriedigung abgestellten Konsumgesellschaft?

Werfen wir doch einen Blick auf den Alltag: Der Mensch von heute muß ja eigentlich gar nicht mehr gehen: Er setzt sich einfach in seinen Wagen und – fährt. Geschweige denn, daß er laufen müßte. Doch was geschieht? Er erfindet das Jogging. Oder: Der Mensch von heute braucht nicht zu steigen, nicht einmal Stiegen zu steigen. Und was geschieht? Er setzt sich in den Kopf, auf Berge zu steigen, auf

Felswände zu klettern. Mit einem Wort, er – «der nackte Affe», als den ihn der Titel eines Bestsellers apostrophiert, – macht es seinen Urahnen nach, die auf Bäume klettern mußten, um sich Nahrung zu beschaffen oder vor Feinden zu flüchten – alles Dinge, die für die Affen notwendig sind, aber längst nicht mehr für ihn. Aber das ist es ja: Der biologisch unterforderte Mensch arrangiert freiwillig, künstlich und absichtlich Notwendigkeiten höherer Art, indem er aus freien Stücken von sich etwas fordert, sich etwas versagt, auf etwas verzichtet. Inmitten des Wohlstands sorgt er für Situationen des Notstands; mitten in einer Überflußgesellschaft beginnt er, sozusagen Inseln der Askese aufzuschütten – und genau darin sehe ich die Funktion, um nicht zu sagen die Mission, des Sports im allgemeinen und des Alpinismus im besonderen: Sie sind die moderne, die säkulare Form der Askese.

Nun aber zurück zum Klettern: Im Gegensatz zum, biologisch gesehen, im Schongang lebenden Menschen wählt der Kletterer im Gebirge nicht «den Weg des geringsten Widerstands», sondern zieht es vor, auf einer Klettertour sich die schwierigste Route auszusuchen, der er gerade noch gewachsen ist. Das führt natürlich dazu, daß er nicht nur, wie ich vorhin meinte, es den Affen nachmacht, sondern auch sie übertrifft; denn ich kann mir nicht vorstellen, daß die Affen jemals über den 3. Schwierigkeitsgrad hinausgekommen sind – das bin selbst ich nur ausnahmsweise; aber erinnern wir uns doch daran, wie der 6. Schwierigkeitsgrad (zumindest noch vor Jahrzehnten) definiert wurde, nämlich als «hart an der Grenze des Menschenmöglichen» ! Mit anderen Worten, es geht dem Kletterbegeisterten nicht *nur* um die künstlich kreierten Notwendigkeiten, sondern auch um Möglichkeiten, nämlich insofern, als er herausbekommen möchte, wo die besagte Grenze des Menschenmöglichen eben liegt – er möchte diese Grenze auskundschaften. Und siehe da: Es ergeht ihm dabei so wie mit dem Horizont; denn mit jedem Schritt, den er auf ihn zugeht, weicht der Horizont vor ihm zurück; in dem Maße, in dem er sich ihm nähert, schiebt er ihn auch schon vor sich her; er schiebt ihn immer mehr hinaus – ganz genau so, wie er, etwa in der Geschichte des «extremen» und «freien» Kletterns, die Grenze des Menschenmöglichen hinausgeschoben hat. Indem er diese Grenze aber immer weiter hinausschiebt – wächst er auch über sich selbst hinaus …

Meine Damen und Herren, wenn ich es schon gewagt habe, Ihre Einladung zu akzeptieren und sozusagen als Veteran hart an der Grenze (nicht des Menschenmöglichen, sondern) des Lächerlichen vom Alpinismus daherzureden, dann ist dies vielleicht noch am ehesten entschuldbar, wenn ich mit ein paar Worten schließe, die den Älteren unter Ihnen helfen mögen, mit dem altersbedingten Nachlassen ihrer physischen Kondition im Sinne einer psychischen Hygiene fertig zu werden, mit anderen Worten, die Vergänglichkeit (nicht Vergangenheit) zu bewältigen, die nun einmal die Signatur der menschlichen Existenz ausmacht. Wenn wir, die Alten unter uns, die wir die Schwelle zum neunten Jahrzehnt überschritten haben, auf die Erlebnisse zurückblicken, die wir all den Bergen und Wänden und Graten verdanken, dann mag uns wehmütig ums Herz sein; aber es gibt ein tröstliches Dichterwort, das da lautet: «Was du erlebt, kann keine Macht der Welt dir rauben». Ich selbst würde sagen, wir haben es hineingerettet ins Vergangen-sein, und das Vergangen-sein ist *auch* noch eine Weise des Seins, vielleicht sogar die sicherste; denn nichts und niemand kann es rückgängig machen, kann es ungeschehen machen, kann es aus der Welt schaffen – in seinem Vergangen-sein ist es geborgen, ist es aufbewahrt und vor der Vergänglichkeit – bewahrt.

Zugegeben: Für gewöhnlich sehen wir nun, wenn ich so sagen darf, die Stoppelfelder der Vergänglichkeit: In einem damit übersehen wir aber nur allzuoft die vollen Scheunen des Vergangen-seins, in die wir längst schon unsere Lebensernte eingebracht haben: die Werke, die wir geschaffen, die Taten, die wir gesetzt, die Lieben, die wir geliebt, und die Leiden, die wir mit Würde und Tapferkeit gelitten haben.

Meine Damen und Herren, in St. Ulrich im Grödnertal habe ich einmal einen Wandspruch erstanden, dessen Text Ihnen in viel schöneren Worten als mein hilfloses Gestammel sagen mag, was ich den Älteren unter Ihnen gerne mit auf den Weg gegeben hätte – ich lese sie Ihnen vor:

«Leuchtende Tage – nicht weinen, daß sie vergangen, sondern lächeln, *daß sie gewesen*».

Aus dem Institut für Experimentelle und Angewandte Psychologie der Universität Wien (Vorstand: Prof. Dr. G. Guttmann)

Zur Validierung der Logotherapie

Von Elisabeth S. Lukas

«It is unquestionably Viktor Frankl's merit to have reawakened the interest in the concept of life's meaningfulness. This concept had a long and distinguished history, but modern psychology, up until recently, had little use for it, largely because it seemed scientifically inaccessible ... It is only through humanistic psychology which Frankl joined some years ago with his logotherapy, that new psychological methods and a not physicalistic, different species of scientific orientation developed.»

Charlotte Bühler and Melanie Allen: Introduction into Humanistic Psychology.

Brooks/Cole: Belmont, California (in print).

In den Jahren 1963 bis 1964 ist am Bradley Center in Columbus (Georgia) der Versuch unternommen worden, «existentielle Frustration»[1] psychometrisch zu messen. James Crumbaugh, Direktor des Psychologischen Laboratoriums am Veterans Administration Hospital in Gulfport, Mississippi, hat in Zusammenarbeit mit Leonard Maholick[2] den «Purpose-in-Life-Test» (PIL) entwickelt, der aus drei Teilen besteht. Jedoch nur der erste Teil, der 20 Items mit Polaritätsprofilen enthält, ist testkritisch untersucht worden. Kontrollen zufolge bestanden bei der PIL-Skorung Zuordnungs- und Interpretationsschwierigkeiten, die es schließlich erforderten, einen neuen psychometrischen Zugang zur so schwer erfaßbaren Variablen «Sinnerfüllung» zu suchen.

Die Fragestellung wurde zunächst dahingehend formuliert: Was sind jene Möglichkeiten, die einer Konkretion des «Willens zum Sinn»[3] entsprechen, die also das natürliche Sinnbedürfnis des Menschen, das in der Logotherapie postuliert wird, zu erfüllen vermögen? Um darauf eine Antwort zu finden, war es nötig, zahlreiche Personen zu befragen – die Intuition allein genügte nicht.

Da die Sinnproblematik im normalen Durchschnittsleben eher latent bewußt ist und erst durch Stress, Frustration oder extreme Unterbelastung Gewicht erhält, war es nötig, sie beim Interview direkt ins Bewußtsein zu rufen. Durch diese «Überrumplungstechnik» wurde auch ein Großteil der tendenziösen Verfälschungen ausgeschaltet, die bei solchen Interviews stets miteingehen.

Die Personen sind im Sommer 1969 auf Straßen von Wien und Umgebung angesprochen worden und unterlagen somit einer Zufallsauslese, bei der nur

1 Frankl, V. E.: Theorie und Therapie der Neurosen. Urban & Schwarzenberg, Wien-Innsbruck 1956.

2 Crumbaugh, J. C.: Cross-Validation of Purpose-in-Life Test Based on Frankl's Concepts. Journal of Individual Psychology *24,* 74, 1968.
Crumbaugh, J. C., und Maholick, L. T.: An Experimental Study in Existentialism. In: V. E. Frankl: Psychotherapy and Existentialism. Washington Square Press, New York 1967.

3 Frankl, V. E.: Homo patiens. Franz Deuticke, Wien 1950.
Frankl, V. E.: The Will to Meaning. World Publishing Company, New York 1969.

Altersgruppen unter 17 und über ca. 70 Jahren eliminiert waren. Standplätze, Tageszeiten und Tage selbst wurden variiert, um der jeweils einseitigen Straßenfrequentierung Rechnung zu tragen. So konnte eine repräsentative Normalstichprobe von insgesamt 1000 Personen erfaßt werden, wobei die prozentuelle Beteiligung der einzelnen Altersgruppen unter 50 Jahren höher war als die über 50 Jahren. Der Text lautete im Detail: «Entschuldigen Sie bitte die Störung, ich arbeite am Psychologischen Institut, würden Sie mir bitte nur eine Frage beantworten?» (Pause, um uninteressierten Personen oder solchen, die in Eile waren, die Möglichkeit zur Ablehnung zu geben.) «Könnten Sie mir sagen, ob es für Sie persönlich etwas so Wertvolles gibt, daß Sie es als sinngebend für Ihr Leben bezeichnen würden, und wenn, könnten Sie diesen Sinn Ihres Lebens in wenigen Worten ausdrücken?»

Eine zweite, einfachere Fassung diente zur Erleichterung des Verständnisses bei Begriffsschwierigkeiten. Protokolliert wurde Laufnummer, Geschlecht, geschätztes Alter, Reaktionszeit (kurz oder lang) und die Antwort in Kurzform.

Die Verwertung dieser Antworten entsprach nicht nur der Fragestellung, sondern auch den allgemeinen Grundsätzen humanistischer Psychologie, zu denen sich die Verfasserin der vorliegenden Arbeit bekennt. Liegt im Willen zu erforschen auch der Wille zu helfen, erhalten jene Komponenten Bedeutung, die, wenn auch oft in Ablehnung und Spott versteckt, Ausdruck von Leid und innerer Not sind. In Anbetracht solcher Komponenten erfolgte nun die Entschlüsselung des umfangreichen Antwortmaterials. Jede Antwort wurde einfach oder doppelt signiert; die Signierungsgruppen lauteten:

1. Die Feststellung vorgefundenen positiven Lebenssinnes (aufgeteilt in ASP = Antwort sicher positiv, und AUP = Antwort unsicher positiv),

2. die Feststellung vorgefundenen negativen Lebenssinnes (aufgeteilt in ASN = Antwort sicher negativ, und AUN = Antwort unsicher negativ),

3. die Feststellung vorhandener Sinnproblematik (APR = Antwort problematisch) und

4. die Gruppe der Antworten, die die Sinnfrage unbeantwortet ließen (AWA = Antwort wird abgelehnt, KPA = Keine passende Antwort, und KA = Keine Antwort).

Aus nachstehender Tabelle (s. S. 230) ist die Häufigkeitsverteilung der Signierungen ersichtlich. Unter der Spalte «Orte» sind Abkürzungen der verschiedenen Standplätze verzeichnet, bei den übrigen Zahlen bedeuten Klammerausdrücke Anteile aus Doppelsignierungen, die dann vermerkt wurden, wenn Antworten in 2 Signierungsklassen hineinpaßten. Die Aussage der Verteilung A ist also folgende: Von den 1000 Personen konnten insgesamt 327 einen ihrer Meinung nach positiven Lebenssinn angeben (siehe Spalte «ASP»!) und ebenso weitere 10, jedoch parallel laufend mit anderen Einstellungen zur Sinnfrage.

Analoge Interpretationen gelten für die übrigen Signierungskategorien. Ein interessanter Hinweis sei dazu angeführt: Der Standplatz «Pr» bedeutet «Prater», das Vergnügungszentrum von Wien, und ausgerechnet dort wurde der höchste negative Wert (ASN = 7/2) in den Antworten auf die Sinnfrage erzielt. Dies korrespondiert sehr mit der logotherapeutischen Theorie einer Flucht vor der Leere ins Vergnügen.

A

Orte	ASP	AUP	ASN	AUN	APR	AWA	KPA	KA	GES	Doppel
Ka	20	7 (2)	2 (1)	1 (3)	4 (3)	7 (2)	(3)	6	54	7 = (14)
Wä	16 (1)	8 (1)	3	3 (3)	7 (2)	6 (2)	(5)	5	55	7 = (14)
Kä	15	8 (5)	3 (1)	1 (4)	3 (4)	5 (2)	(4)	8	53	10 = (20)
Mö	18 (1)	7 (6)	2	2 (2)	5 (4)	5 (1)	(2)	8	55	8 = (16)
Sb	14 (2)	10 (5)	2 (1)	3 (3)	5 (1)	7 (2)	(4)	5	55	9 = (18)
We	18	9 (1)	0 (1)	3 (5)	3 (2)	10 (3)	(4)	4	55	8 = (16)
Pr	13 (1)	4 (8)	7 (2)	1 (3)	2 (5)	7 (2)	(7)	6	54	14 = (28)
Nl	26 (1)	6 (2)	5	1 (2)	8 (1)	5	(0)	1	55	3 = (6)
Ur	18	9 (1)	4	2 (2)	4 (1)	5 (2)	(4)	7	54	5 = (10)
Ww	20	9 (4)	3	1 (4)	3 (2)	6 (1)	(3)	5	54	7 = (14)
Ma	13 (1)	9 (4)	3	0 (2)	7 (2)	8 (4)	(5)	5	54	9 = (18)
Gä	15	7 (5)	2 (2)	4 (3)	7 (4)	8 (1)	(3)	4	56	9 = (18)
Sr	32	6 (4)	1	0	3 (2)	11	(2)	4	61	4 = (8)
Sü	20	15 (4)	2	1 (3)	5 (1)	4 (1)	(3)	3	56	6 = (12)
Fl	19 (2)	10 (1)	1 (1)	2 (1)	7 (3)	4 (4)	(2)	4	54	7 = (14)
UA	12	10 (6)	3 (3)	4 (5)	2 (6)	3 (1)	(3)	7	53	12 = (24)
Sc	14	6 (3)	5	2 (4)	10 (3)	5 (4)	(2)	5	55	8 = (16)
Ke	24 (1)	11 (6)	3 (3)	1 (7)	6 (5)	4 (1)	(3)	5	67	13 = (26)
	327 (10)	**151 (68)**	**51 (15)**	**32 (56)**	**91 (51)**	**110 (33)**	**(59)**	**92**	**1000**	**146 = (292)**

B

Orte	ASP+AUP	%	ASN+AUN	%	APR	%	AWA	%	KPA	%	KA	%	Ges%
Ka	29	51,9	7	9,2	7	10,2	9	14,8	3	2,8	6	11,1	100,0
Wä	26	45,5	9	13,6	9	14,5	8	12,8	5	4,5	5	9,1	100,0
Kä	28	48,1	9	12,3	7	9,4	7	11,3	4	3,8	8	15,1	100,0
Mö	32	51,8	6	9,1	9	12,7	6	10,0	2	1,8	8	14,6	100,0
Sb	31	50,0	9	12,7	6	10,0	9	14,6	4	3,6	5	9,1	100,0
We	28	50,0	9	10,9	5	7,3	13	20,9	4	3,6	4	7,3	100,0
Pr	26	39,8	13	19,5	7	8,3	9	14,8	7	6,5	6	11,1	100,0
Nl	35	60,9	8	12,7	9	15,5	5	9,1	0	0,0	1	1,8	100,0
Ur	28	50,9	8	13,0	5	8,3	7	11,1	4	3,7	7	13,0	100,0
Ww	33	57,4	8	11,1	5	7,4	7	12,0	3	2,8	5	9,3	100,0
Ma	27	45,4	5	7,4	9	14,8	12	18,5	5	4,6	5	9,3	100,0
Gä	27	43,8	11	15,2	11	16,0	9	15,2	3	2,7	4	7,1	100,0
Sr	42	65,6	1	1,6	5	6,6	11	18,0	2	1,6	4	6,6	100,0
Sü	39	66,1	6	8,0	6	9,8	5	8,0	3	2,7	3	5,4	100,0
Fl	32	56,5	5	7,4	10	15,7	8	11,1	2	1,9	4	7,4	100,0
UA	28	47,2	15	20,7	8	9,5	4	6,6	3	2,8	7	13,2	100,0
Sc	23	39,1	11	16,4	13	20,9	9	12,7	2	1,8	5	9,1	100,0
Ke	42	57,5	14	13,4	11	12,7	5	6,7	3	2,2	5	7,5	100,0
	556	**927,5**	**154**	**214,2**		**209,6**		**228,2**		**53,4**		**167,1**	**1800,0**
Durchschnitt		**51,5%**		**11,9%**		**11,7%**		**12,7%**		**3,0%**		**9,2%**	**100%**

Die Verteilung B ist eine Prozentwertdarstellung, wobei die Anteile aus Doppelsignierungen halbgewichtet zugezogen worden sind. Die vertikalen Summen dieser Prozentwerte, durch 18 (= Anzahl der Standplätze) dividiert, ergeben wichtige Durchschnittswerte, deren Veranschauung die Fachwelt bedenklich stimmen sollte. 51,5 % von 1000 zufällig auf der Sraße begegneten Leuten konnten ihre Lebenserfüllung bestätigen. 11,9 % von 1000 Menschen, wie sie Tag für Tag an uns vorübergehen, hatten dagegen keinerlei für sie bedeutenden Lebensinhalt gefunden. 11,7 % der 1000 Befragten waren immer noch auf der Suche danach. 12,7 % wollten über dieses Thema nicht sprechen. 3,0 % wollten oder konnten es nicht ernst nehmen. 9,2 % ergriffen die Flucht ...

Zu den letzteren Durchschnittswerten, also den AWA-, KPA- und KA-Signierungen mögen noch folgende Überlegungen zur Debatte gestellt sein: Die KA-Gruppe enthält jene Personen, die die Frage nach ihrer persönlichen Sinnerfüllung zwar anhörten, dann aber ohne Kommentar weitergingen; dieses Verhalten ist in bezug auf ihre wirkliche Sinnorientierung völlig uninterpretierbar. Zu den AWA- und KPA-Gruppen jedoch gibt es vier Interpretationsmöglichkeiten:

1. Die Person versteht nicht, was von ihr verlangt wird, und weicht daher einer Antwort aus.
2. Die Person hält diese Fragestellung für unsinnig und will damit nicht ihre Zeit vergeuden.
3. Die Person weiß, daß sie diese Frage negativ beantworten müßte, und will es nicht zugeben.
4. Die Person hat uneingestandene Sinnprobleme und vermeidet unbewußt das Thema, um eine Minderung ihres Selbstwertgefühles zu verhindern.

Schätzt man also, sozusagen überschlagsweise, jede der vier Möglichkeiten als zu 25 % in den AWA- und KPA-Antworten vertreten, erhält man einen Prozentwert von 50 % für latente negative Sinnerfüllung (Möglichkeit 3 und 4). Dazu muß gesagt werden, daß die Möglichkeit 1 einen fast unterdurchschnittlichen IQ verlangt und daher sicher weniger als 25 % Anteil erstellt, und auch die Möglichkeit 2 wird auf Grund der allgemeinen Schulbildung und des dadurch kritischeren Denkens seltener vorkommen. Wird also die «negative Potenz» der AWA- und KPA-Antworten auf mindestens 50 % abgeschätzt, ergeben sich allgemeine Prozentwerte von 6,35 (= Hälfte von AWA % 12,7) + 1,5 (= Hälfte von KPA % 3,0), die zum vorgefundenen negativen Prozentsatz von 11,9 dazu addiert den Wert 19,8 % erstellen. Dies bedeutet, unter Akzeptierung obiger Überlegungen, rund 20 % negative Sinnorientierung in der befragten Stichprobe! Der Wert stimmt auffallend mit klinisch-logotherapeutischen Untersuchungsergebnissen überein, die bewiesen, daß 20 % des anfallenden Krankenguts unter noogenen Neurosen leiden.

Es geht hier nicht darum zu sagen: Seht, Frankl, hat recht!, doch ist das, wovon er spricht, nicht nur ein ganz interessantes Phänomen, es könnte sogar bittere Wahrheit sein. Bitter für 20 Prozent, das ist jeder fünfte von uns.

Wenn wir uns nun einer Content-Analyse der positiven Antworten zuwenden, so darf dabei nicht vergessen werden, daß nur 51,5 % der 1000 befragten Personen einen mehr oder weniger sicheren positiven Lebenssinn angeben haben können. Das ist rund die Hälfte – eine Schätzung, die im Vergleich mit Schätzungen von Crumbaugh (1964), der 55 % seiner Normalgruppen als «existentiell frustriert» bezeichnete, etwas günstiger, jedoch immer noch alarmierend genug ist.

Die positiven Antworten wurden durch so viele Begriffe ersetzt, als Inhalte in ihnen berührt waren (meist war es nur einer), diese Begriffe ließen sich zunächst in 30 Kategorien einordnen (siehe Tabelle auf Seite 234!).

Man kann feststellen, daß bei sicher positiven Antworten (ASP) folgende Kategorien dominierten: «Familie», «Kinder», «Beruf», «Besitz» und «Hobby», bei den unsicher positiven Antworten (AUP): «Selbsterziehung», «angenehmes Leben» und «soziale Aufgaben». Da die bedeutendsten Sinnfindungsmöglichkeiten der menschlichen Existenz zur Frage standen, wurden die aufgefundenen Untergruppen sinngemäß in größere Kategorien zusammengefaßt, die nicht mehr voneinander deduzierbare Aufgabenbereiche kennzeichnen. Die Transformation lautete:

1. «eigenes Wohlergehen» (Besitz, angenehmes Leben, Essen – Trinken),
2. «Selbstverwirklichung» (Selbsterziehung, Aussehen, Erfolg),
3. «Familie» (Familie, Kinder, Heim, eigene Existenz gründen),
4. «Hauptbeschäftigung» (Ausbildung, Studium, Beruf, Arbeit),
5. «Sozietät» (Liebe, Sozialkontakt, soziale Aufgaben),
6. «Interesse» (Wissen[schaft], Hobby, Sport, Reisen),
7. «Erlebnis» (etwas erleben wollen, Natur, Kunst),
8. «Dienst an Überzeugung» (Religion, Politik, Reform),
9. «vitale Not» (Gesundheit, Selbsterhaltung bei Not),
10. «fraglich» (fraglich).

Die Tabelle auf Seite 235 gibt Aufschluß über die Prozentwertverteilung und Rangplatzordnung der 10 Kategorien. Es steht jedoch außer Zweifel, daß die Häufigkeiten der Kategoriewahlen populationsabhängig sind, also beispielsweise Kategorien wie «vitale Not» oder «Dienst an Überzeugung» in Notstandsgebieten einen

Kategorie				M		W			
	ASP	AUP	GES	–40	40–	–40	40–	Ges%	Rangplatz
Familie	40	1	41	9	10	13	9	6,7	4
Kinder	22	5	27	2	3	16	6	4,4	7,5
Heim	9	0	9	1	1	4	3	1,5	25
Liebe	18	9	27	10	4	12	1	4,4	7,5
Sozialkontakt	10	16	26	12	7	5	2	4,3	9,5
Soziale Aufgaben	11	17	28	8	9	5	6	4,6	6
Beruf	38	4	42	8	19	11	4	6,8	3
Ausbildung	11	0	11	5	0	6	0	1,8	19,5
Studium	4	2	6	3	0	3	0	1,0	29,5
Arbeit	13	10	23	3	5	7	8	3,8	12
Erfolg	14	10	24	8	2	10	4	4,0	11
Eig. Existenz gr.	12	1	13	3	1	8	1	2,1	17,5
Besitz	28	9	37	10	11	11	5	6,1	5
Reform	8	2	10	5	3	1	1	1,6	22,5
Selbsterh. bei Not	5	6	11	2	3	0	6	1,8	19,5
Wissen(schaft)	13	5	18	2	6	9	1	2,9	13,5
Angenehmes Leben	14	37	51	14	10	16	11	8,4	2
Gesundheit	6	4	10	1	3	3	3	1,6	22,5
Religion	11	5	16	3	3	4	6	2,6	15
Politik	10	0	10	9	1	0	0	1,6	22,5
Kunst	13	1	14	5	3	5	1	2,3	16
Hobby	22	4	26	9	7	5	5	4,3	9,5
Natur	9	1	10	1	4	0	5	1,6	22,5
Essen – Trinken	3	3	6	1	5	0	0	1,0	29,5
Sport	12	1	13	7	4	2	0	2,1	17,5
Reisen	7	1	8	4	2	1	1	1,3	27
Etwas erleben wollen	5	13	18	4	4	6	4	2,9	13,5
Aussehen	4	4	8	0	0	8	0	1,3	27
Selbsterziehung	13	48	61	20	11	21	9	9,9	1
Fraglich	0	8	8	2	2	2	2	1,3	27
	385	**227**	**612**	**171**	**143**	**194**	**104**	**100,0**	–

Kategorie	ASP	ASP%	Rang	AUP	AUP%	Rang	Ges	Ges%	Rang
Eigenes Wohlergehen	45	11,7	4	49	21,6	2	94	15,3	1
Selbstverwirklichung	31	8,1	6	62	27,3	1	93	15,2	2
Familie	83	21,6	1	7	3,0	9,5	90	14,7	3
Hauptbeschäftigung	66	17,2	2	16	7,0	4	82	13,4	4
Sozietät	39	10,1	5	42	18,5	3	81	13,2	5
Interesse	54	14,0	3	11	4,9	6	65	10,7	6
Erlebnis	27	7,0	8	15	6,6	5	42	6,9	7
Dienst an Überzeugung	29	7,5	7	7	3,0	9,5	36	5,9	8
Vitale Not	11	2,8	9	10	4,5	7	31	3,4	9
Fraglich	0	0,0	10	8	3,6	8	8	1,3	10
	385	**100,0**	–	**227**	**100,0**	–	**612**	**100,0**	–

Prozentwertverteilung der Sinnkategorien für Wiener Gebiet

ganz anderen Stellenwert besitzen mögen als in unserer Wohlstandsgesellschaft. Die Verteilung für Wiener Gebiet ist graphisch veranschaulicht.

Graphische Veranschaulichung:

Die strichlierten Linien stellen die Prozentwerte der *sicher positiven* Antworten dar.

Die ausgezogenen Linien stellen die Prozentwerte *aller positiven* Antworten dar.

EW =	Eigenes Wohlergehen	IN =	Interesse
SV =	Selbstverwirklichung	ER =	Erlebnis
FA =	Familie	DÜ =	Dienst an Überzeugung
HB =	Hauptbeschäftigung	VN =	Vitale Not
SO =	Sozietät	FR =	Fraglich

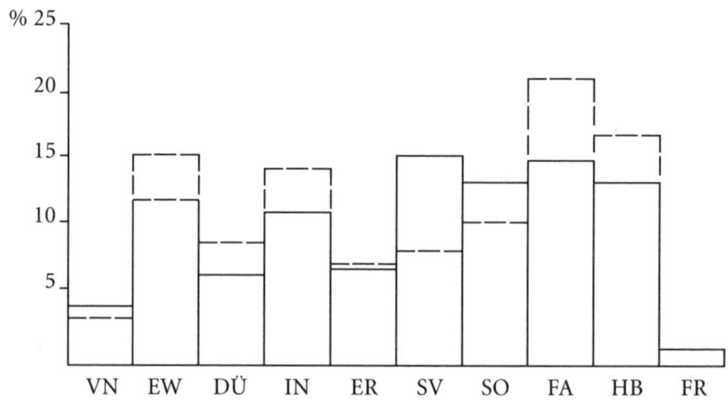

Es wurden demnach konkrete Aufgabenbereiche gefunden, welche die befragten Personen als «sinngebend» bezeichneten, die also die Eigenschaft besitzen, einem postulierten «Willen zum Sinn» entgegenzukommen. Es ist nicht möglich, die neun Inhaltskategorien (abgesehen von «fraglich»-Bedeutungen) allein mit der Triebdynamik des Menschen zu erklären, sie können daher nicht als nur «biologisch zweckmäßig» angesehen werden, sondern sind als «existentiell zweckmäßig» zu definieren. Hier sehen wir einen Ansatzpunkt für die wissenschaftliche Erforschung der «noologischen Dimension»[1] des Menschen, denn existentielle Zweckmäßigkeit dient gesunder «Noodynamik»[4] und nicht biologisch-psychologischer Bedürftigkeit.

---

4 Frankl, V. E.: Die Psychotherapie in der Praxis. Franz Deuticke, Wien 1947.

Viktor Frankl, der Begründer der Logotherapie, sieht die Sinnfindungsmöglichkeiten des Menschen in drei Wertkategorien, den sogenannten «schöpferischen Werten» (Aktivität, Produktivität ...), «Erlebniswerten» (Kontemplation, Emotionalität ...) und «Einstellungswerten»[5] (heroische Leistungen in bezug auf Ertragen von Schicksalsschlägen und Leid, «Trotzmacht des Geistes»[6] ...). Nach der Analyse des Positivanteils aus dem Antwortmaterial bestand nun die Frage, in welcher Relation diese drei Wertrealisierungen zu den aufgefundenen Inhaltskategorien stehen könnten. Außerdem war zu untersuchen, wieweit sich die drei Wertintentionen dem Befragungsmaterial entnehmen ließen bzw. ob sie überhaupt im subjektiven Sinnerleben der Personen zum Vorschein kamen.

Deshalb wurden die protokollierten Texte nach neuen Gesichtspunkten aufgeschlüsselt. Antworten, die Hinweise auf Freude und Erfüllung durch irgendwelche Betätigungen enthielten, wurden mit S (bei bloßen Andeutungen mit S?) signiert, solche, die reines Erlebnisglück zum Ausdruck brachten, mit E (bzw. E?) und schließlich gab es auch welche, aus denen positive und tapfere Einstellungen zu Handicaps oder Mißerfolgen herausklangen; sie erhielten die Signierung EIN (bzw. EIN?). Insgesamt ergaben sich bei allen 1000 Antworten 156 S-Werte, 72-E-Werte und 30,5 EIN-Werte, wobei die S?, E? und EIN? halb-gewichtet dazugezählt worden sind.

Ein Vergleich mit anderen Parametern, nämlich mit der Reaktionszeit (LRZ = lange Reaktionszeit, KRZ = kurze Reaktionszeit) und dem Sicherheits- bzw. Unsicherheitsgrad der gegebenen positiven Antwort (ASP bzw. AUP), lieferte folgende Informationen:

	S-Werte	**E-Werte**	**EIN-Werte**
LRZ	$^1/_3$	$^1/_2$	$^2/_3$
KRZ	$^2/_3$	$^1/_2$	$^1/_3$
	$^3/_3$	$^2/_2$	$^3/_3$
ASP	$^6/_7$	$^5/_7$	$^1/_4$
AUP	$^1/_7$	$^2/_7$	$^3/_4$
	$^7/_7$	$^7/_7$	$^4/_4$

Beide Parameter sind Indikatoren der subjektiven Sicherheit der Person, mit der sie ihre Antwort gab. Bei den S-Werten überwiegen sowohl die kurzen Reaktionszeiten (KRZ bei der S-Antworten), als auch die ASP-Signierungen der Content-Analyse (sicher positiv bei $^6/_7$ der S-Antworten). Bei den E-Werten halten sich die Reaktionszeiten die Waage, es handelt sich jedoch auch vorwiegend um ASP-Ant-

5 Frankl, V. E.: Ärztliche Seelsorge. Franz Deuticke, Wien 1946.
6 Frankl, V. E.: Pathologie des Zeitgeistes. Franz Deuticke, Wien 1955.

worten. Nur bei den EIN-Werten ist es umgekehrt, sie haben zu 2/3 lange Reaktionszeiten (LRZ) und zu 3/4 unsichere Inhaltsangaben im Text (AUP).

Außerdem waren die EIN-Wert-Angaben in einem verschwindend geringen Prozentsatz vertreten (3 % von allen Antworten, 11,8 % von allen Werthinweisen), so daß auf einen EIN-Wert zweieinhalb E-Werte und fünf S-Werte kamen. Die Verfasserin hat dazu die Hypothese entwickelt, daß nicht die Eigenständigkeit dieser Wertkategorie zu bezweifeln sei, sondern ihre Begriffsenge. Solange Logotherapie eine Psychotherapie ist, bleibt die Einstellung des Patienten zu seiner Krankheit und seinem Leid von zentraler Bedeutung. Mit der Transzendenz des klinischen Kontexts ist jedoch eine Adaptation auf Normalbedingungen unerläßlich. Der Lebensraum der Normalperson ist in einer Weise konstituiert, die sie ihre Position ja stets bipolar erleben läßt. In bezug auf manche Faktoren (wie Gesundheit, Arbeitsziel, Familienglück, Reichtum usw.) steht sie auf der «Erfolgsseite», in bezug auf andere auf der «Mißerfolgsseite» des Lebens. Und die positivste und auch psychohygienisch gesündeste Einstellung zu Erfolg und Mißerfolg (im weitesten Sinne) muß denselben Wertcharakter besitzen! Wie kann aber nun eine positive Einstellung zum Erfolg aussehen? Doch nur insofern, als der eigene Erfolg dazu genützt wird, anderen, die im Leid sind, zu helfen, ihr Leid zu mildern. Wird durch die heroischen Einstellungswerte von Frankl das «erfolglose» Leben mit Sinn erfüllt, so erhält durch diese humanistische Haltung das «erfolgreiche» Leben Sinn und Zweck. Daß beides, Tapferkeit im Leid und Hilfsbereitschaft im Glück, starke psychische Überwindung kostet und damit zu den großen inneren Leistungen des Menschen zu zählen ist, braucht nicht bewiesen zu werden.

Diesen Überlegungen zufolge wurde nun eine Generalisierung der Einstellungswert-Kategorie vorgenommen. Das Antwortmaterial wurde auf Hinweise untersucht, die «positive Einstellungen zum Erfolg» ausdrücken könnten. Die Signierung dazu lautete: G-EIN bzw. G-EIN? (generalisierte Einstellungswerte); insgesamt ergaben sich 37 G-EIN- und 22 G-EIN?-Daten, summiert (mit G-EIN? halb-gewichtet) 48.

Nun wurden EIN(?)- und G-EIN(?)-Signierungen zusammengefaßt, da sie ja der Hypothese zufolge eine einzige Wertdimension charakterisieren; durch diese Erweiterung änderte sich auch die Prozentwertverteilung der drei Kategorien:

S-Werte: *50,40 %*, E-Werte: *23,26 %,* (G)-EIN-Werte: *26,34 %*/100 %.

Die Verteilung ist deshalb bemerkenswert, weil sie ein interessantes Bild menschlicher Situationserfahrung veranschaulicht:

1. zu einem Viertel reines Erlebnis; die äußere Situation wirkt auf den Menschen ein,

2. zu zwei Viertel Aktionsaufforderung; der Mensch verändert seine äußere Situation,

3. zu einem Viertel Positionseinstellung; die äußere Situation bleibt unverändert, wird jedoch innerlich verarbeitet, so daß sie in der Sicht des Menschen verändert erscheint.

Da Erlebnis wie Einstellung ($^{2}/_{4}$) eine Verinnerlichung der äußeren Welt und schöpferische Aktion ($^{2}/_{4}$) eine Veräußerlichung innerer Vorgänge bedeutet, hat sich somit der Dualismus des «Leib-Seele-Problems» aus der Philosophie in gewisser Hinsicht auch in der Psychologie bewahrheitet.

Um zum Ausgangsproblem zurückzukehren, kann man also sagen: Die Frage, ob sich die drei Wertkategorien im Antwortmaterial auffinden ließen, muß mit «ja» beantwortet werden. Die Frage nach dem Bezug jedoch, in dem die aufgefundenen neun Inhaltskategorien zu den ebenso auffindbaren drei Wertintentionen stehen könnten, ist ungeklärt. Viktor Frankl hat dazu die Interpretation angeboten, daß den neun Inhaltskategorien «Mittel- und Zweckcharakter» zukomme, ihre Erfüllung also erst die Realisierung von Wertintentionen ermögliche.

Dies erinnert an den Standpunkt Maslows, der in seiner «need hierarchy» die «Befriedigung» höherer «needs» von der Befriedigung primitivster «needs» abhängig macht. Die Verfasserin dagegen ist der Ansicht, daß die drei Wertintentionen eine hypothetisch sehr brauchbare Abstraktion von Gegebenheiten darstellen, die ihre realistische Konkretion in inhaltlich verschiedenen Bereichen finden. Demnach wären Wertintentionen und Inhaltskategorien ein- und dasselbe, nämlich sinngebende Faktoren der menschlichen Existenz, nur das eine Mal gesehen von der Warte des abstrahierenden Theoretikers, und das andere Mal dem Begriffssystem des einfachen Durchschnittsmenschen angepaßt.

Zur weiteren Validierung der Logotherapie wurde ein Fragebogen entwickelt, der verschiedene Aufgaben zu erfüllen hatte. Einerseits war ein Meßinstrument zur frühen Aufdeckung «noogener»[7] Schwierigkeiten im Normalbereich erforderlich. Niemand wird bezweifeln, daß der noogene Neurotiker, bevor er auf die Klinik kommt, bevor also die Verschiebung ins Pathologische stattfindet, der Normalpopulation angehört. Ebensowenig ist zu bezweifeln, daß während dieser seiner «Normalphase» die existentielle Frustration einsetzt, die ihn später in psychische Apathie oder sinnlose Aggressionsentladungen hineintreibt. Wäre nun ein Meßinstrument imstande, die noogenen Schwierigkeiten rechtzeitig aufzudecken, könnte diesen, etwa in Beratungen oder Aussprachen, rechtzeitig begegnet werden und die schweren psychischen Störungen wären zu vermeiden.

Andererseits wurde auch ein Test zur Ermittlung unterschiedlicher Dimensionen der persönlichen Sinnorientierung gebraucht, so daß durch Skore-Interkorrelationen die Kovarienz der verschiedenen (Sinn)Faktoren aufzudecken war. Bei-

7 Frankl, V. E.: Theorie und Therapie der Neurosen. Urban & Schwarzenberg, Wien-Innsbruck 1956.

den Anforderungen entsprechend wurde der LOGO-TEST geschaffen. Er bestand ursprünglich aus fünf Teilen, wurde aber später auf drei Teile reduziert. Wichtigster Teil ist der erste, welcher untersucht, wie «reichhaltig» das noetische Selbstverständnis einer Person ist, indem er mißt, in wievielen der aufgefundenen neun Inhaltskategorien die Person für sich persönlich konkrete Erfüllungsmöglichkeiten sieht. Teil II mißt Auswirkungen bestehender existentieller Frustration und Teil III verlangt eine Selbsteinschätzung der Person bezüglich ihrer Lebensziele, ihres Lebenserfolges und ihrer Einstellung dazu.

Dieser Fragebogen zur psychometrischen Erfassung noogener Schwierigkeiten sowie zur Aufdeckung interner Zusammenhänge wurde einem Kollektiv von insgesamt 340 Personen vorgegeben, 285 davon gehörten einer repräsentativen Normalstichprobe an, 55 waren Kranke verschiedener Diagnosengruppen der psychiatrisch-neurologischen Universitätsklinik in Wien. Die 285 Normalpersonen wurden in einem, zur psychiatrischen Station sehr kontrastreichen Milieu getestet, nämlich auf zwei Volksfesten in Niederösterreich. Der Grund dafür war, daß im Entwicklungskonzept der Logotherapie immer der klinische Bereich im Vordergrund gestanden ist. Dort nahmen die Überlegungen ihren Anfang und führten von Schwäche und Insuffizienz der Kranken ausgehend zur allgemeinen menschlichen Tragik von Leid, Schuld und Tod. Das Menschenbild jedoch, das in der logotherapeutischen Theorie erstellt wurde, erhob Anspruch, für *den* Menschen schlechthin Geltung zu besitzen.

Wenn sich aber nun bei 20 % der neurotischen Patienten Sinnlosigkeitsgefühle nachweisen lassen, so ist daraus der «Wille zum Sinn», den alle Menschen in sich tragen sollen, schwer deduzierbar.

Das ist der Grund, weswegen hier ein Kollektiv verwendet worden ist, das sich von den in den bisherigen Studien verwendeten wesentlich unterscheidet. Wenn zu einem Zeitpunkt, da den «Testpersonen» der Sinn nach Unterhaltung steht, dennoch für viele die Sinnfrage aktuell ist, und wenn zugleich eventuelle Schwierigkeiten auf diesem Gebiet in Form heftiger Frustrationswirkungen durchdringen, trotz der eher frustrationsdämpfenden Umgebung, dann ist die Legitimität einer Übertragung der Logotherapie in den Normalbereich belegt.

Von all diesen 340 Personen wurde zusätzlich ein Rorschachprotokoll aufgenommen, das, in ein allgemeines Persönlichkeitspsychogramm übersetzt, als internes Vergleichskriterium diente. Ferner standen von den Personen Personaldaten wie Geschlecht, Alter, Beruf, Wohnsitz (Stadt – Land), Schulbildung usw. zur Verfügung. Die Reliabilitätsabschätzung des LOGO-Tests wurde entsprechend dem Homogenitätsmodell der RASCH-Analyse vorgenommen, von Teil I wird zusätzlich die Split-half-Reliabilität mit 0,72, nach Spearman-Brown aufgewertet mit 0,84 angegeben. Nach der nötigen Itemselektion wurde noch die Content-Analyse des Testteil III (subjektive Selbsteinschätzung) einer Objektivitätskontrolle durch einen Auswertervergleich unterzogen. Die Dechiffrierung der Texte erfolgt auf zwei Kontinua, auf dem «Erfolgskontinuum» (5 Punkte Rating von «sehr erfolgreich» bis «ganz erfolglos») und dem «Sinnkontinuum» (5 Punkte Rating von «hoher Sinnerfüllung» bis zu «keiner Sinnerfüllung»).

Zum näheren Verständnis müssen ein paar Worte über das *Differenzierungsproblem* der Logotherapie gesagt werden. Dieses Differenzierungsproblem behandelt die alte Streitfrage, ob Sinnerfüllung eine eigenständige Determinante psychischen Selbstverständnisses oder nur eine Auswirkung subjektiven Erfolgsbewußtseins sei. Viktor Frankl setzt sich entschieden für die Heterogenität beider Komponenten ein und symbolisiert sie in seinem bekannten «Fadenkreuz»[8]:

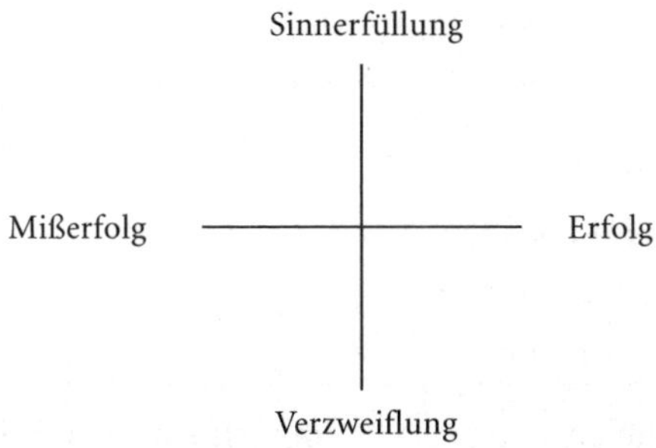

Die vorliegenden Untersuchungen konnten nicht beweisen, daß «Verzweiflungsbereitschaft» mit Sinnorientierung negativ korreliert wäre, sie konnten aber jenen Gegenstimmen widersprechen, die das Sinnerleben gerne auf das Erfolgserlebnis reduzieren möchten. Es wird bei der Gelegenheit darauf hingewiesen, daß auch die signifikant höheren «Sinnskores» des PIL (Purpose-in-life-Test) bei erfolgreichen Gruppen nicht als Gegenargument zum Fadenkreuz aufgefaßt werden, sondern als Auswirkung einer unzureichenden Validierung des PIL, der niemals mit einem wirklich der Sinn-Variation entsprechenden Außenkriterium verglichen worden ist.

Aus der Einstufung der 340 Testpersonen am Erfolgs- sowie Sinnkontinuum, auf Grund der Selbsteinschätzung von Teil III des LOGO-Test, konnte eine Übersicht gewonnen werden, die einen interessanten Beitrag zum Differenzierungsproblem leistet. Die verwendete 5-Punkte-Skala der Einstufungsskores hatte gelautet:

+2 +1 0 –1 –2

8 Frankl, V. E.: Das Menschenbild der Seelenheilkunde. Hippokrates-Verlag, Stuttgart 1959.

wobei +2 beste Sinnerfüllung bzw. größten Lebenserfolg bedeutete und 0 den Neutralitätspunkt darstellte.
Eine Zusammenfassung der positiven und negativen Skores ergab folgende Aufstellung:

		+2,+1,0/2	0/2,-1,-2	
Normalst'probe	Erfolgskont.	155	78	/233
	Sinnkont.	147	47	/194
Klin. Gruppe	Erfolgskont.	15	34	/ 49
	Sinnkont.	27,5	26,5	/ 54

In gerundete Proportionszahlen transformiert:

		+	:	–
Normalst'probe	Erfolgskont.	2	:	1
	Sinnkont.	3	:	1
Klin. Gruppe	Erfolgskont.	1	:	2
	Sinnkont.	1	:	①

Den normalen Maßstäben entspricht demnach im Selbstbewußtsein der Menschen, in Hinblick auf «Erfolg im Leben» eine Proportion von 2 : 1, das heißt, zu $^2/_3$ Erfolg, zu $^1/_3$ Mißerfolg im Durchschnittsleben. Bei den getesteten Patienten war in Hinblick auf «Erfolg im Leben» die Proportion umgekehrt, nämlich 1 : 2, sie erlebten sich also im Durchschnitt zu nur $^1/_3$ erfolgreich und zu $^2/_3$ nicht erfolgreich.

Damit wurden die Einstufungen am Sinnkontinuum verglichen. Den Normal-Maßstäben entspricht die Proportion 3 : 1, das heißt, es wird *mehr* Sinnerfüllung als Erfolg erlebt, nämlich $^3/_4$ Sinnerfüllung und $^1/_4$ Sinnleere. Wäre Sinnerfüllung nun dem Erfolgserleben kongruent, müßten bei der klinischen Gruppe die Proportionszahlen umgekehrt sein, also 1 : 3 lauten. Sie lauteten aber 1 : 1, das heißt, selbst Patienten mit nur mehr $^1/_3$ Erfolgserlebnis konnten ihr Leben noch zur Hälfte ($^1/_2$) sinnerfüllt sehen!

Diese Zahlen sprechen sehr zugunsten der Annahme von Viktor Frankl, daß nämlich Sinnerfüllung keine Parallele zum Erfolgserlebnis sei, und bringen ferner einen Normalmaßstab zum Ausdruck, der das psycho- und noodynamische Durchschnittsmaß des Gesunden widerspiegelt: zu $^2/_3$ Erfolg – zu $^3/_4$ Sinnerfüllung im Leben!

Auch alle weiteren Untersuchungen mit den Skoreeinstufungen aus Teil III wiesen in die Richtung, daß das Sinnkontinuum mit dem Erfolgskontinuum nicht zu identifizieren ist (z. B. T III, SE [Sinnerf.]. – T III, E [Erfolg] r = 0,28).

Zum Differenzierungsproblem mag noch ein Gedanke angefügt sein: Moderne Koordinationsansätze zwischen Logotherapie und Verhaltenstherapie (Eysenck) gehen dahin, Sinn als «reinforcement auf höchstem Niveau» darzustellen (Robinson). Einerseits ist dieser Gesichtspunkt begrüßenswert, subjektiviert er doch den Sinnbegriff vollkommen (ein reinforcement kann nie ein objektives sein!) und unterscheidet ihn dadurch von religiösen Vorstellungen eines höheren (= objektiven) Willens. Andererseits ist natürlich auch «bisheriger Lebenserfolg» ein enorm starkes Reinforcement im Humanbereich und man steuert definitionsgemäß wieder auf die Gefahr zu, von Sinn zu reden und Erfolg zu meinen.

Da Crumbaugh mit seinem PIL-Test in diese Problematik hineingeschlittert ist, war es bei der Konstruktion des LOGO-Test ein großes Anliegen, die beiden Variablen sauber zu trennen. Wie die niedrige Korrelation zwischen den Selbsteinschätzungen der Person am Erfolgs- und am Sinnkontinuum beweist, dürfte es gelungen sein. Da später auch nachgewiesen wurde, daß nur die Selbsteinschätzungen am Sinnkontinuum relevanten Bezug zur persönlichen Psychohygiene besitzen (T III, SE – R [Rorschachtest] r = 0,67), wird jenes Theorem der Logotherapie vorbehaltlos akzeptiert, das besagt, daß Sinnerfüllung auf einer anderen Dimension zu suchen sei als Erfolgsbewußtsein.

Insgesamt wurden bei der Untersuchung 10 Personaldaten und 13 Testwerte je Person interkorreliert. Den entstandenen Matrizen nach schien dies eine große Informationsmenge zu sein, gewogen aber an der Tatsache, daß durch diese Informationen Urteile über die innere Sinnorientierung von 340 Menschen gefällt werden mußten, war es immer noch wenig Material. Die Vergleiche von Personaldaten mit Personaldaten dienten hauptsächlich Kontrollmaßnahmen; es wurden keinerlei «Zufallssignifikanzen» gefunden, die darauf schließen ließen, daß auch andere signifikante Ergebnisse nur Zufallsproduktionen wären.

Für die Validierung der Logotherapie waren die Vergleiche von Testwerten mit Testwerten und von Testwerten mit Personalwerten wesentlich. Der Computer arbeitete mit vier Durchgängen, Durchgang 0 verarbeitete die Rechenvariablen des Gesamtkollektivs, Durchgang 1 die der Normalstichprobe, Durchgang 2 ebenfalls die Daten der Normalstichprobe, jedoch vermindert um eine Gruppe von Personen, bei denen ein gewisser «Lügenskore» im Fragebogen aufgetreten war (Diskrepanzen im Text), und Durchgang 3 die Werte der klinischen Vergleichsgruppe.

Von 73 Hypothesen, die auf Grund logotherapeutischer Theorien erstellt worden sind, haben sich 36 am 1 %-Niveau, 13 am 5 %-Niveau und 24 nicht bestätigt. Dazu mußte in 17 Fällen die Nullhypothese verworfen werden, so daß sich zusammengenommen 90 (teils erwartete, teils nicht erwartete) Zuordnungen ergaben, die natürlich auch einer semantischen Interpretation zugeführt worden sind. Alle diese 90 «Lehrsätze» sind statistisch mit Signifikanzprüfungen nachgewiesen worden, und sie entstammen einem Material, wie es sowohl an Größe als auch an

Repräsentanz in logotherapeutischen Studien (außer Crumbaughs 2. PIL-Vorgabe – und auch er verwendete nur eine Auswahlstichprobe!) noch nie vorgelegen ist. Deshalb stellen sie auch wissenschaftliche Argumente dar, die von der Fachwelt nicht mehr so ohne weiteres übergangen werden können. Und wenn unter ihnen Feststellungen sind, wie die folgenden: «Mit sinkender Sinnorientierung steigt die Häufigkeit von Frustrationsanzeichen» oder «Subjektiv als gering erlebte Sinnerfüllung im Leben äußert sich wesentlich stärker als Mißerfolg in einer Zunahme von allgemeinen Frustrationszeichen» (beides am 1 %-Niveau signifikant), so klingt dies für Logotherapeuten trivial, doch darf nicht vergessen werden, daß es in der heutigen Psychologie keine Frustrationstheorie gibt, in die das persönliche Sinnerleben der Person miteinbezogen ist. Nicht nur das, diese zwei Lehrsätze widerlegen zusammen mit anderen sogar eindeutig den psychoanalytischen Ansatz, in dem Frustration auf frühkindliche Traumen und Triebdeprivation allein zurückgeführt werden soll.

Aus den 90 Ergebnissen der Forschungsarbeit haben sich Gruppen von Phänomenen herauskristallisiert, die in der Psychodynamik eng zusammengehören:

A. Objektiv gute Sinnorientierung – wenig Frustrationsanzeichen – subjektiv als hoch eingeschätzte Sinnerfüllung – gute allgemeine Psychohygiene.

B. Objektiv schlechte Sinnorientierung – viele Frustrationsanzeichen – Tendenz zur noogenen Neurose (auch im Normalbereich!) – Tendenz zur noogenen Depression (ebenfalls auch im Normalbereich!) – schlechte allgemeine Psychohygiene.

C. Positive Einstellung zum Leid *und zum Erfolg* (insofern hat sich der Generalisierungsvorschlag der Verfasserin bestätigt) – objektiv gute Sinnorientierung – hohes psychisches Adaptationsvermögen – gute allgemeine Psychohygiene.

Innerhalb jeder Gruppe korrelieren alle Phänomene miteinander hoch signifikant.

Drei der erstellten Hypothesen haben sich nicht verifiziert: Erstens ist Verzweiflung bzw. Verzweiflungsbereitschaft nicht das «Gegenteil» von Sinnerfüllung. Die Daten weisen eher darauf hin, daß *Gleichgültigkeit* in schwierigen Lebenssituationen Ausdruck von Sinnleere sei. Dementsprechend müßte das «Fadenkreuz» im Normalbereich korrigiert werden.

Zweitens haben Angehörige der Landbevölkerung nicht nachweislich bessere Sinnorientierung, das bedeutet, daß die Technisierung und Hochindustrialisierung der Zivilisation nicht am steten Zunehmen des existentiellen Vakuums in modernen Gesellschaften schuld sein kann.

Drittens hat sich (erstaunlicherweise) gezeigt, daß nicht das opferbereite Festhalten an angestrebten Lebenszielen zur Sinnerfüllung beiträgt, sondern die psychische Plastizität und Flexibilität eines ständigen sich Anpassenkönnens an neue Situationen.[9]

Im übrigen haben sich alle wichtigen Hypothesen der logotherapeutischen Theorie verifiziert. Aus drei Lehrsätzen konnte das *Basistheorem* der Logotherapie formuliert werden, es lautet: *Sinkt die Sinnorientierung des Menschen ab, verschlechtert sich seine allgemeine Psychohygiene und es steigt die Anzahl der Frustrationswirkungen; verbessert sich seine Sinnorientierung, so steigt auch seine Fähigkeit, zu jeder Erfolgsposition im Leben eine positive Einstellung zu entwickeln.*

Ein besonders interessantes und eher unerwartetes Ergebnis stellt die Sinn-Alterskurve dar. (Der zugehörige Lehrsatz lautet: «Die Höhe persönlicher Sinnorientierung ist altersabhängig. Die Normalkurve zeigt ein besonders starkes Absinken der Sinnorientierung zwischen 20 und 30, die höchsten Werte liegen zwischen 40 und 60», am 1 %-Niv. sign.).

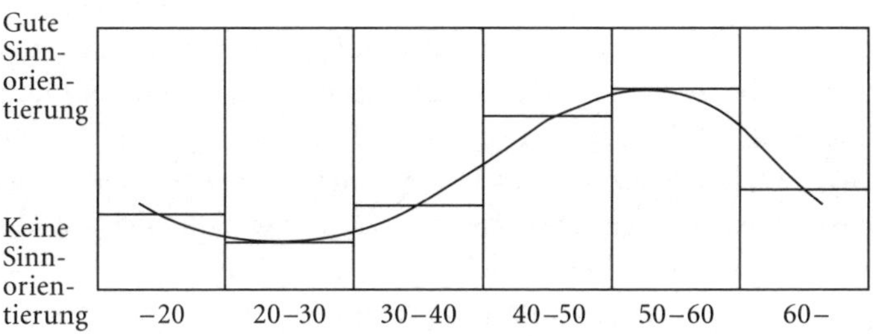

Ausgeglichene Normalkurve

Es besteht die Frage, wie diese Alterskurve zu interpretieren sei. Viktor Frankl setzt sie in bezug zur persönlichen Vergangenheit des Menschen, die im Alter inhaltsreicher und mit Erlebnissen gefüllt wird. Er meint, daß ältere Personen instinktiv darum wissen, was die Logotherapie lehrt, nämlich daß gerade «im Vergangensein nichts unwiederbringlich verloren, sondern alles unverlierbar geborgen» sei. Es ist dazu nur eines zu bedenken, nämlich das Absinken der Alterskurve ab ca. 55 Jahren, das mit diesem «präreflexiven Wissen» schwer erklärbar ist.

Die von der Verfasserin angebotene Interpretation geht dahin, in den Altersgruppen zwischen 30 und 60 Jahren eine Schwellenerhöhung des Bewußtwerdens von Sinnproblemen anzunehmen, die durch die «Betriebsamkeit» dieser Lebensjahre erklärbar wäre. In der Jugendzeit wie auch im Ruhestand könnte die Bewußtseinsschwelle durch die allgemeine Entlastung von beruflichen und familiären Pflichten herabgesetzt sein (man vergleiche dazu die generelle Schwellener-

9 Frankl, V. E.: Ärztliche Seelsorge. Franz Deuticke, Wien 1946.

niedrigung bei zu leichter Arbeit und Langweile!), wodurch das Ansichtigwerden von noogenen Schwierigkeiten und Fragen erleichtert würde.

Zum Thema der Bewußtwerdung von Sinnproblemen leistet auch jener Lehrsatz einen Beitrag, der lautet: «Studenten und Akademiker haben durchschnittlich höhere Sinnprobleme als Vertreter anderer Berufssparten» (am 1 %-Niv. sign.). Intelligentere Personen bzw. solche mit höherem Bildungsniveau machen sich leichter psychische Vorgänge bewußt, sie haben auf vielen Gebieten niedrige Bewußtseinsschwellen und so sind sie auch der Sinnproblematik gegenüber mehr aufgeschlossen. Sie mögen dadurch aber auch gefährdeter sein, wie die vielen Studentenrevolten der letzten Jahre beweisen. «Kämpfen für eine Sache» mag als sinngebend erlebt werden (vergleiche Kategorie: Dienst an Überzeugung!), und eine «Sache» ist bald konstruiert.

Wir wissen nicht, wie weit der Schritt vom unbefriedigten Sinnbedürfnis zur sinnlosen Aggressionsentladung ist. Aber wir wissen, daß mit sinkender Sinnerfüllung die Frustrationsanzeichen zunehmen, neurotische und depressive Tendenzen stark werden und sich die allgemeine Psychohygiene verschlechtert. Und auch Ziele werden verbissen angestrebt (zugehöriger Lehrsatz: «Bei schlechter Sinnorientierung ist die Bereitschaft, angestrebte Ziele, wenn es die Umstände erfordern, aufzugeben, herabgesetzt», am 1 %-Niv. sign.). Bedeutet dies, daß aus Sinnleere heraus vielleicht sogar Ziele *konstruiert* werden, um sich für irgendeinen Zweck einsetzen zu können? Etwa Ziele *destruktiver* Art?

Ein letzter Hinweis sei noch dargelegt, nämlich bezüglich der sinngebenden Funktion von Not. Die Untersuchungen dieser Arbeit konnten unter anderem zeigen, daß das Interesse am eigenen Wohlergehen (meistgenannte Kategorie der Sinnfaktoren!) ein wesentliches Moment im Sinnfindungsprozeß ist. Da gewöhnlich das Interesse an jenen Dingen groß ist, nach welchen das Bedürfnis wenig befriedigt werden kann, ist es sicher, daß auch das Interesse am eigenen Wohlergehen mit zunehmender Not steigt, also dort vorherrscht, wo es den Menschen eben «nicht wohl» ergeht. Der Kampf ums Dasein selbst scheint somit schon hohe Sinnerfüllung zu geben und es ist nach wie vor die Ansicht der Verfasserin, daß auch dieser Kampf um die Existenz eine mögliche Konkretion des «Willens zum Sinn» bietet. Dem Wort Schopenhauers, daß der Mensch stets zwischen zwei Extremen hin- und herpendle, nämlich zwischen Not und Langeweile, muß demnach angefügt werden, daß ersteres vielleicht *physisch* bedrängender, letzteres jedoch das *psychisch* gefährlichere Extrem sei. In Sozialschichten, in denen das eigene Wohlergehen selbstverständlich und geradezu langweilig ist, fällt die sinngebende Funktion von Not weg. Und es dürfte dieses Wegfallen von Not sein, das das große «existentielle Vakuum»[10] in zivilisierten Ländern heraufbeschworen hat und nicht,

10 Frankl, V. E.: Das Menschenbild der Seelenheilkunde. Hippokrates-Verlag, Stuttgart 1959.

wie bereits erwähnt, die Industrialisierung der modernen Welt. Bietet sich alles Notwendige von selbst an, ja ist sogar das Angebot oft größer als der Bedarf, so sinkt das Interesse an der Beschaffung und die Freude am Erworbenen. Es würde auch erklären, warum so viele Jugendliche aus gutem Haus auf die schiefe Bahn geraten, die doch alles besitzen, Gesundheit, Wohlstand, eine gesicherte Zukunft usw. Was sie in dem Fall aber nicht besitzen, ist eine glückliche Sinnorientierung – und nichts kann ihnen diese ersetzen.

Wir mögen das Thema «Sinnerfüllung im Leben» von allen möglichen Seiten beleuchten, immer wieder entdecken wir, daß junge Menschen noogen gefährdet sind. In der Logotherapie heißt es ja auch, daß die geistige Auseinandersetzung mit der eigenen, sinnvollen Existenz eine Leistung des jungen, heranreifenden Menschen ist, der dadurch lernt, sein Leben zu meistern und sein Selbst zu formen. Andererseits wissen wir aus den beängstigenden Statistiken unserer Zeit, daß es vielen jungen Menschen nicht mehr gelingt, hinreichend Sinn in ihrem Leben zu finden. Sie flüchten in die Lust des Augenblicks, in die Illusion des Rausches und in die Monotonie von Leerlaufhandlungen. Aggressionen sollen Depressionen verbergen, und Ekstasen übertünchen Negativismen. Was immer die Gründe dafür sind (Unruhe der Jugend, niedrige Bewußtseinsschwellen, Überfütterung von Angeboten bei zu geringer Not ...), sollten wir Psychologen uns auch fragen, wie wir helfen, lindern und verhindern könnten.

Das Meßinstrument, das in dieser Arbeit verwendet worden ist, stellt in seiner verbesserten Form einen validen Kurztest zur Aufdeckung noogener Schwierigkeiten im Normalbereich dar. Er wurde validiert an zwei Kriterien, der Selbsteinschätzung der Person bezüglich ihrer eigenen Sinnorientierung, und einem internen Kriterium, nämlich dem Rorschach-Psychogramm der Person. Durch eine Signierungsmodifikation des Rorschachtests wurde erreicht, daß sich die Informationen zu einem einfachen Psychohygiene-Skore vereinen ließen, der auch dann mit dem LOGO-Test-Totalskore hoch korrelierte ($r = 0{,}77$). Der Test wurde ferner standardisiert und besitzt eine Quartil- bzw. Dezilnormierung. Seine praktische Bedeutung liegt darin, «Alarm zu schlagen», wenn die noogenen Schwierigkeiten bereits ein kritisches Ausmaß erreicht haben. Er könnte daher – als Kontrollinstrument etwa in Jugendfürsorgen, Schulen und Heimen eingesetzt – anzeigen, wann immer logotherapeutische Intervention nötig ist. Und dadurch wäre vielleicht manchem jungen Menschen in seinem Ringen nach Ziel und Sinn geholfen, ehe er der existentiellen Frustration verfällt und in neurotische oder depressive Psychogenesen «hineinrutscht».

Außerdem differenziert der Test am 1 %-Niveau zwischen Normalpersonen und psychiatrisch Kranken. Das Altersprofil der Skoreverteilung war bei der pathologischen Gruppe dem der Normalgruppe (vgl. Alters-Normalkurve!) deutlich komplementär. Während Normalpersonen ab ca. 35 Jahren durchschnittlich beste Sinnorientierung zeigen, weisen psychiatrisch Kranke gegen 35 das Maximum noogener Schwierigkeiten auf. Durch die gute Differenzierung zwischen Normalen und psychisch Kranken, die der Test leistet, ist auch nachgewiesen worden, daß der psychischen Variablen «persönliche Sinnorientierung», die durch ihn erfaßt wird, hohe gesundheitliche Bedeutung zukommt.

Ein Exemplar des LOGO-Tests samt Manual wird beigelegt, für Teil III gibt es für beide Geschlechter getrennte Vorgaben (hier kürzehalber zusammengefaßt). Die Verrechnung ist einfach und bei einiger Übung besteht auch hohe Auswerterübereinstimmung im Teil III. Die Skore-Ergebnisse besagen folgendes:

Personen im 1. Quartil (Q_1) haben bestmögliche Sinnerfüllung. Personen im 4. Quartil (Q_4) dagegen gehören zu den 25 Prozent mit schlechtester Sinnerfüllung. Da in allen bisherigen Studien mit Normalpersonen ca. 20 % als existentiell frustriert eingeschätzt worden sind, muß ein Skore in Q_4 bereits als «krisenverdächtig» gewertet werden. Das 9. Dezil (D_9) umfaßt nun jene 20 Prozent schlechtester Sinnerfüllung. Skores, die darin liegen, sind kritische Skores, die anzeigen, daß die Personen einer psychologisch-psychotherapeutischen Betreuung zugeführt werden sollten. Das 10. Dezil (D_{10}) charakterisiert Skores bereits pathologischer Fälle.

Die vorliegende Arbeit wurde mit der Schaffung dieses Kurztests auf logotherapeutischer Basis abgeschlossen und es besteht die Hoffnung, daß nicht nur der Test, sondern auch manches Detail des Ergebnismaterials ein Steinchen im «großen Straßenbau der Humanwissenschaften» sein mag. Und wenn diese Straße auch schon durch manches Tal und über manche gefährliche Klippe geführt hat, und wenn wir auch nicht wissen, wohin sie uns bringt, so müssen wir doch eines feststellen: Die Logotherapie hat einen festen Untergrund gelegt. Wir können uns ihr anvertrauen.

Logo-Test
(von Elisabeth S. Lukas)

Name: Alter:

Geschlecht: Beruf:

I) Lesen Sie folgende Feststellungen durch. Sind welche darunter, die für Sie persönlich so zutreffen, daß sie von Ihnen selbst stammen könnten, schreiben Sie bitte «ja» dazu. Sind welche darunter, die das pure Gegenteil Ihrer eigenen Meinung beinhalten, schreiben Sie bitte «nein» dazu. Sie können das Kästchen auch leer lassen, wenn Ihnen die Entscheidung schwer fällt.

1. Wenn ich ehrlich bin, ist mir ein angenehmes, friedliches Leben ohne große Schwierigkeiten mit hinreichendem finanziellem Rückhalt am liebsten.

☐

2. Ich habe bestimmte Vorstellungen, wie ich gerne sein möchte und womit ich gerne Erfolg hätte, und ich versuche diese Vorstellungen nach Kräften zu verwirklichen.

☐

3. Ich fühle mich nur in der Geborgenheit eines Heimes, im Kreis der Familie wohl und möchte dazu beitragen, auch den Kindern eine entsprechende Basis zu schaffen.

☐

4. In meiner beruflichen Arbeit, die ich zurzeit ausübe, oder für die ich mich erst ausbilde, finde ich meine ganze Erfüllung.

☐

5. Ich habe einem oder mehreren anderen Menschen gegenüber Verpflichtungen und Beziehungen, denen nachzukommen mir Freude macht.

☐

6. Es gibt ein Fachgebiet, das mich besonders interessiert, auf dem ich immer dazu lernen möchte, und mit dem ich mich, sobald ich Zeit habe, beschäftige.

☐

7. Ich habe Freude an Erlebnissen bestimmter Art (Kunstgenuß, Naturbetrachtung) und möchte sie nicht missen.

☐

8. Ich glaube fest an eine religiöse oder politische Aufgabe (oder an eine Aufgabe im Dienste des Fortschrittes) und stelle mich dieser zur Verfügung.

☐

9. Mein Leben ist durch Not, Sorge oder Krankheit überschattet, doch bin ich sehr bestrebt, diese Situation zu verbessern.

☐

II) Kreuzen Sie bitte an, wie oft Sie die folgenden Erlebnisse schon gehabt haben, und bemühen Sie sich, ehrlich zu sein:

1. Das Gefühl ohnmächtigen Zornes, weil Sie glaubten, alles bisherige umsonst getan zu haben.

   sehr oft   hie und da   nie

2. Den Wunsch, nochmals Kind zu sein und von vorne wieder anfangen zu können.

   sehr oft   hie und da   nie

3. Die Beobachtung, daß Sie versuchen, Ihr Leben vor sich selbst oder anderen Personen gehaltvoller darzustellen, als es wirklich ist.

   sehr oft   hie und da   nie

4. Die Abneigung, sich mit tiefen und eventuell unbequemen Gedanken über Ihr Tun und Wirken zu belasten.

   sehr oft   hie und da   nie

5. Die Hoffnung, aus einem mißlungenen Vorhaben oder einem Unglück trotzdem ein positives Geschehnis machen zu können, wenn Sie nur alles daransetzen.

   sehr oft   hie und da   nie

6. Den Impuls einer Unruhe, die sich Ihnen gegen Ihre bessere Einsicht aufdrängt und quälende Interesselosigkeit an allem, was sich Ihnen anbietet, hervorruft.

   sehr oft   hie und da   nie

7. Den Gedanken, daß Sie im Angesicht des Todes sagen müßten, es habe sich nicht gelohnt zu leben.

   sehr oft   hie und da   nie

III)

1. Ich stelle Ihnen drei Fälle vor:
   a) Ein Mann (eine Frau) hat viel Erfolg in seinem (ihrem) Leben. Das, was er (sie) eigentlich immer schon wollte, hat er (sie) zwar nicht durchführen können, dafür hat er (sie) sich im Laufe der Zeit eine schöne Position geschaffen und kann ohne viel Sorgen in die Zukunft blicken.
   b) Ein Mann (eine Frau) hat sich in eine Aufgabe, die er (sie) sich zum Ziel gesetzt hat, verbissen. Trotz ständiger Mißerfolge hält er (sie) immer noch daran fest. Er (sie) hat deswegen auf vieles verzichten müssen und letztlich eigentlich wenig Vorteil davon gehabt.

c) Ein Mann (eine Frau) hat einen Kompromiß geschlossen zwischen seinen (ihren) Neigungen und den zwingenden Lebensumständen. Seinen (ihren) Pflichten kommt er (sie) gehorsam, wenn auch nicht sonderlich gerne nach, zwischendurch aber, wenn es sich machen läßt, widmet er (sie) sich seinen (ihren) privaten Ambitionen.

2. Ich frage Sie zu den drei Fällen:

   Welche(r) Mann (Frau) ist am glücklichsten? ☐

   Welche(r) Mann (Frau) leidet am meisten? ☐

3. Schildern Sie bitte in wenigen Sätzen Ihren eigenen «Fall», indem Sie gegenüberstellen, was Sie bisher gewollt und angestrebt, was Sie davon erreicht haben und wie Sie sich dazu einstellen.

Nur für den Auswerter:

T I	Summe:
T II	Summe ohne Item 5):
	Item 5):
T III	glücklich:
	leidet:

SE – NSE

. . . . .

Einstellung:

Totalskore:

Alter:

Ergebnis:
Person liegt in Q_4, D_9, D_{10}, Q_1, Mitte

Maßtabelle	–29	30–39	40–59	60–
Q_4	18–	17–	14–	15–
D_9	19–	18–	15–	16–
D_{10}	22–	22–	19–	19–
Q_1	–10	–10	–7	–9

Manual zum Logo-Test

Verrechnung:

Teil I:
ja = 0
«frei» = 1
nein = 2

Standard:
normal: $\bar{X} = 5$ / s = 2,7
pathol.: $\bar{X} = 6,3$ / s = 3,5

Teil II:
alle Items außer Nr. 5)
nie = 0
hie und da = 1
sehr oft = 2
für Item Nr. 5) gilt
nie = 2
hie und da = 1
sehr oft = 0

Standard:
Items Nr. 1) – 5):
normal: $\bar{X} = 3,3$ / s = 1,6
pathol.: $\bar{X} = 4$ / s = 1,9
Items Nr. 6) und 7):
normal: $\bar{X} = 1,2$ / s = 1.5
pathol.: $\bar{X} = 1,9$ / s = 1,6
(Trennung wegen Zweidimensionalität!)

Teil III:

glücklichste:	*Standard:*
a) = 0	normal: $\bar{X}$ = 1,3 / s = 1,3
b) = 2	pathol.: $\bar{X}$ = 1,5 / s = 1,4
c) = 1	
leidet:	
a) = 2	
b) = 0	
c) = 1	

SE		–		NSE	*Standard:*
.	.	.	.	.	normal: $\bar{X}$ = 1,3 / s = 1,2
0	1	2	3	4	pathol.: $\bar{X}$ = 2,1 / s = 1,4

Dem Text entnommene Selbsteinschätzung der Person am «Sinnkontinuum»:

SE = Höchste Sinnerfüllung
NSE = Niedrigste Sinnerfüllung
(nicht verwechseln mit Erfolg!)

Positive (= sinnvolle) Einstellung zu a) eigenem Leid, b) eigenem Erfolg (= fremdem Leid):

a) und b)	= 0	*Standard:*
a) oder b)	= 1	normal: $\bar{X}$ = 1,7 / s = 0,5
weder noch	= 2	pathol.: $\bar{X}$ = 1,6 / s = 0,5

Totalskore

normal: $\bar{X}$ = 13,76 s = 4,99 — Differenz zwischen den $\bar{X}$ und
pathol.: $\bar{X}$ = 17,40 s = 7,38 — zwischen den s signif. am 1 % N.

Häufigkeitsverteilung des Totalskores der Normalkurve angenähert.

Anmerkung zur 3. Auflage

Dieser Text ist mittlerweile am Psychologischen Institut der Kath. Universität Lublin von Dr. Kasimierz Popielski ins Polnische übersetzt und zu Querschnittuntersuchungen an größeren Studentengruppen verwendet worden. Er hat sich nach Aussagen des Untersuchungsleiters dabei gut bewährt.

Literatur

Die Verfasserin dieses Beitrages hat in den Jahren 1980/81 im Herder-Verlag folgendes 3bändiges Taschenbuchwerk über angewandte Logotherapie herausgebracht:

Band Nr. 825: «Auch dein Leben hat Sinn» (Logotherapeutische Wege zur Gesundung).

Band Nr. 864: «Auch deine Familie braucht Sinn» (Logotherapeutische Hilfe in der Erziehung).

Band Nr. 905: «Auch dein Leiden hat Sinn» (Logotherapeutischer Trost in der Krise).

Autorenverzeichnis

Ackermann 207
Adler 19, 99, 101, 118, 136, 169, 187, 195
Allen 227
Allers 57, 97, 102
Allport 18, 143, 147
Arnold 126
Ascher 200, 203, 214 ff.

Bachelis 202
Bacon 192
v. Baeyer 211
Barber 146
Battegay 160
Bazzi 151
Becker 149
Bedoya 161
Benedikt 140, 149, 154
Bergson 72
Beringer 90
v. Bertalanffy 118, 131
Binswanger 70, 99, 118,143
Bloch 103
Böckmann 209
Boydstun 213
Brentano 131, 174
Brown 191
Buber 45, 173 ff.
Buckley 210
Bühler, Charlotte 27, 118, 173, 183, 204, 227
Bühler, Karl 173
Bulka 203
Burglass 145

Casciani 191, 205
Coles 188
Crumbaugh 14, 17, 19, 24, 120, 144 f., 147, 153, 191, 205, 209, 211, 227, 233, 243 f.

Dansart 191, 205, 209
Dilling 141, 143
Dubois 149
Durlak 191, 205

Ebner 173 ff.
v. Eckartsberg 17
Efran 215
Ehrenwald 139
Eibl-Eibesfeldt 22
Eichhorn 105
Einstein 30, 94, 101
Eissler 29
Erickson 200, 215
Eysenck 140 ff., 243

Fabry 31, 129
v. Forstmeyer 19, 145
Fraiser 146
Freud 15, 19, 21, 25, 82, 84, 92, 95, 97, 99 ff., 118, 125 f., 136, 139, 142, 153, 177, 187 f., 195
Fröschaug 104

Gagnon 20
Garza-Perez 215
v. Gebsattel 61, 96 f.
Gehlen 117, 124
Gerz 143, 149 ff., 152, 161
Giorgi 210
Goethe 114 f., 134
Goldstein 118
Golloway 150
Görres 32
Gray 15
Großmann 32

Habinger 13
Hablas 209
Haley 200, 215

Hand 199
Harrington 150
Hartmann 93, 115, 125
Hegel 69, 111, 115, 118, 177
Heidegger 69, 72, 99, 124, 168, 183, 201
Heisenberg 123, 201
Heß 178
Heuscher 31
Heyse 141, 143
Hoff 149
Hofstätter 97
Hölderlin 76
Holmes 183
Howard 210
Husserl 72, 131, 174
Hutzell 209

Jackson 200, 215
Jacobs 200
Jaspers 17, 70, 72, 82, 91, 93, 111
Jilek 209
Jilek-Aall 209
Johnson, Paul E. 154
Johnson, W. H. 203
Jung 92, 101

Kaczanowski 147
Kant 94, 168
Kauders 102
Kell 130
Kelman 140
Kierkegaard 71 f.
Klinger 210
Klitzke 31
Kockott 141, 143
Kocourek 152, 154
Kohler 13, 142, 151
Kotchen 19
Kovacic 210
Kraiker 161
Krasner 26
Kratochvil 18, 191, 205
Krippner 210
Kronfeld 97
Kropotkin 91
Kübler-Roß 192
Kuhn 69
Kvilhaug 151

Lamontagne 200, 215
Langen 151, 210
Lazarus 199
Lebzeltern 149
Ledermann 151
Ledwidge 215
Lehembre 141
Leslie 147
Lifton 30
Lipowski 23
Lorenz 22, 123, 133, 149, 177, 188, 213
Lukas 14, 18 f., 143, 189 ff., 205, 209 f.
Lunceford 191, 205

Maholick 17, 24, 120, 209, 211, 227
Marks 141
Marmor 139, 153
Maslow 17, 21, 143, 239
Mason 191, 205
Masters 203
Matussek 96 ff.
Medlicott 152
Meier 191, 205
Millar 139 f.
Moreno 173
Moser 207
Mosley 214
Müller-Hegemann 160
Murphy 191, 205

Niebauer-Kozdera 152, 200, 210
Nietzsche 50
Nikolaus von Kues (Nikolaus Cusanus) 117, 123

Odegård 104
Orlick 216

Padelford 146
Pascal 55, 61, 135
Pattison 25
Pawlow 118
Petrilowitsch 142
Planova 18, 191, 205
Pleune 31
Polak 105
Popielski 191, 205, 210
Portmann 117, 124
Prill 151

Prinzhorn 106

Rabe 213
Rauchfleisch 160
Ray 148
Richmond 191, 205
Roberts 191, 205
Rogers 130, 139, 142
Rosefeldt 141, 143
Ruch 191, 205

Sahakian, B. J. 203
Sahakian, W. S. 203
Sallee 191, 205
Sargant 139
Sartre 14, 60, 133
Scheler 54, 72, 95, 104, 115, 117, 124, 131, 182
Schoeck 211
Schrödinger 134
Schultz 141, 145, 182
Schwarz 97
Sheen 136
Shelton 207
Shrader 19
Simon 20
Sledge 213
Smith 113 f., 191, 205
Smythies 18
Solyom, C. 207, 215
Solyom, L. 207, 215
Starck 205
Stransky 100
Straus 97
Strotzka 149
Strunk 26

Thiel 70
Thomas 204
Thomas von Aquino 115
Thompson 113, 115
Toll 210
Tournier 92
Trakl 103
Turner 200, 216
Tweedie 147, 149

Ullrich 161
Ullrich de Muynck 161
Ungersma 147

Valins 148
Virchow 104
Volhard 151
Vorbusch 151
Vymetal 13

Waddington 18
Watkins 211
Watzlawick 200, 215
Weiner 204, 213
Weißkopf-Joelson 16, 29,150, 200, 204, 216
v. Weizsäcker 134
Werner 210
Wertheimer 24, 168
Wiesenhütter 149
Wilder 31
Wirth 202
Wolpe 29, 142
Wundt 176

Yalom 179 f., 200, 215
Yarnell 191, 205
Young 191, 205

v. Zedtwitz 119
Zuehlke 211
Zutt 70

Sachverzeichnis

Aggression 175, 239, 247
Agoraphobie 103, 120, 129, 147 f.
Alkoholismus 145
Alter 213 f.
angeborener Auslösemechanismus 130, 134
Angst 119
ärztliche Seelsorge 51, 62

Begegnung 21, 173
Behaviorismus 50, 118
Bibliotherapie 213

Daseinsanalyse 99, 143
Depersonalisation 103, 132
Depression 36
De-Reflexion 143, 203
Dialog 174
Dimension 103, 123 f.
Dimensionalontologie 116, 124, 195 ff.
Drogenabhängigkeit 145, 211
Du 173

Einstellungswert 28, 43, 52, 237 f.
Elektroschock 120
empirische Forschung 203, 205, 213, 215
encounter group 175
Entideologisierung der Psychoanalyse 139
entlarvende Psychologie 16, 115
Entlarvung des Neurotikers 139
Entmythologisierung der Neurose 25, 142
Entspannung 145, 182
Erlebniswert 28, 43, 52, 237
Ersatzsymptom 141, 215
Erwartungsangst 103, 147, 198
Erziehung 25
Euthanasie 88, 106
Existentialismus 60, 69
existentiell 26 f., 71, 83, 91, 120
existentielle Frustration 143, 227, 233, 239
existentielles Vakuum 13, 20, 113, 120, 143, 145, 183, 188, 209, 244
Existenz 49
Existenzanalyse 40, 42, 51, 60, 69 f., 71 ff., 82, 84 f., 91, 98
Existenzphilosophie 41, 69, 72, 173
experimentelle Forschung 200

freie Assoziation 139
Freiheit 60, 69, 82, 91, 114, 125, 136

Gestalt 24
Gewissen 24, 54, 94, 112, 133
Glück 19 f., 167, 202 f.
Gottesbeweis 53
Gruppen-Logotherapie 145

Haß 177 f.
Heuchelei 22
historischer Materialismus 76
Homo faber 104
Homo humanus 104
Homo patiens 105
Homo sapiens 104
Homunkulismus 104
Hyper-Diskussion 182
Hyper-Intention 20, 181
Hyper-Interpretation 16
Hyper-Reflexion 20, 182
Humanistische Psychologie 143, 173
Humor 148 f.

Identität 32
Individualpsychologie 95, 118, 136, 187
Industriegesellschaft 179, 244
inkarnierter Logos 174
Instinkt 86
Intentionalität 131, 174, 177, 182

Klaustrophobie 120, 148
Ko-Existenz 173
kollektive Neurose 26
kollektive Zwangsneurose 16
Kollektivschuld 49, 79
Konfession 58 f., 191, 206
Kriminalität 145

Leib-Seele-Problem 117, 123, 125
Leiden 27, 43, 74, 94, 105, 119, 176, 191 f., 205, 210, 212 f., 228, 238, 244
Leukotomie 89
Liebe 21, 55, 99, 112, 174
Lobotomie s. Leukotomie
Logo-Test 248
Logotherapie 9, 25, 27, 29, 38, 69, 94, 98, 142, 170, 187, 200, 202, 205, 214 ff., 229, 232, 237 ff., 240, 243, 245, 248
LSD 24
Lust 19 f.

Marxismus 76 f.
Medizin 211 f.
Methode 100, 152
Minderwertigkeitsgefühl 182
mögliche Bedingung 132
Monadologie 131, 175
Monadologismus 117
Monanthropismus 30
moralisieren 26

Neurose 102, 198, 202 f.
neurotischer Fatalismus 39, 48, 178
Nihilismus 14, 30, 102, 112, 133, 167 f.
Noodynamik 236, 242
noogene Neurose 14, 103, 120, 144, 203, 209 f., 233, 239, 244
Noologie 90
noologische Dimension 120, 125, 236
noo-psychischer Antagonismus 93

ontologisierte Moral 26

Pan-Determinismus 114, 126, 128 f.
paradoxe Intention 141, 147–161, 197, 199 ff., 214 ff.
Pathologie des Zeitgeistes 104
Pathologismus 35, 118
permissiveness 181
Person 21, 87–95
Persuasion 149
Phänomenologie 27, 201
phänomenologische Analyse 26, 136, 168
Pharmakopsychiatrie 104, 120, 147 f., 176
planetarisches Minderwertigkeitsgefühl 101
Politik 205
Pornographie 22
Potenzstörung 20
Problem der Willensfreiheit 123
Promiskuität 22, 179
Prostitution 22
psychiatrisches Credo 88
Psychoanalyse 25, 29, 82 f., 91, 95, 118, 139, 142, 145, 170, 177, 187, 198, 202, 209, 244
Psychologismus 35, 96, 111, 118
psychophysisches Problem s. Leib-Seele-Problem
psychotherapeutisches Credo 93

Reduktionismus 14, 112, 118, 132
Reflexologie 118, 130, 140, 142
Regression 22, 76
Rehumanisierung der Psychotherapie 143, 193–207
Religion, Religiosität, religiös 53–62, 85 f., 92, 94, 119, 128, 191, 213 f.

Scham 50
schöpferischer Wert 28, 43, 52, 237, 239
Selbst-Distanzierung 126, 142
Selbst-Transzendenz 17, 117, 125, 131, 136, 143, 166, 174, 183, 201 f.
Selbst-Verwirklichung 17
Sexualität 20 ff., 178 f.
sexuelle Aufklärung 20, 22
sexuelle Aufklärungsindustrie 20, 22
sexuelle Entwicklung und Reifung 21
sexuelle Inflation 20
sexueller Konsumationszwang 20
Sinn 7, 23 f., 26 f., 35–40, 52, 57, 74, 94, 97, 105, 113, 119, 130, 134, 167 ff., 174, 176, 185–192, 204 f., 211, 212, 213, 214, 238, 244 ff., 247 f.
Sinnlosigkeitsgefühl 13, 29, 142 f.,145, 188 f., 202, 210 f., 240
sinnzentrierte Psychotherapie 190
Sozialismus 39, 77
soziogene Neurose 14, 210

Spiritismus 57
Sport 216
Sprache 173
Statistik 205
Sub-Humanismus 132
Subjekt 131, 182, 201
Subjekt-Objekt-Spaltung 70
Suggestion 214

Tabu 214
Technik 170
Teleologie 134
Test 204, 209 ff.
Theomorphismus 85
Tiefenpsychologie 16, 96
Tiefenpsychologismus 114
Tod 28, 46, 84, 205, 211, 213
Toleranz 65, 86
Tradition 23, 209
Tranquilizer s. Pharmakopsychiatrie
transzendental 27, 168
Traumdeutung 63, 84, 139
Trieb 96, 130 f.
Trotzmacht des Geistes 93, 237

Über-Sinn 94, 214
Unbewusstes 92

Vaterimago 128
Verantwortung 25, 38, 40, 60, 69, 82, 91
Vergänglichkeit s. Tod
Vergleichende Verhaltensforschung 133, 177
Verhaltenstherapie 25, 29, 141, 143, 145 f., 160 f., 198, 200 f., 214 f.

Wahrheit 24, 166 f.
Wert 15, 23, 28, 30, 56 f., 113 f., 130, 153, 165, 213
Wertrangordnung 28
Wille zum Sinn 11–32, 91, 95, 98, 143, 145 f., 170, 189, 191, 202, 214, 227, 236, 246
Wille zur Lust 19, 91, 98
Wille zur Macht 19, 91, 98
Würde 213

Zwangsneurose 148

Eine vollständige Liste aller Bücher Viktor Frankls sowie eine umfassende Bibliographie über Logotherapie und Existenzanalyse findet sich auf der Webseite des Viktor-Frankl-Instituts: www.viktorfrankl.org